推拿按摩手法 图表解

李鸿江 ◎ 编著

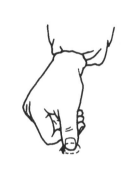

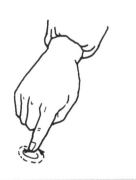

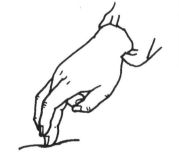

中国中医药出版社
·北 京·

图书在版编目（CIP）数据

推拿按摩手法图表解/李鸿江编著．—北京：中国中医药出版社，2019.2（2022.12 重印）

ISBN 978-7-5132-5162-4

Ⅰ.①推… Ⅱ.①李… Ⅲ.①按摩疗法（中医）-图解 Ⅳ.①R244.1-64

中国版本图书馆 CIP 数据核字（2018）第 188441 号

中国中医药出版社出版

北京经济技术开发区科创十三街 31 号院二区 8 号楼
邮政编码 100176
传真 010-64405721
三河市同力彩印有限公司印刷
各地新华书店经销

开本 787×1092 1/16 印张 33.5 字数 654 千字
2019 年 2 月第 1 版 2022 年 12 月第 4 次印刷
书号 ISBN 978-7-5132-5162-4

定价 139.00 元
网址 www.cptcm.com

服 务 热 线 010-64405510
购 书 热 线 010-89535836
维 权 打 假 010-64405753

微信服务号 zgzyycbs
微商城网址 https://kdt.im/LIdUGr
官 方 微 博 http://e.weibo.com/cptcm
天猫旗舰店网址 https://zgzyycbs.tmall.com

如有印装质量问题请与本社出版部联系（010-64405510）

推拿医学遗产

继承和发扬

崔月犁

一九八五年十二月

崔月犁题词

揉今醫學

杏林精篇

手法大全

出神入化

一九九三年十月 翟允貴

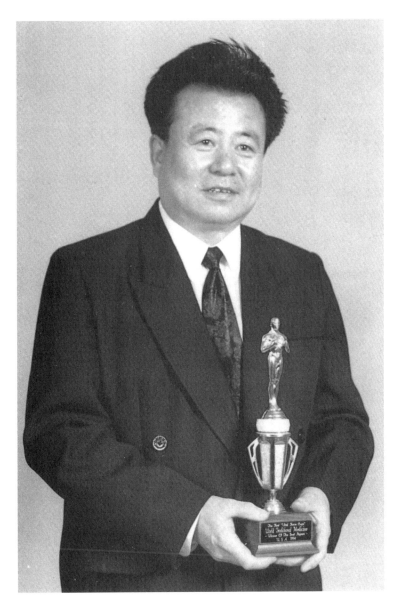

李鸿江专家受奖留影

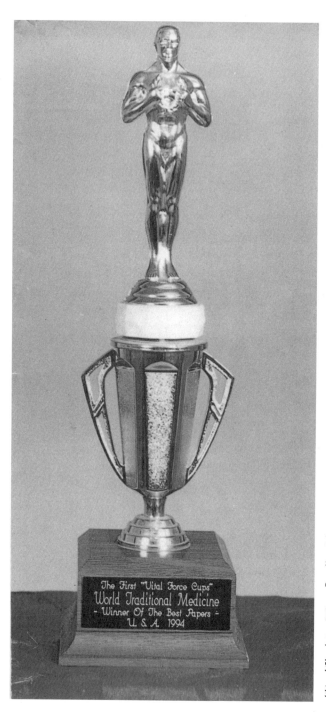

The First "Vital Force Cups"
World Traditional Medicine
- Winner Of The Best Papers -
U.S.A. 1994

　　医学论文"试论推拿手法的三大基本要素"一文，参加在美国旧金山召开的"首届生命力杯"世界传统医学优秀成果大奖赛，被评为"国际金杯奖"。上图为荣获的奖杯，1994年发自美国旧金山

作者简介

李鸿江，字永年，号大方，1939年2月出生于河北省沧州市，20世纪50年代师承北京著名四代祖传御医"金针李"李桐华先生，至今行医60余年。现为世界中医药学会会员，国际中华名医协会会员，世界华人交流协会名誉理事，东方名人研究院院士。历任铁道部北京铁路总医院中医科、针灸科、骨伤科副主任医师。兼任中国肩周炎学术研讨会理事，中国腰椎间盘突出症学术研究会副理事长，中国按摩与导引学术研究会秘书长，中国气功武术名家联谊会荣誉会长。

熟悉中西医理论，擅长治疗中医内科、眼科、外科、五官科、针灸推拿科、正骨按摩科疾病，既能上台手术又可切脉开方，尤其擅长运用手法治疗各种病症。从医60多年治愈疑难病症无数，被病家誉为"国医神手"。对防治颈椎病、寰枢椎半脱位、肩周炎、腰椎间盘突出症等中老年常见病及多发病颇有研究，造诣较深，发现"高位节段神经损伤性综合征"与顽固性头痛、阵发性眩晕、癫症、精神抑郁症、梅尼埃病、神经衰弱、神经官能症等多种神经障碍性疾病关系密切。研究出各种疾病的手法治疗方法和手法套路及手法常规，并结合历代武功气功和导引吐纳，编辑出版了《颈肩腰痛保健功法》一书，拍摄的"颈肩腰痛防治导引功法"录像带（三辑100分钟）（人民卫生出版社出版），荣获1995年首届国际人体科学大会"国际二等奖"，第二届世界传统医学大会"优秀成果著作奖"，本人获"民族医药之星"称号。编著出版了《中华手法医学（推拿按摩）大全》（1997年，农村读物出版社），《推拿按摩治疗常见病》（2001年，人民卫生出版社），《捏筋拍打疗法》（1986年，北京科学技术出版社，本书1989年译成日文，在日本崧书房出版），《中医正骨手法》（1988年，北京科学技术出版社），校注《少林白话易筋经》（1994年，农村读物出版社）。参编出版了《中华推拿医学志——手法源流》《中华医学论文集》《中国推拿妙法荟萃》《华夏医学论文集》《现代临床基础医学研究与实践》和《中西医结合治疗腰椎间盘突出症》等书。发表学术论文50多篇，1篇获"国际金杯奖"，2篇获"中华华佗杯一等奖"，3篇获"全国优秀论文奖"，11

篇获"医院优秀论文奖",科技成果和论文也拍成录像,多次在中央和地方电视台播放,并多次举办全国推拿按摩专业培训班。1984 年荣获"医院先进工作者"称号,1991 年和 1992 年连续两年被评为"医院科技先进个人"。1993 年 5~10 月应邀赴俄罗斯讲学,并主持"中国专家门诊"的医疗和带教工作,治愈了不少疑难病症,被誉为"一双金手"。2011 年应邀赴新加坡讲学,受到广大学者和患者的好评。多次参加全国和国际学术会议,并被载入《中国大百科专家人物传集》和《世界名人录》等书,在国内外同行中享有较高的声誉。

前　言

　　推拿按摩手法是一门即古老而又新兴的学科。说其古老，是因其历史悠久，源远流长；说其新兴，是因近代，尤其是中华人民共和国成立以来，得到迅速的发展，被国内外医学界所瞩目。本手法在中医学和西医学两种医学理论的指导之下，在中西医结合创造东方新医学的道路上，迈开了新的步伐。

　　中医用草药，针灸用针艾，而推拿按摩手法是医生运用双手，施以各种不同的手法，作用于患者不同的部位，从而治愈内、外、妇、儿、五官各科疾病。各种手法的不同排列组合，可发挥出不同的治疗作用，方法简便，收效迅速，用之得当，可获立竿见影之功效，又可免除"扎针之痛，服药之苦"，深受国内外广大患者的欢迎。

　　余自 20 世纪 50 年代从事岐黄之学，开始用药，继而用针，针药并举，犹感不足。至 20 世纪 70 年代便毅然"放弃针药及手术刀，崇尚手法"，深究细研，受益匪浅。不但运用手法治愈了不少骨伤科疾病，而且还治好了不少内、外、妇、儿、五官等各科疑难病症。

　　各种手法，千变万化，蕴藏在广大人民中间。各种流派，五花八门，还有待于广大医务工作者打破门户之见，总结整理，继承发扬。推拿按摩手法的医学理论及其作用机制，有待进一步研究探讨，发掘整理和提高。在此思想的指导之下，余曾与他人合作，主笔编写出版了《中华推拿医学志——手法源流》《捏筋拍打疗法》和《中医正骨手法》等书籍。与此同时，也开始筹备编写《中国手法医学概论》（突出理论）和《中华推拿医学手法大全》（突出手法）以及《推拿按摩治疗常见病》（突出临证治疗）的工作。

　　余近 40 多年来，走遍了祖国各地，大江南北，长城内外。参加了不少国内外和地区性的推拿正骨手法学术会议，走访了不少专家名手，参阅了古今中外大量的手法医学专著和报刊杂志，搜集了全国各位专家的各种推拿按摩理论和推拿按摩手法治病的特色疗法，博采众家之长，融会贯通，纂集成册，定名为《推拿按摩手法图表解》，以飨读者。

本书以插图为主，文字说明为辅，佐以大量表格，说明其手法概况以及经络穴位、作用机制、主治疾病、运用方法等，所以定名为《推拿按摩手法图表解》，以启发广大读者的悟性，仁者见仁，智者见智。手法穴位的不同排列组合，治疗不同的疾病，用之得当，可收到立竿见影之功效。

本书文字 30 余万，插图 2000 余幅，表格 100 多个，以表格、插图的形式介绍推拿按摩手法，堪称图文并茂，一目了然，易学、易懂、易练，学以致用，便于实践，并介绍了自我按摩手法和颈、肩、腰痛的保健功法，是推拿按摩专业和业余爱好者的参考图书。

在整理编写过程中，参阅了大量的相关专著、论文和杂志等资料，得到了各级领导和广大同道的大力支持，在此一并表示衷心的感谢。

推拿按摩手法，虽然古老，但却新兴。在此新兴阶段，尚需不断地得到充实和提高。诚望以此抛砖引玉之举，唤起广大同道的共同努力，还望广大同道不吝赐教，提出宝贵修改意见，使其更趋完善。出版在即，仓促为之，诚恐挂一漏万，又况水平能力所限，书中舛错谬误之处，实属难免，敬请广大同道和读者批评指正为盼！

李鸿江

2017 年 1 月于北京

目　录

第一章　推拿按摩手式

推拿按摩手法施术时，术者使用手指、手掌、拳头、前臂或肘尖，在患者身体的治疗部位或穴位上进行操作，患者需要一定的体位、姿势，术者则需一定的手式，以便于手法的顺利进行。常用的手式有以下几种（表1-1）：

表1-1　手式一览表

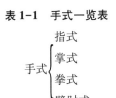

手式 { 指式 / 掌式 / 拳式 / 臂肘式

第一节　指　式

术者运气于手掌，发力于手指，以手指的指尖、指腹或偏锋着力，作用在患者肢体的治疗部位或经络穴位上，施以各种不同的手法称指式，较常用的有以下几种（表1-2，图1-1～图1-10）：

表1-2　指式一览表

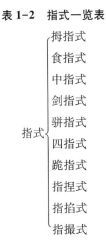

指式 { 拇指式 / 食指式 / 中指式 / 剑指式 / 骈指式 / 四指式 / 跪指式 / 指捏式 / 指掐式 / 指撮式

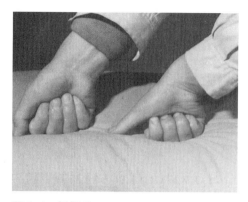

图1-1 拇指式

术者拇指的指尖、指腹或偏锋着力，作用于患者的治疗部位或穴位

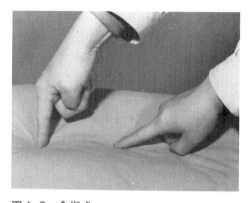

图1-2 食指式

术者食指的指尖、指腹或偏锋着力，作用于患者的治疗部位或穴位

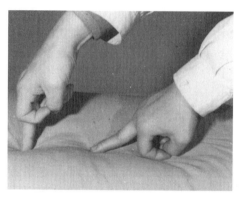

图1-3 中指式

术者中指的指尖、指腹或偏锋着力，作用于患者的治疗部位或穴位

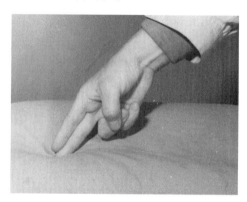

图1-4 剑指式

术者食中二指伸直呈剑状着力，作用于患者的治疗部位或穴位

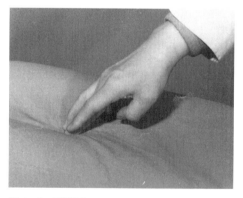

图1-5 骈指式

术者中指指腹着力，食环指相骈，按于中指背上，作用于治疗部位

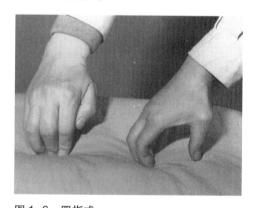

图1-6 四指式

术者四指指尖或四指指腹着力，作用于治疗部位（注：四指即食、中、环、小指）

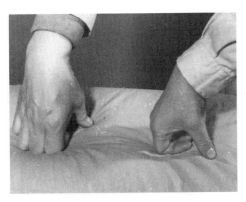

图 1-7　跪指式

术者四指屈曲半握，以四指中节背侧着力，作用于治疗部位

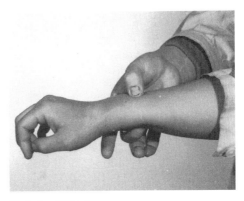

图 1-8　指捏式

术者拇中指指腹相对，合力捏于治疗部位

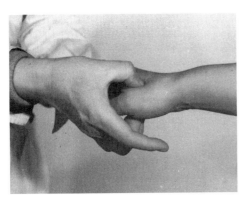

图 1-9　指掐式

术者拇中指指尖相对着力，掐于治疗部位

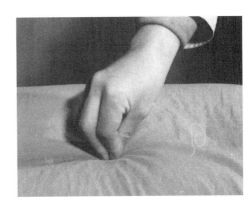

图 1-10　指撮式

术者五指指尖撮到一起着力，敲击治疗部位

第二节　掌　式

　　术者运气于手掌，以手掌着力，作用于患者的治疗部位或经络穴位之上，施以各种不同的治疗手法称掌式。较常用的掌式有以下几种（表 1-3，图 1-11~图 1-23）：

表 1-3　掌式一览表

掌式			
	平掌式	侧掌式	立掌式
	空心掌式	合掌式	叠掌式
	掌根式	大鱼际式	小鱼际式
	佛手掌式	如意掌式	龙爪掌式
	八字掌式		

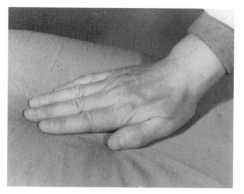

图 1-11 平掌式

术者五指并拢运气于掌，以平掌着力，作用于治疗部位

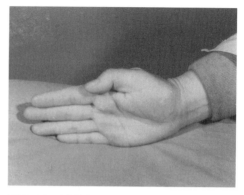

图 1-12 侧掌式

术者平掌侧立，以尺侧着力，作用于治疗部位

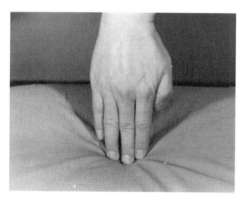

图 1-13 立掌式

术者五指并拢直立，以指尖着力，作用于治疗部位或穴位

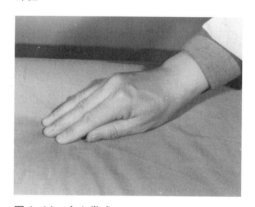

图 1-14 空心掌式

术者五指并拢微屈，掌心腾空，以手掌着力，作用于治疗部位

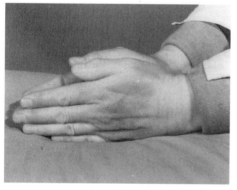

图 1-15 合掌式

术者双手掌相对合，以双掌的尺侧面着力，作用于治疗部位

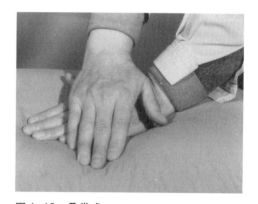

图 1-16 叠掌式

术者一手掌掌心放于另一手掌背上，双掌同时用力，作用于治疗部位

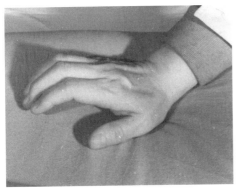

图1-17　掌根式

术者手掌根着力，作用于治疗部位

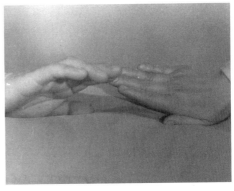

图1-18　大鱼际式

术者手掌大鱼际着力，作用于治疗部位

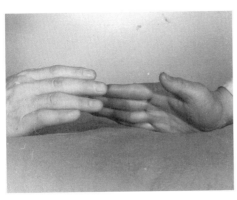

图1-19　小鱼际式

术者手掌小鱼际着力，作用于治疗部位

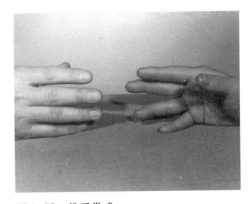

图1-20　佛手掌式

术者五指微屈自然散开，呈佛手状，以手掌尺侧着力，作用于治疗部位

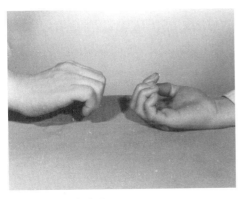

图1-21　如意掌式

术者五指微屈半握呈如意钩状，以四指指尖或四指指腹着力，作用于治疗部位

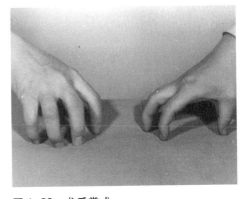

图1-22　龙爪掌式

术者五指散开屈曲半握如龙爪状，以五指指尖着力，作用于治疗部位

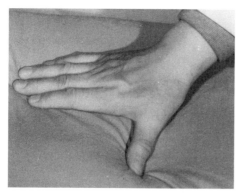

图 1-23　八字掌式

术者四指伸直并拢，拇指外展呈八字，以手掌着力，作用于治疗部位

第三节　拳　式

　　术者运气于手掌，将五指屈曲握拳，以拳着力，作用于患者治疗部位，施以各种不同的治疗手法称拳式。较常用的拳式有以下几种（表 1-4，图 1-24～图 1-31）：

表 1-4　拳式一览表

	虚拳式	实拳式	半握拳式
拳式	尖拳式	钳形拳式	骈拳式
	恭拳式	交叉抱拳式	

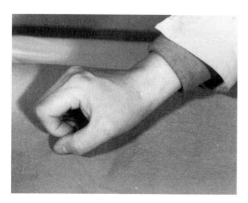

图 1-24　虚拳式

术者五指屈曲虚握成拳式，以虚拳着力，作用于治疗部位

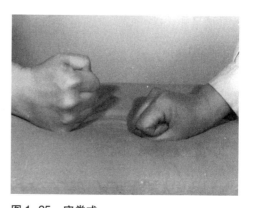

图 1-25　实拳式

术者五指屈曲用力握成实拳，以实拳着力，作用于治疗部位

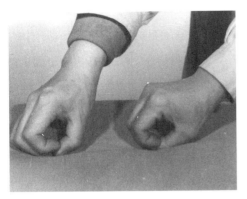

图 1-26　半握拳式

术者五指屈曲半握成拳，以半握拳着力，作用于治疗部位

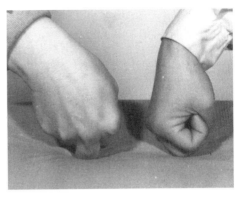

图 1-27　尖拳式

术者五指屈曲握成拳，中指中节突出成尖拳，以拳尖着力，作用于经络穴位

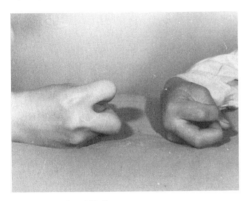

图 1-28　钳形拳式

术者五指屈曲半握呈夹钳之状，以食中指间隙张开呈钳口着力，夹持治疗部位

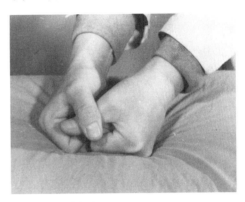

图 1-29　骈拳式

术者两手握拳相并，两拇指搭在一起，双拳近节指背着力，作用于治疗部位

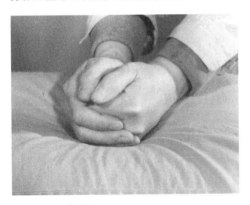

图 1-30　恭拳式

术者左手握拳，右手抱于左拳呈恭拳，作用于治疗部位

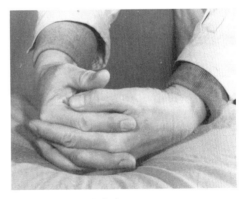

图 1-31　交叉抱拳式

术者双手十指散开相互交叉抱拳，作用于治疗部位

第四节　臂肘式

　　术者运气于前臂和肘部，以前臂或肘尖着力，作用于治疗部位，施以各种不同的治疗手法称臂肘式。较常用的臂肘式有以下几种（表 1-5，图 1-32~图 1-33）：

表 1-5　臂肘式一览表

臂肘式 $\begin{cases} \text{前臂式} \\ \text{肘尖式} \end{cases}$

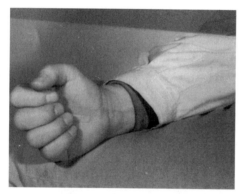

图 1-32　前臂式

术者前臂尺侧着力，作用于治疗部位

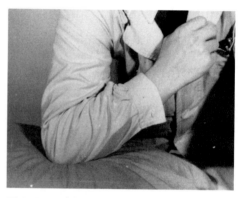

图 1-33　肘尖式

术者肘尖着力，作用于治疗部位

第二章 点穴类手法

点穴类手法，即指刺激穴位的手法，也有的称"点穴疗法"，俗称"点穴法"，是指术者用手指、拳尖、肘尖或借助于简单的点穴用具，刺激患者肢体穴位的各种手法。

点穴类手法具有镇静解痉、消肿止痛、清醒大脑、兴奋神经、疏通经络、调和气血、改善血液循环的作用，因此某些点穴类手法也同时具有放松类手法的作用。

较常用的点穴十二法，是点穴类手法的基本手法，在此基础上，可演变出上百种手法。不同的点穴手法，刺激不同的穴位，可产生不同的治疗作用（表2-1）。

表2-1 点穴十二法一览表

点穴十二法
- 点法 按法 摩法 压法
- 捏法 掐法 抠法 拨法
- 刮法 挤法 弹法 颤法

第一节 点 法

术者运用手指、拳尖或肘尖，点在患者的治疗穴位上，使其产生酸、麻、胀、沉或电击感、放射感、传导感、发热感等感觉的手法称点法。本法可使该处的气血瘀滞、凝结积聚等现象得以疏导消散，从而起到镇静解痉、消肿止痛的作用，常用的点法见表2-2、图2-1~图2-21。

表2-2 点法一览表

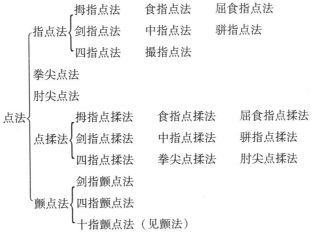

点法
- 指点法
  - 拇指点法 食指点法 屈食指点法
  - 剑指点法 中指点法 骈指点法
  - 四指点法 撮指点法
- 拳尖点法
- 肘尖点法
- 点揉法
  - 拇指点揉法 食指点揉法 屈食指点揉法
  - 剑指点揉法 中指点揉法 骈指点揉法
  - 四指点揉法 拳尖点揉法 肘尖点揉法
- 颤点法
  - 剑指颤点法
  - 四指颤点法
  - 十指颤点法（见颤法）

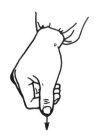

图 2-1　拇指点法

术者拇指尖着力，点于治疗穴位

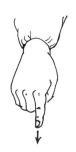

图 2-2　食指点法

术者食指指尖着力，点于治疗穴位

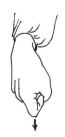

图 2-3　屈食指点法

术者食指屈曲，以食指中节背侧着力，点于治疗穴位

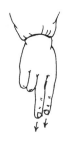

图 2-4　剑指点法

术者食中两指相并拢为剑指，用剑指的指尖着力，点于治疗穴位

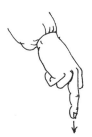

图 2-5　中指点法

术者中指指尖着力，点于治疗穴位

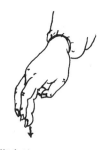

图 2-6　骈指点法

术者食环二指相骈于中指背上，以中指指尖着力，点于治疗穴位

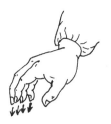

图 2-7　四指点法

术者四指指尖着力，点于治疗穴位（注：四指是指食、中、环、小指）

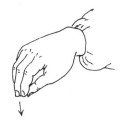

图 2-8　撮指点法

术者五指撮到一起，以五指指尖着力，点于治疗穴位

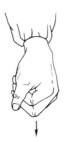

图 2-9　拳尖点法

术者手握实拳，以拳尖着力（中指中节背侧突出部），点于治疗穴位

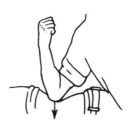

图 2-10　肘尖点法

术者肘尖着力，点于治疗部位或穴位

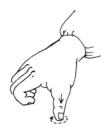

图 2-11　拇指点揉法

术者拇指指尖着力，点于治疗穴位并揉之

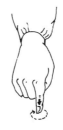

图 2-12　食指点揉法

术者食指指尖着力，点于治疗穴位并揉之

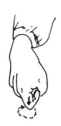

图 2-13　屈食指点揉法

术者食指屈曲，以食指中节背侧着力，点于治疗穴位并揉之

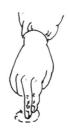

图 2-14　剑指点揉法

术者食中二指相并，以指尖着力，点于治疗穴位并揉之

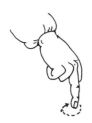

图 2-15　中指点揉法

术者中指指尖着力，点于治疗穴位并揉之

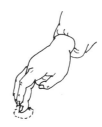

图 2-16　骈指点揉法

术者食环二指相并按于中指背上，以中指尖着力，点于治疗穴位并揉之

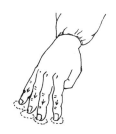

图 2-17　四指点揉法

术者四指稍分开，以指尖着力，点于治疗部位或穴位并揉之（注：四指指食、中、环、小指）

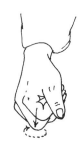

图 2-18　拳尖点揉法

术者拳尖着力（中指中节背侧突出部），点于治疗穴位并揉之

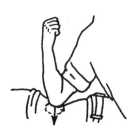

图 2-19　肘尖点揉法

术者肘尖着力，点于治疗部位或穴位，并反复揉动之

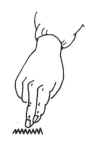

图 2-20　剑指颤点法

术者剑指指尖着力，点于治疗穴位，并反复颤动之

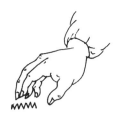

图 2-21　四指颤点法

术者四指指尖着力，点于治疗部位，边颤动边移动位置（注：四指指食、中、环、小指）

第二节　按　法

　　术者运用手指或手掌着力，按于患者的治疗部位或穴位，使其产生一种温润柔和、轻松舒适之感的手法称按法。本法可温润肌肤、理气和血、疏通经络、改善血液循环、舒松肌肉，从而起到缓解痉挛、镇静止痛、消肿消炎的作用，常用的按法见表 2-3、图 2-22～图 2-40。

表 2-3　按法一览表

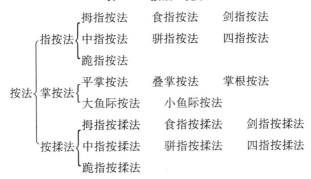

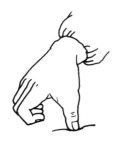

图 2-22　拇指按法

术者拇指指腹着力，按治疗部位

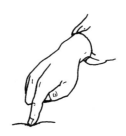

图 2-23　食指按法

术者食指指腹着力，按治疗部位

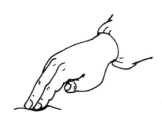

图 2-24　剑指按法

术者食中二指相并，以中指指腹着力，按治疗部位

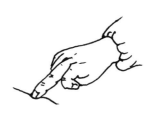

图 2-25　中指按法

术者中指指腹着力，按治疗部位

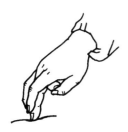

图 2-26　骈指按法

术者食环二指相骈于中指指背，以中指腹着力，按治疗部位

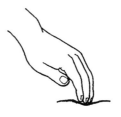

图 2-27　四指按法

术者四指指腹着力，按治疗部位（注：四指指食、中、环、小指）

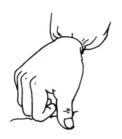

图 2-28　跪指按法

术者四指屈曲，以四指的中节背侧着力，按
于治疗部位（注：四指指食、中、环、小
指）

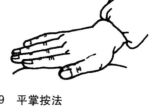

图 2-29　平掌按法

术者单手或双手平掌着力，按于治疗部位

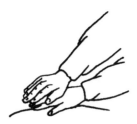

图 2-30　叠掌按法

术者一手掌掌心按于另一手掌背上，双掌同
时着力，按于治疗部位

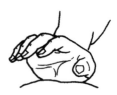

图 3-31　掌根按法

术者单手或双手掌根着力，按于治疗部位

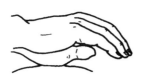

图 2-32　大鱼际按法

术者手掌大鱼际着力，按于治疗部位

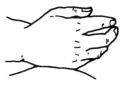

图 2-33　小鱼际按法

术者手掌小鱼际着力，按于治疗部位

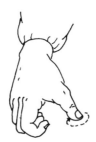

图 2-34　拇指按揉法

术者拇指指腹着力，按于治疗部位并揉之

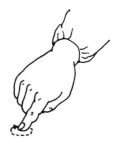

图 2-35　食指按揉法

术者食指指腹着力，按于治疗部位并揉之

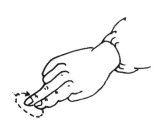

图 2-36 剑指按揉法

术者食中二指相并，以指腹着力，按于治疗部位并揉之

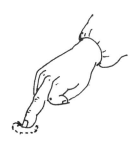

图 2-37 中指按揉法

术者中指指腹着力，按于治疗部位并揉之

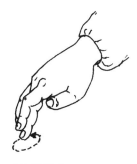

图 2-38 骈指按揉法

术者食环二指相骈按于中指指背上，以中指指腹着力，按于治疗部位并揉之

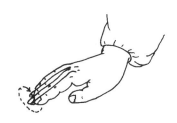

图 2-39 四指按揉法

术者四指指腹着力，按于治疗部位并揉之

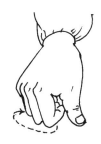

图 2-40 跪指按揉法

术者四指屈曲，以四指的中节背侧着力，按于治疗部位并揉之

第三节 摩 法

术者运用手指指腹或手掌等部位着力，轻按患者治疗部位或穴位，反复环形摩擦皮肤，使其产生温润柔和舒适之感的手法称摩法。本法可温润皮肤、理气和血、放松

皮肤肌肉、改善末梢血液循环、刺激末梢神经，从而起到缓解肌肉痉挛、消肿消炎、镇静止痛的作用，常用的摩法见表2-4、图2-41~图2-50。

表2-4　摩法一览表

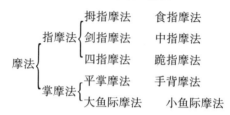

图2-41　拇指摩法
术者拇指指腹着力，轻按于治疗部位，反复旋转摩擦

图2-42　食指摩法
术者食指指腹着力，轻按于治疗部位，反复旋转摩擦

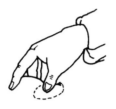
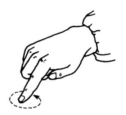

图2-43　剑指摩法
术者剑指的指腹着力，轻按于治疗部位，反复旋转摩擦

图2-44　中指摩法
术者中指指腹着力，轻按于治疗部位，反复旋转摩擦

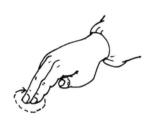
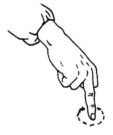

图2-45　四指摩法
术者四指指腹着力，轻按于治疗部位，反复旋转摩擦

图2-46　跪指摩法
术者四指屈曲，以中指指节背侧着力，按于治疗部位，反复旋转摩擦（注：四指指食、中、环、小指）

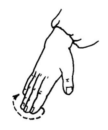
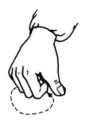

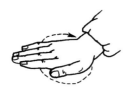

图 2-47 平掌摩法
术者平掌着力，轻按于治疗部位，反复旋转摩擦

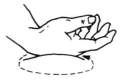

图 2-48 手背摩法
术者手背着力，轻按于治疗部位，反复旋转摩擦

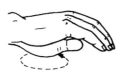

图 2-49 大鱼际摩法
术者手掌大鱼际着力，轻按于治疗部位，反复旋转摩擦

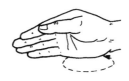

图 2-50 小鱼际摩法
术者手掌小鱼际着力，轻按于治疗部位，反复旋转摩擦

第四节 压 法

术者运用手指、手掌、拳、前臂或肘部，着力于患者肢体的治疗部位或穴位，并用力垂直按压的手法称压法。压法用力时要由轻逐渐加重，或边用力按压边移动位置，使其产生酸麻胀感、热流动感、放射传导感等。按压脊柱后关节错缝时，用爆发寸劲，可触及复位时的响动感。本法可解痉镇痛、止血止痛、疏通经络、放松肌肉、理气活血、兴奋神经，从而纠正筋出槽、骨错缝等，常见的压法见表 2-5、图 2-51~图 2-63。

表 2-5 压法一览表

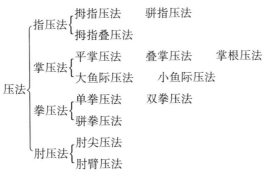

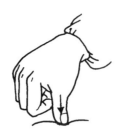

图2-51　拇指压法

术者拇指指腹着力，按压于治疗部位，并持续用力

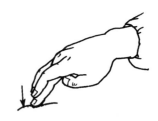

图2-52　骈指压法

术者食环二指相骈于中指背上，以中指指腹着力，按压于治疗部位，并持续用力

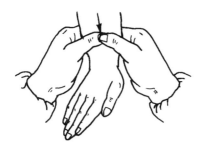

图2-53　拇指叠压法

术者一手拇指按于另一手拇指指背上，同时着力按压治疗部位或穴位

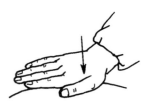

图2-54　平掌压法

术者平掌着力，按压治疗部位

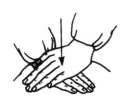

图2-55　叠掌压法

术者一手掌叠按于另一手掌背上，同时着力按压治疗部位，边按压边移动位置

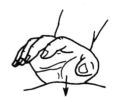

图2-56　掌根压法

术者手掌掌根部着力，按压治疗部位，并持续用力

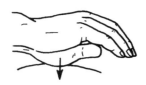

图2-57　大鱼际压法

术者手掌大鱼际着力，按压治疗部位，并持续用力

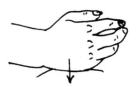

图2-58　小鱼际压法

术者手掌小鱼际着力，按压治疗部位，并持续用力

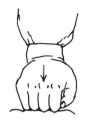

图 2-59　单拳压法

术者单拳着力，按压治疗部位，并持续用力

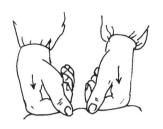

图 2-60　双拳压法

术者双拳着力，按压治疗部位，边按压边移
动位置

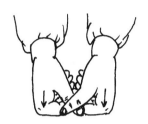

图 2-61　骈拳压法

术者双拳以拇指勾连成骈拳，按压于治疗部
位，边按压边移动位置

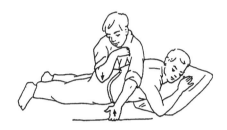

图 2-62　肘尖压法

术者肘尖着力，按压于治疗部位，边按压边
移动位置

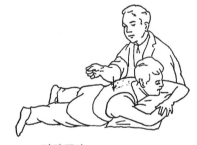

图 2-63　肘臂压法

术者肘部前臂着力，按压于治疗部位，边按
压边移动位置

第五节　捏　法

　　术者运用双手或单手，以拇指指腹与其他指腹相对着力，夹持于患者治疗部位或穴
位并用力捏合，使其产生酸、麻、胀、沉等不同感应的手法称捏法。本法可刺激穴位、
疏通经络、调理筋腱、放松肌肉、兴奋神经、醒脑明目、活气血、散瘀结，从而起到缓
解肌肉痉挛、改善血液循环、镇静止痛、消炎消肿的作用，常用的捏法见表 2-6、图
2-64~图 2-75。

表 2-6　捏法一览表

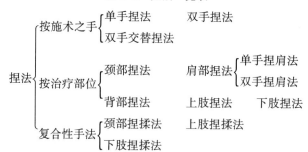

图 2-64　单手捏法

术者单手着力，捏于治疗部位，边捏边移动位置

图 2-65　双手捏法

术者双手着力，捏于治疗部位，边捏边移动位置

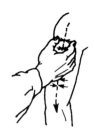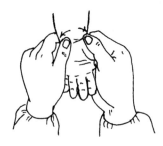

图 2-66　双手交替捏法

术者双手交替着力，捏于患者肢体，边捏边移动位置

图 2-67　颈部捏法

术者单手着力，反复捏患者颈部两侧肌肉，边捏边移动位置

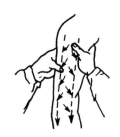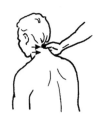

图 2-68　单手捏肩法

术者单手着力，反复捏患者肩部

图 2-69　双手捏肩法

术者双手着力，同时或交替捏患者双肩或单肩

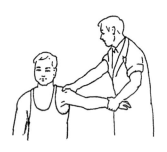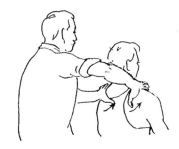

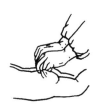

图 2-70　背部捏法

术者双手着力，同时捏患者背部，边捏边移动位置

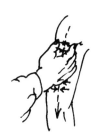

图 2-71　上肢捏法

术者单手着力，反复捏患者上肢部肌肉，边捏边移动位置

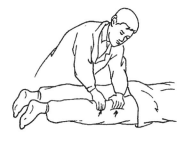

图 2-72　下肢捏法

术者双手着力，反复捏患者下肢肌肉，边捏边移动位置

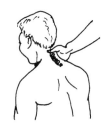

图 2-73　颈部捏揉法

术者单手着力，反复捏患者颈部两侧肌肉，捏而揉之

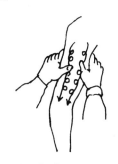

图 2-74　上肢捏揉法

术者双手着力，反复捏患者上肢肌肉，捏而揉之

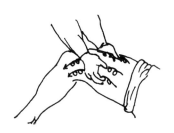

图 2-75　下肢捏揉法

术者双手着力，反复捏患者下肢肌肉，捏而揉之

第六节　掐　法

　　术者用手指指尖着力，掐于患者肢体的治疗穴位，使其产生比较强烈感觉的手法称掐法。本法可刺激穴位、兴奋神经、清醒大脑、疏通经络、解痉镇静，从而起到缓解胃肠痉挛，止吐、止呕，急救治疗昏厥的作用，常用的掐法见表 2-7、图 2-76~图 2-97。

表 2-7　掐法一览表

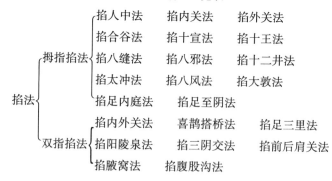

掐法 ｛

拇指掐法 ｛
掐人中法　　掐内关法　　掐外关法
掐合谷法　　掐十宣法　　掐十王法
掐八缝法　　掐八邪法　　掐十二井法
掐太冲法　　掐八风法　　掐大敦法
掐足内庭法　　掐足至阴法

双指掐法 ｛
掐内外关法　　喜鹊搭桥法　　掐足三里法
掐阳陵泉法　　掐三阴交法　　掐前后肩关法
掐腋窝法　　掐腹股沟法

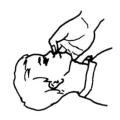

图 2-76　掐人中法

术者拇指指尖着力，掐患者人中穴，并持续用力（至其苏醒为止）

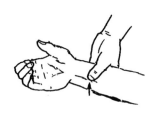

图 2-77　掐内关法

术者拇指或中指指尖着力，掐患者内关穴，并持续用力

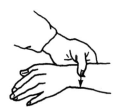

图 2-78　掐外关法

术者拇指指尖着力，掐患者外关穴，并持续用力

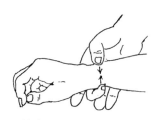

图 2-79　掐内外关法

术者拇指及中指指尖相对着力，同时掐内关、外关穴，并同时持续用力

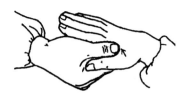

图 2-80　掐合谷法

术者拇指指尖着力，掐患者合谷穴，并持续用力（至其苏醒或疼痛停止、减轻为止）

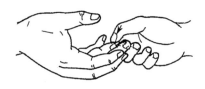

图 2-81　掐十宣法

术者拇指指尖着力，逐个掐患者双手的十个指尖的十宣穴，并持续用力

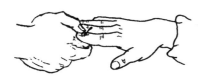

图2-82　掐十王法

术者拇指指尖着力，逐个掐患者双手十指第一指间关节的王字纹处

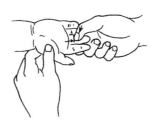

图2-83　掐八缝法

术者拇指指尖着力，掐患者双手食、中、环、小指的第一指间关节掌侧的缝隙处，并持续用力

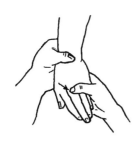

图2-84　掐八邪法

术者拇指指尖着力，逐个掐患者双手背侧指掌关节之间的缝隙之处，并持续用力

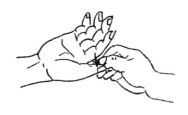

图2-85　掐十二井法

术者拇指指尖着力，逐个掐患者双手指端的十二个井穴，并持续用力

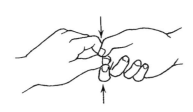

图2-86　喜鹊搭桥法

术者拇食二指指尖相对着力，逐个对掐十个手指甲根的左右两侧

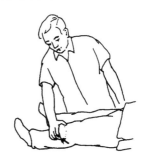

图2-87　掐足三里法

术者拇指或中指指尖着力，掐患者足三里穴，并持续用力

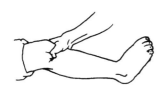

图2-88　掐阳陵泉法

拇指指尖（或中指）着力，掐患者阳陵泉穴，并持续用力

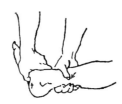

图2-89　掐三阴交法

拇指指尖（或中指）着力，掐患者三阴交穴，并持续用力

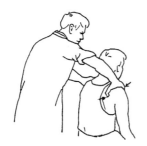

图 2-90　掐前后肩关法

术者拇指指尖与中指指尖相对着力，同时掐患者前后肩关穴，并持续用力

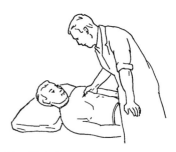

图 2-91　掐腋窝法

术者拇指及中指指尖相对，伸入患者腋窝之中，掐极泉穴

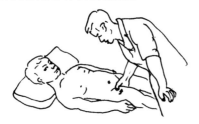

图 2-92　掐腹股沟法

术者拇指及中指指尖相对着力，掐患者腹股沟下面之大筋，并持续用力

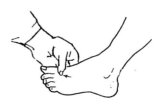

图 2-93　掐太冲法

术者拇指指尖着力，掐患者足部第 1～2 跖骨之间的太冲穴，并持续用力

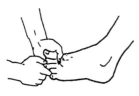

图 2-94　掐八风法

术者拇指指尖着力，逐个掐患者双足的八个趾跖关节之间的缝隙处，并持续用力

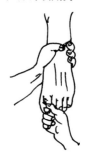

图 2-95　掐大敦法

术者拇指指尖着力，掐患者足大趾上方大敦穴，并持续用力

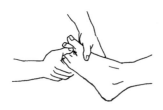

图 2-96　掐足内庭法

术者拇指指尖着力，掐患者足部 2～3 趾之间的内庭穴，并持续用力

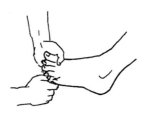

图 2-97　掐足至阴法

术者拇指指尖着力，掐患者足小趾甲角外侧的至阴穴，并持续用力

第七节 抠 法

术者手指着力，抠取患者肢体凹陷中的穴位，使其产生比较强烈的反应，如较剧烈的酸麻胀感、传导感、放射感、电击感等的手法。本法具有刺激穴位、疏通经络、清头明目、醒脑镇静、兴奋神经等作用，见表2-8、图2-98~图2-109。

表 2-8 抠法一览表

	拇指抠法	抠尺泽法	抠曲池法
	食指抠法 ×	抠曲泽法	抠腕骨法
	中指抠法	抠委中法	抠太溪法
抠法	四指抠法	四指抠极泉法	
		四指抠内收肌法	
	抠拨法	拇指抠拨法	食指抠拨法
		中指抠拨法	四指抠拨法
	抠揉法	拇指抠揉法	食指抠揉法
		中指抠揉法	四指抠揉法

注：表中×表示前后手法可相互搭配组合，如拇指抠法可与抠曲池法搭配组合成拇指抠曲池法。余同。

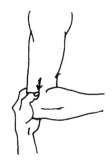

图 2-98 拇指抠法
术者拇指指尖着力，抠患者的治疗穴位

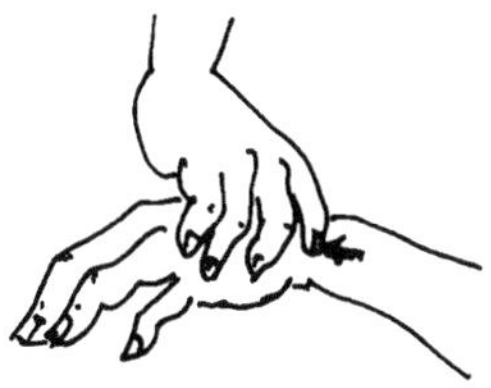

图 2-99 食指抠法
术者食指指尖着力，抠患者的治疗穴位

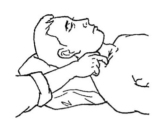

图 2-100 中指抠法

术者中指指尖着力，抠患者的治疗穴位

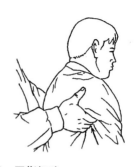

图 2-101 四指抠法

术者四指指尖着力，抠患者的治疗穴位

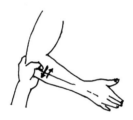

图 2-102 拇指抠拨法

术者拇指指尖着力，抠患者的治疗穴位并拨之

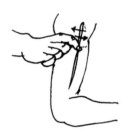

图 2-103 食指抠拨法

术者食指指尖着力，抠患者的治疗穴位并拨之

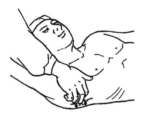

图 2-104 中指抠拨法

术者中指指尖着力，抠患者的治疗穴位并拨之

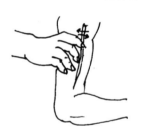

图 2-105 四指抠拨法

术者四指指尖着力，抠患者的治疗穴位并拨之

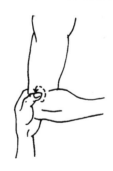

图 2-106 拇指抠揉法

术者拇指指尖着力，抠患者的治疗穴位并
揉之

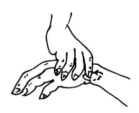

图 2-107 食指抠揉法

术者食指指尖着力，抠患者的治疗穴位并
揉之

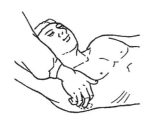

图 2-108　中指抠揉法

术者中指指尖着力，抠患者的治疗穴位并揉之

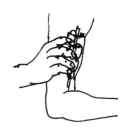

图 2-109　四指抠揉法

术者四指指尖着力，抠患者的治疗穴位并揉之

第八节　拨　法

　　术者运用手指尖、拳尖或肘尖，点于患者的治疗部位或穴位，并横行于经络、筋腱的走行方向反复往返弹拨，状如弹拨琴弦的手法称拨法，俗称"弹筋拨络"，又称"弹拨法"。拨法也是一种比较强烈的手法，能产生比较强烈的酸麻胀感、传导感、放散感、电击感等。本法具有刺激穴位、疏通经络、兴奋神经、调理筋腱、缓解痉挛、拨离粘连、放松肌肉、消散结聚、祛风散寒、镇静止痛的作用，可促使移动、变形、粘连的肌肉恢复到正常的状态，常用的拨法见表 2-9、图 2-110~图 2-123。

表 2-9　拨法一览表

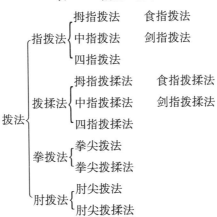

拨法
- 指拨法
  - 拇指拨法　食指拨法
  - 中指拨法　剑指拨法
  - 四指拨法
- 拨揉法
  - 拇指拨揉法　食指拨揉法
  - 中指拨揉法　剑指拨揉法
  - 四指拨揉法
- 拳拨法
  - 拳尖拨法
  - 拳尖拨揉法
- 肘拨法
  - 肘尖拨法
  - 肘尖拨揉法

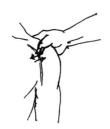

图 2-110　拇指拨法

术者拇指指尖着力，点于治疗部位，横向经络走行，往返弹拨

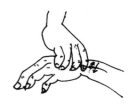

图 2-111　食指拨法

术者食指指尖着力，点于治疗部位，横向经络走行，往返弹拨

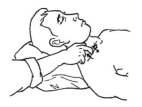

图 2-112　中指拨法

术者中指指尖着力，点于治疗部位，横向经络走行，往返弹拨

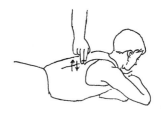

图 2-113　剑指拨法

术者剑指指尖着力，点于治疗部位，横向经络走行，往返弹拨

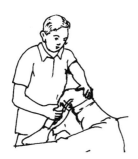

图 2-114　四指拨法

术者四指指尖着力，点于治疗部位，横向经络走行，往返弹拨

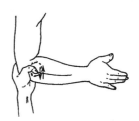

图 2-115　拇指拨揉法

术者拇指指尖着力，点于治疗部位，横向经络走行，拨而揉之

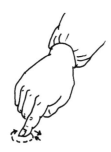

图 2-116　食指拨揉法

术者食指指尖着力，点于治疗部位，拨而揉之

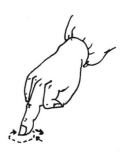

图 2-117　中指拨揉法

术者中指指尖着力，点于治疗部位，拨而揉之

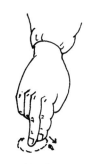

图 2-118　剑指拨揉法

术者剑指指尖着力，点于治疗部位，拨而揉之

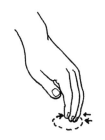

图 2-119　四指拨揉法

术者四指指尖着力，点于治疗部位，拨而揉之

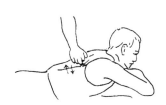

图 2-120　拳尖拨法

术者拳尖着力，点于治疗部位，横向经络走行，往返拨之

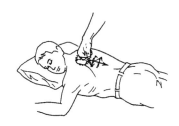

图 2-121　拳尖拨揉法

术者拳尖着力，点于治疗部位，横向垂直于经络走行方向，拨而揉之

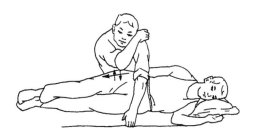

图 2-122　肘尖弹拨法

术者肘尖着力，点于治疗部位，横向经络走行，弹而拨之

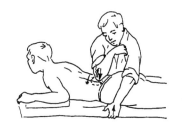

图 2-123　肘尖拨揉法

术者肘尖着力，点于治疗部位，横向经络走行，拨而揉之

第九节　刮　法

术者运用拇指指尖着力，点于患者肢体的治疗部位或穴位，顺着经络或筋腱的走行方向，反复向下刮动，使其产生比较强烈的酸、麻、胀感，或将筋腱粘连、结节刮开的手法称刮法。刮法具有刺激穴位、疏通经络、消散结聚、调理筋腱、拨离肌肉粘连等作用，常用的刮法见表 2-10、图 2-124～图 2-132。

表 2-10　刮法一览表

$$刮法\begin{cases}刮手指法 \\ 刮手腕法\begin{cases}刮阳溪法 \\ 刮阳池法\end{cases} \\ 刮肘部法 \\ 刮肩头法 \\ 刮膝部法 \\ 刮踝部法 \\ 刮足跟法 \\ 刮痧法\end{cases}$$

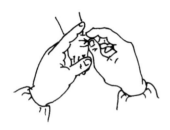

图 2-124　刮手指法
术者拇指指尖着力，点于患者手指的治疗部位，反复刮动

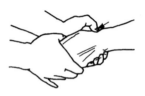

图 2-125　刮阳溪法
术者拇指指尖着力，点于患者的阳溪穴，反复刮动

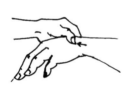

图 2-126　刮阳池法
术者拇指指尖着力，点于患者的阳池穴，反复刮动

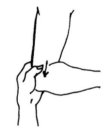

图 2-127　刮肘部法
术者拇指指尖着力，点于患者的肘部，反复刮动

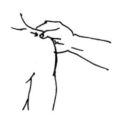

图 2-128　刮肩头法
术者拇指指尖着力，点于患者肩头部，反复刮动

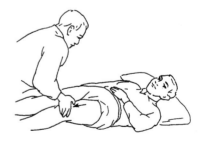

图 2-129　刮膝部法
术者拇指指尖着力，点于患者膝部，反复刮动

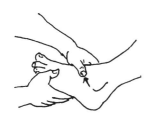

图 2-130　刮踝部法

术者拇指指尖着力，点于患者踝部，反复
刮动

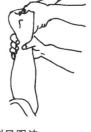

图 2-131　刮足跟法

术者拇指指尖着力，点于患者足跟部，反复
刮动

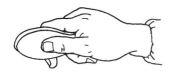

图 2-132　刮痧法

术者手持汤匙或玉环、古铜钱或刮痧板，蘸
凉水或麻油，在患者的颈项、前胸、后背及
四肢等治疗部位，反复刮动（至其皮下瘀血
青紫为度）

第十节　挤　法

术者运用手指、钳形拳、合抱拳着力，合力挤压于患者的治疗部位或穴位，使其
产生相应的感觉和变化的手法称挤法。挤法也是一种比较强烈的治疗手法，可刺激穴
位，促使局部皮下出现瘀血斑等，具有解热镇痛、散风祛寒、消肿消炎的作用，可治
疗头痛、咽痛、外感风寒、发热、四肢酸痛及关节损伤等症，常用的挤法见表 2-11、
图 2-133~图 2-136。

表 2-11　挤法一览表

$$
挤法
\begin{cases}
指挤法
\begin{cases}
双拇指挤法 \\
四指合挤法
\end{cases} \\
拳挤法
\begin{cases}
钳形拳挤法 \\
交叉抱拳挤法
\end{cases}
\end{cases}
$$

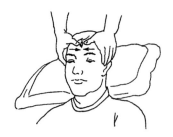

图 2-133　双拇指挤法
术者双手拇指相对着力，点于治疗部位，着力挤压

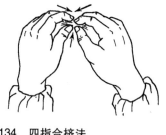

图 2-134　四指合挤法
术者双手拇食四指相对着力，点于治疗部位，着力挤压

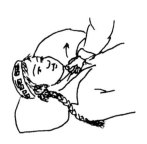

图 2-135　钳形拳挤法
术者屈指呈钳形拳，夹挤住患者皮肉处，揪而扯之

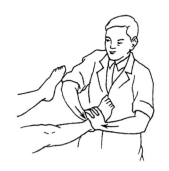

图 2-136　交叉抱拳挤法
术者双手交叉抱拳，合抱于患者损伤的关节上或穴位处，用力挤压

第十一节　弹　法

　　弹法可分为两大类，一类是指状如弹拨琴弦之势的弹拨法（见以后章节），另一类是指用手指弹打敲击的弹打法（见以后章节），此处不再多述。

第十二节　颤　法

　　术者运用手指或手掌着力，按于患者肢体的治疗部位和穴位，进行快速而有节奏地振颤，使其产生轻松舒适之感的手法称颤法。本法具有调理气血、疏通经络、改善血液循环、促进胃肠蠕动等作用，常用的颤法见表 2-12、图 2-137~图 2-150。

表 2-12　颤法一览表

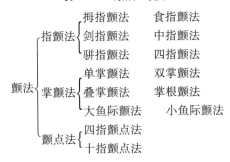

颤法
- 指颤法
  - 拇指颤法　　食指颤法
  - 剑指颤法　　中指颤法
  - 骈指颤法　　四指颤法
- 掌颤法
  - 单掌颤法　　双掌颤法
  - 叠掌颤法　　掌根颤法
  - 大鱼际颤法　小鱼际颤法
- 颤点法
  - 四指颤点法
  - 十指颤点法

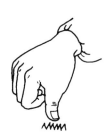

图 2-137　拇指颤法

术者拇指指腹着力，按于患者治疗部位，反复颤动

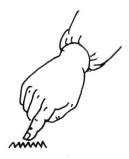

图 2-138　食指颤法

术者食指指腹着力，按于治疗部位，反复颤动

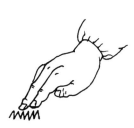

图 2-139　剑指颤法

术者剑指指腹着力，按于治疗部位，反复颤动

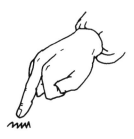

图 2-140　中指颤法

术者中指指腹着力，按于治疗部位，反复颤动

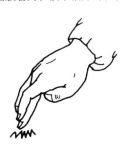

图 2-141　骈指颤法

术者骈指，中指指腹着力，按于治疗部位，反复颤动

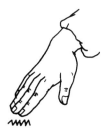

图 2-142　四指颤法

术者四指指腹着力，按于治疗部位，反复颤动

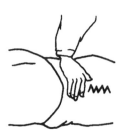

图 2-143　单掌颤法

术者单手手掌着力，按于治疗部位，反复
颤动

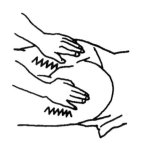

图 2-144　双掌颤法

术者双手手掌着力，按于治疗部位，反复
颤动

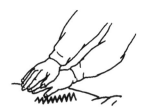

图 2-145　叠掌颤法

术者一手手掌叠按于另一手掌掌背上，双手
掌同时用力，按于治疗部位，反复颤动

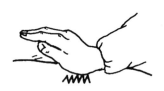

图 2-146　掌根颤法

术者手掌掌根着力，按于治疗部位，反复
颤动

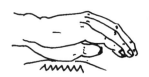

图 2-147　大鱼际颤法

术者手掌大鱼际着力，按于治疗部位，反复
颤动

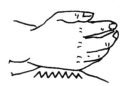

图 2-148　小鱼际颤法

术者手掌小鱼际着力，按于治疗部位，反复
颤动

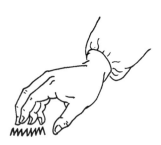

图 2-149　四指颤点法

术者单手或双手四指指尖着力，点于治疗部
位，反复颤点，边颤点边移动位置

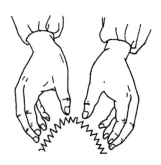

图 2-150　十指颤点法

术者双手十指指尖着力，按于治疗部位，反
复颤点，边颤点边移动位置

第三章　放松类手法

放松类手法，是指术者运用手指、手掌、拳、肘臂等部位，使患者皮肤、肌肉、筋腱放松的手法。本法可舒筋活络、活血化瘀、调和气血、清头明目、醒脑聪耳、养荣生津、润泽肌肤，从而起到解除肌肉痉挛、改善血液循环、刺激末梢神经、调节神经以及益寿延年的医疗保健作用（表3-1）。

表3-1　放松类手法一览表

放松类手法	推法	拿法	提法	抓法
	揉法	捻法	搔法	运法
	抖法	荡法	搓法	擦法
	梳法	挠法	划法	抹法
	拂法	抿法	挪法	捋法

第一节　推　法

术者运用手指、手掌或拳，按于患者肢体治疗部位或穴位并向前用力推之的手法称为推法。推法可用于全身各治疗部位，是一种比较常用的手法，具有行气和血、活血化瘀、疏通经络、养荣生津的作用，可改善血液循环、温润皮肤、放松肌肉、缓解痉挛、兴奋神经、调节脏腑功能，常用的推法见表3-2、图3-1~图3-34。

表 3-2 推法一览表

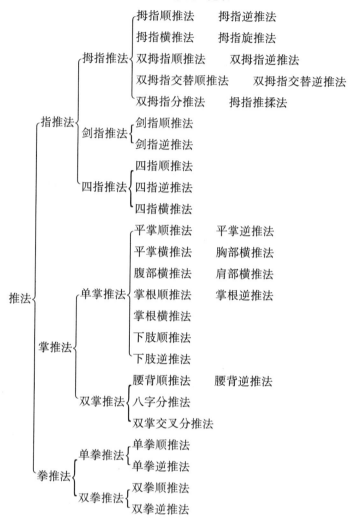

平掌顺推法   平掌逆推法

推法
- 指推法
  - 拇指推法
    - 拇指顺推法   拇指逆推法
    - 拇指横推法   拇指旋推法
    - 双拇指顺推法   双拇指逆推法
    - 双拇指交替顺推法   双拇指交替逆推法
    - 双拇指分推法   拇指推揉法
  - 剑指推法
    - 剑指顺推法
    - 剑指逆推法
  - 四指推法
    - 四指顺推法
    - 四指逆推法
    - 四指横推法
- 掌推法
  - 单掌推法
    - 平掌顺推法   平掌逆推法
    - 平掌横推法   胸部横推法
    - 腹部横推法   肩部横推法
    - 掌根顺推法   掌根逆推法
    - 掌根横推法
    - 下肢顺推法
    - 下肢逆推法
  - 双掌推法
    - 腰背顺推法   腰背逆推法
    - 八字分推法
    - 双掌交叉分推法
- 拳推法
  - 单拳推法
    - 单拳顺推法
    - 单拳逆推法
  - 双拳推法
    - 双拳顺推法
    - 双拳逆推法

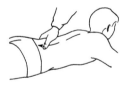

图 3-1 拇指顺推法
术者拇指指腹着力，从患者肢体的近心端推
向远心端（引导气血荣养四末）

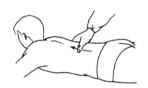

图 3-2 拇指逆推法
术者拇指指腹着力，从患者肢体的远心端推
向近心端（引导气血归于心中）

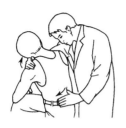

图 3-3　拇指横推法

术者拇指指腹着力，在患者肢体治疗部位横向推动

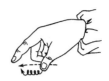

图 3-4　拇指旋推法

术者拇指指腹着力，向前旋转推动的同时向前旋转运动

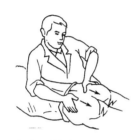

图 3-5　双拇指顺推法

术者双手拇指指腹着力，从患者肢体的近心端推向远心端（调理末梢循环）

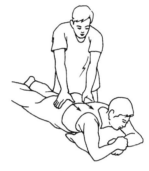

图 3-6　双拇指逆推法

术者双手拇指指腹着力，从患者肢体的远心端推向近心端（引气血回归于心）

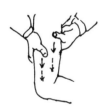

图 3-7　双拇指交替顺推法

术者双手拇指指腹交替着力，从患者肢体的近心端推向远心端，边推边移动位置

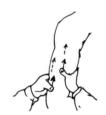

图 3-8　双拇指交替逆推法

术者双手拇指指腹交替着力，从远心端推向近心端，边推边移动位置

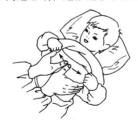

图 3-9　双拇指分推法

术者双手拇指指腹着力，从患者肢体的中间向两侧横行分推，边推边向下移动位置

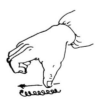

图 3-10　拇指推揉法

术者拇指指腹着力，边推边揉边移动位置

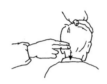

图 3-11 剑指顺推法

术者剑指指腹着力，从患者肢体的近端推向
远端

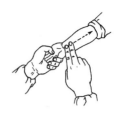

图 3-12 剑指逆推法

术者剑指指腹着力，从患者肢体的远心端推
向近心端

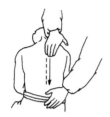

图 3-13 四指顺推法

术者四指指腹着力，按于治疗部位的上方，
向下顺推

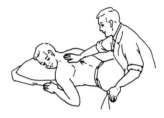

图 3-14 四指逆推法

术者四指指腹着力，按于治疗部位的下方，
向上逆推

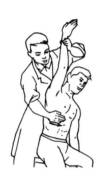

图 3-15 四指横推法

术者四指指腹着力，按于患者治疗部位，横
向推动

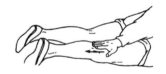

图 3-16 平掌顺推法

术者平掌着力，按于治疗部位的近端，向远
端顺推

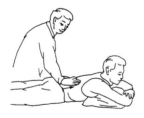

图 3-17 平掌逆推法

术者平掌着力，按于患者治疗部位的远端，
向近端逆推

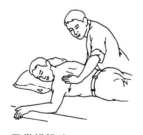

图 3-18 平掌横推法

术者平掌着力，按于患者治疗部位，横向
推动

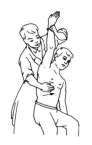

图 3-19　胸部横推法

术者手掌着力，按于患者胸部，横向推动，边推边移动位置

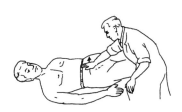

图 3-20　腹部横推法

术者手掌着力，按于患者腹部，横向推动，边推边移动位置

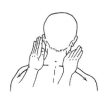

图 3-21　肩部横推法

术者手掌着力，按于患者肩部，反复横向推动，边推边移动位置

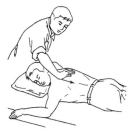

图 3-22　掌根顺推法

术者手掌掌根着力，按于患者治疗部位上方，向下推动

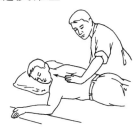

图 3-23　掌根逆推法

术者手掌掌根着力，按于患者治疗部位下方，向上推动

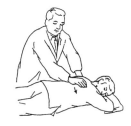

图 3-24　掌根横推法

术者手掌掌根着力，按于患者治疗部位，反复横向推动

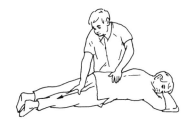

图 3-25　下肢顺推法

术者手掌着力，按于患者下肢近心端，向远心端推动

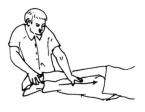

图 3-26　下肢逆推法

术者手掌着力，按于患者下肢远心端，向近心端推动

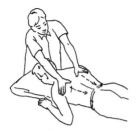

图 3-27　腰背顺推法

术者双手手掌着力，按于患者腰背上方，向腰背下方推动

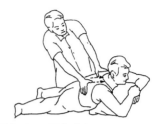

图 3-28　腰背逆推法

术者双手手掌着力，按于患者腰背下方，向腰背上方推动

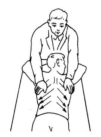

图 3-29　八字分推法

术者双手手掌着力，按于患者腰背上方，斜向下方呈八字分推，边推边动移位置

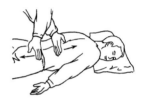

图 3-30　双掌交叉分推法

术者双手手掌交叉，分别按于患者腰背，用力分推，边推边移动位置

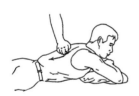

图 3-31　单拳顺推法

术者单拳着力，从患者肢体的近心端向远心端推动

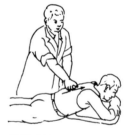

图 3-32　单拳逆推法

术者单拳着力，从患者肢体的远心端向近心端推动

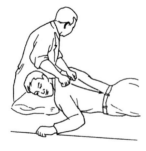

图 3-33　双拳顺推法

术者双拳着力，从患者肢体的近心端向远心端推动

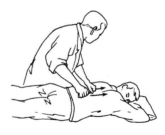

图 3-34　双拳逆推法

术者双拳着力，从患者肢体的远心端向近心端推动

第二节　拿　法

　　术者运用双手或单手，以拇指指腹与其余四指相对着力，拿起患者肢体或肌肉韧带治疗部位，夹持握固，形如持物，边拿边放边移动位置的手法称拿法。拿法具有理气活血、通经活络、活血化瘀、消散结聚、缓解痉挛的作用，可放松肌肉、调整筋腱、解除粘连，常用的拿法见表 3-3、图 3-35~图 3-52。

表 3-3　拿法一览表

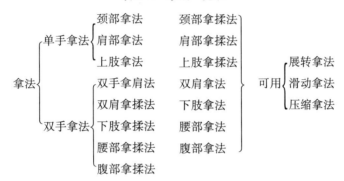

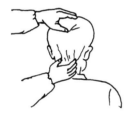

图 3-35　颈部拿法
术者拇指指腹与其余四指指腹相对着力，拿动患者颈项部肌肉，边拿边放边移动位置

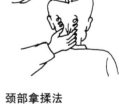

图 3-36　颈部拿揉法
术者拇指指腹与其余四指指腹相对着力，拿动患者颈项部肌肉并旋转揉动，边拿边揉边移动位置

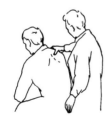

图 3-37　肩部拿法
术者单手五指指腹着力，拿动患者肩部肌肉，边拿边放边移动位置

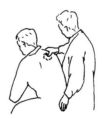

图 3-38　肩部拿揉法
术者单手五指指腹着力，拿动患者肩部并旋转揉动，边拿边揉边移动位置

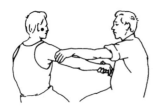

图 3-39　上肢拿法

术者单手五指指腹着力，拿动患者上肢部肌肉，边拿边放边移动位置

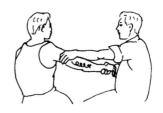

图 3-40　上肢拿揉法

术者单手五指指腹着力，拿动患者上肢部肌肉并旋转揉动，边拿边揉边移动位置

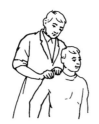

图 3-41　双手拿肩法

术者双手着力，同时拿动患者一侧肩部肌肉，边拿边放边移动位置

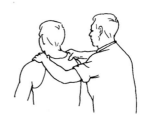

图 3-42　双肩拿法

术者双手同时着力，分别拿动患者两侧肩部肌肉，边拿边放边移动位置

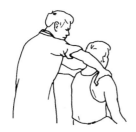

图 3-43　双肩拿揉法

术者双手分别着力，拿动患者双肩，同时旋转揉之，边拿边揉边移动位置

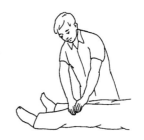

图 3-44　下肢拿法

术者双手着力，同时拿动患者下肢的肌肉，边拿边放边移动位置

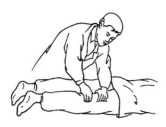

图 3-45　下肢拿揉法

术者双手着力，拿动患者下肢的同时旋转揉之，边拿边揉边移动位置

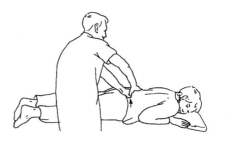

图 3-46　腰部拿法

术者双手着力，拿动患者腰部两侧肌肉，边拿边放边移动位置

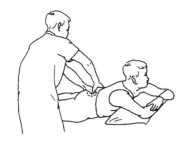

图 3-47　腰部拿揉法
术者双手着力，拿动患者腰部肌肉的同时旋转揉之，边拿边揉边移动位置

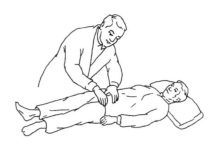

图 3-48　腹部拿法
术者双手着力，拿动患者腹部两侧肌肉，边拿边放边移动位置

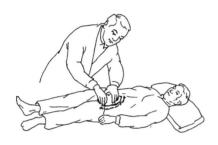

图 3-49　腹部拿揉法
术者双手着力，拿动患者腹部肌肉的同时旋转揉之，边拿边揉边移动位置

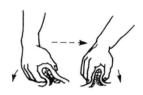

图 3-50　展转拿法
术者双手着力，拿持患者肌肉的同时，左右或上下移动位置

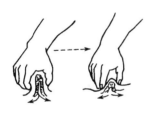

图 3-51　滑动拿法
术者双手着力，拿持患者肌肉的同时，略向上提，使手中肌肉慢慢滑动逸出

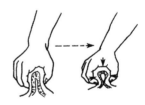

图 3-52　压缩拿法
术者双手着力，拿持患者肌肉的同时，增加用力，向肌肉中心压缩挤压

第三节　提　法

术者单手或双手着力，抓捏或握持患者肢体的治疗部位，用力向上提起，反复随提随放或移动位置的手法称提法。提法具有提气活血、放松肌肉、缓解痉挛、松动关节、调解脏腑气血功能等作用，常用的提法见表 3-4、图 3-53～图 3-67。

表 3-4　提法一览表

$$
\text{提法}
\begin{cases}
\text{抓提法}
\begin{cases}
\text{单手抓提法　双手抓提法}\\
\text{肩部抓提法　上肢抓提法}\\
\text{下肢抓提法　腹部抓提法}
\end{cases}\\
\text{捏提法-背部捏提法}\\
\text{拿提法}
\begin{cases}
\text{颈部拿提法　肩部拿提法}\\
\text{上肢拿提法　下肢拿提法}
\end{cases}\\
\text{端提法}
\begin{cases}
\text{颈部端提法　肩部端提法}\\
\text{腰部端提法　髋部端提法}
\end{cases}
\end{cases}
$$

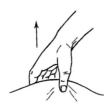

图 3-53　单手抓提法

术者单手五指指尖着力，于治疗部位反复抓提，边抓提边放松边移动位置

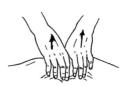

图 3-54　双手抓提法

术者双手十指指尖着力，于治疗部位反复抓提，边抓提边放松边移动位置

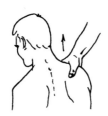

图 3-55　肩部抓提法

术者单手或双手着力，抓提患者肩部肌肉，边抓提边放松边移动位置

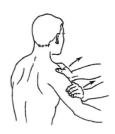

图 3-56　上肢抓提法

术者单手或双手着力，反复抓提患者上肢肌肉，边抓提边放松边移动位置

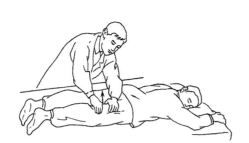

图 3-57　下肢抓提法

术者双手十指着力，反复抓提患者下肢肌肉，边抓提边放松边移动位置

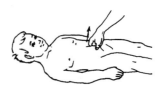

图 3-58　腹部抓提法

术者双手或单手着力，反复抓提患者腹部肌肉，边抓提边放松边移动位置

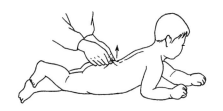

图 3-59 背部捏提法

术者双手着力，捏住患者背部肌肉，反复捏而提之，边捏提边放松边移动位置

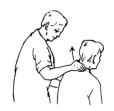

图 3-60 颈部拿提法

术者单手或双手着力，拿住患者颈项部肌肉，反复拿而提之，边拿提边放松边移动位置

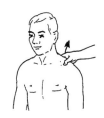

图 3-61 肩部拿提法

术者单手或双手着力，拿住患者肩部肌肉，拿而提之，边拿提边放松边移动位置

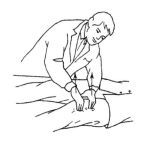

图 3-62 下肢拿提法

术者双手着力，拿住患者下肢肌肉，拿而提之，边拿提边放松边移动位置

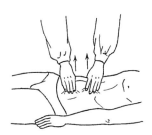

图 3-63 腹部拿提法

术者双手着力，拿住患者腹部肌肉，拿而提之，边拿提边放松边移动位置

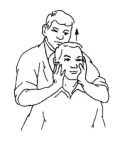

图 3-64 颈部端提法

术者双手着力，合抱于患者面部两侧，向上方端提头部，边端提边放松

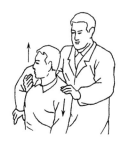

图 3-65 肩部端提法

术者单手或双手着力，伸入患者腋下，端提抬起肩部，边端提边放松

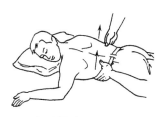

图 3-66 腰部端提法

术者双手着力，合抱于患者腰部两侧，用力向上端提起，边端提边放松

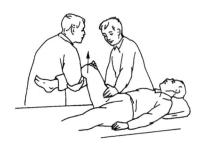

图 3-67　髋部端提法

术者单手或双手着力，握住患者膝部，向上
端提（促使髋部抬起），边端提边放松

第四节　抓　法

　　术者单手或双手五指散开，屈曲呈龙爪掌式，指尖着力，反复抓动患者肢体的治
疗部位，随抓随放，或边抓移动位置的手法称抓法。本法具有刺激放松皮肤肌肉、疏
通经络、缓解痉挛、理气活血、调和营卫、镇静止痛等作用（表3-5，图3-68~图3-
77）。

表 3-5　抓法一览表

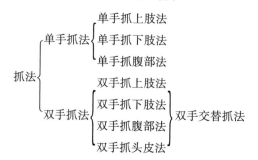

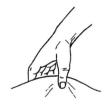

图 3-68　单手抓法

术者单手五指分开屈曲，五指尖着力，抓治
疗部位，边抓边放松移动位置

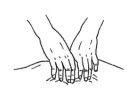

图 3-69　双手抓法

术者双手五指分开屈曲，十指指尖着力，抓
治疗部位，边抓边放松移动位置

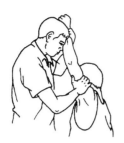

图 3-70　单手抓上肢法

术者单手五指指尖着力，抓患者上肢部肌肉，边抓边放松边移动位置

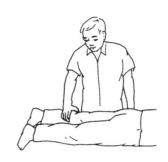

图 3-71　单手抓下肢法

术者单手五指指尖着力，抓患者下肢部肌肉，边抓边放松边移动位置

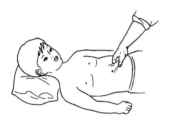

图 3-72　单手抓腹部法

术者单手五指指尖着力，抓患者腹部肌肉，边抓边放松边移动位置

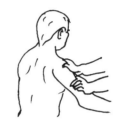

图 3-73　双手抓上肢法

术者双手十指指尖着力，抓患者上肢部肌肉，边抓边放松边移动位置

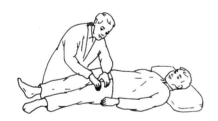

图 3-74　双手抓下肢法

双手十指指尖着力，抓患者下肢部肌肉或穴位，边抓边放松边移动位置

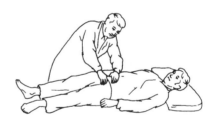

图 3-75　双手抓腹部法

双手十指指尖着力，抓患者腹部肌肉或穴位，边抓边放松边移动位置

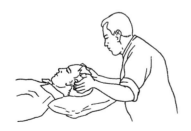

图 3-76　双手抓头皮法

术者双手十指指尖着力，抓患者头皮部，边抓边放松边移动位置

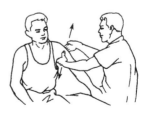

图 3-77　双手交替抓法

术者双手十指指尖着力，交替抓患者治疗部位，边抓边放松边移动位置

第五节 揉 法

术者手指、手掌、拳头或肘尖等部位着力，点按于患者肢体的治疗部位，反复进行"顺时针"或"逆时针"方向的环形旋转揉动，使揉力渗透于肌层而不摩擦皮肤的手法称揉法。揉法是临床经常使用的基本手法，具有温润肌肤、疏通经络、调理筋腱、润滑关节、理气活血、消肿散瘀、放松肌肉、缓解痉挛、调和脏腑的功能，可改善血液循环、调节神经、镇静安神、止痒止痛（表 3-6，图 3-78～图 3-102）。

表 3-6 揉法一览法

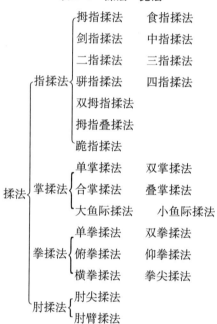

	拇指揉法	食指揉法
	剑指揉法	中指揉法
	二指揉法	三指揉法
指揉法	骈指揉法	四指揉法
	双拇指揉法	
	拇指叠揉法	
	跪指揉法	
	单掌揉法	双掌揉法
掌揉法	合掌揉法	叠掌揉法
	大鱼际揉法	小鱼际揉法
	单拳揉法	双拳揉法
拳揉法	俯拳揉法	仰拳揉法
	横拳揉法	拳尖揉法
肘揉法	肘尖揉法	
	肘臂揉法	

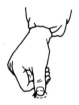

图 3-78 拇指揉法
术者拇指指腹着力，按于治疗部位，旋转揉之

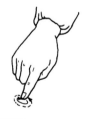

图 3-79 食指揉法
术者食指指腹着力，按于治疗部位，旋转揉之

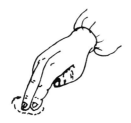

图 3-80　剑指揉法

术者剑指指腹着力，按于治疗部位，旋转揉之

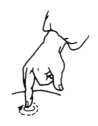

图 3-81　中指揉法

术者中指指腹着力，按于治疗部位，旋转揉之

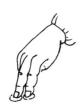

图 3-82　二指揉法

术者食中二指分开，指腹着力，按于治疗部位，旋转揉之

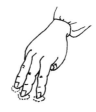

图 3-83　三指揉法

术者食、中、环三指分开，指腹着力，按于治疗部位，旋转揉之

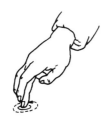

图 3-84　骈指揉法

术者食、环二指相骈按于中指指背，中指指腹着力，按于患者治疗部位，旋转揉之

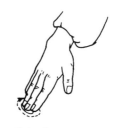

图 3-85　四指揉法

术者食、中、环、小指指腹着力，按于患者治疗部位，旋转揉之

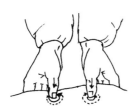

图 3-86　双拇指揉法

术者双手拇指指腹着力，分别按于治疗部位，旋转揉之

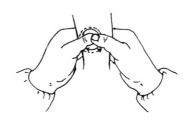

图 3-87　拇指叠揉法

术者一手拇指按于另一手拇指指背上，指腹着力按于治疗部位，旋转揉之

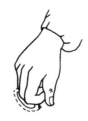

图 3-88　跪指揉法

术者五指屈曲半握，手指中节背侧着力，其状如跪，按于治疗部位，旋转揉之

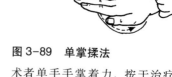

图 3-89　单掌揉法

术者单手手掌着力，按于治疗部位，旋转揉之

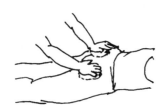

图 3-90　双掌揉法

术者双掌分别着力，按于治疗部位，旋转揉之

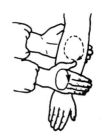

图 3-91　合掌揉法

术者双手掌相对着力，夹持治疗部位上，对合旋转揉之

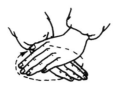

图 3-92　叠掌揉法

术者一手掌按于另一手掌掌背，双掌重叠着力，按于治疗部位，旋转揉之

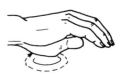

图 3-93　大鱼际揉法

术者手掌大鱼际着力，按于治疗部位，旋转揉之

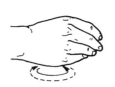

图 3-94　小鱼际揉法

术者手掌小鱼际着力，按于治疗部位，旋转揉之

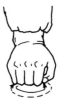

图 3-95　单拳揉法

术者单拳着力，按于治疗部位，旋转揉之

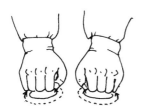

图 3-96　双拳揉法

术者双拳着力，分别按于治疗部位，旋转揉之

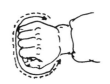

图 3-97　俯拳揉法

术者俯拳，指掌根部着力，按于治疗部位，旋转揉之

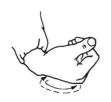

图 3-98　仰拳揉法

术者仰拳，拳背着力，按于治疗部位，旋转揉之

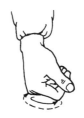

图 3-99　横拳揉法

术者横拳，四指本节背侧着力，按于治疗部位，旋转揉之

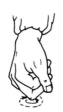

图 3-100　拳尖揉法

术者尖拳，中指指间关节突着力，按于治疗部位，旋转揉之

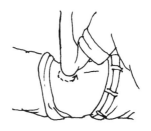

图 3-101　肘尖揉法

术者屈肘，肘尖着力，按于患者治疗部位，旋转揉之

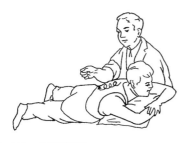

图 3-102　肘臂揉法

术者肘及前臂尺侧着力，按于治疗部位，旋转揉之

第六节　捻　法

　　术者运用单手或双手，以拇指指腹与食指相对着力，夹持捏于患者肢体的治疗部位，反复进行旋转揉搓捻动的手法称捻法。本法具有刺激穴位、改善末梢循环、捻开筋腱结节、缓解筋腱痉挛、兴奋末梢神经等作用（表3-7，图3-103~图3-108）。

表3-7　捻法一览表

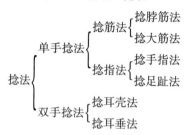

图 3-103　捻脖筋法（拿桥弓法）
术者一手拇食二指指腹相对着力，按于患者颈部胸锁乳突肌两侧，由上而下捻转

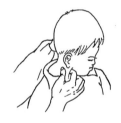

图 3-104　捻大筋法
术者一手拇食二指相对着力，夹持患者跟腱大筋两侧，由上而下捻转

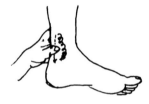

图 3-105　捻手指法
术者一手拇食二指相对着力，夹持患者手指两侧，由上而下捻转

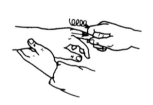

图 3-106　捻足趾法
术者一手拇食二指相对着力，夹持于患者足趾两侧，捻转揉动

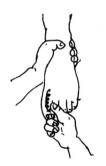

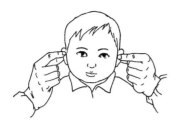

图 3-107　捻耳轮法

术者双手拇食二指指腹相对着力，分别捏于
患者两耳轮上，旋转捻揉

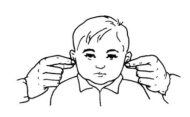

图 3-108　捻耳垂法

术者双手拇食二指相对着力，分别捏于患者
两耳垂上，旋转捻揉

第七节　滚　法

术者运用手掌大鱼际、小鱼际或拳背（指掌关节及指间关节突出部）着力，在患者肢体的治疗部位上，反复进行前后或左右或上下快速滚动的手法称滚法。本法具有刺激穴位、疏通经络、放松肌肉、缓解痉挛、调和气血、镇静止痛等作用（表 3-8，图 3-109~图 3-123）。

表 3-8　滚法一览表

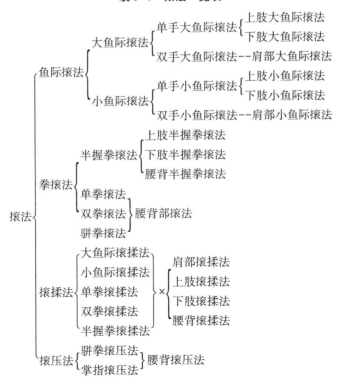

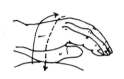

图 3-109 大鱼际揉法

术者手掌大鱼际着力，按于治疗部位，翻转滚动

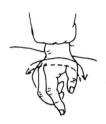

图 3-110 小鱼际揉法

术者手掌小鱼际着力，按于治疗部位，翻转滚动

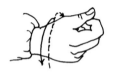

图 3-111 半握拳揉法

术者半握拳，尺侧及拳背着力，按于治疗部位，翻转滚动

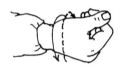

图 3-112 单拳揉法

术者单拳，背侧着力，按于治疗部位，翻转滚动

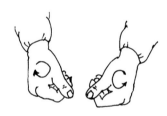

图 3-113 双拳揉法

术者双拳，指掌关节突及食、中、环、小指近节背侧着力，按于治疗部位，翻转滚动

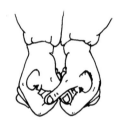

图 3-114 骈拳揉法

术者双拳相骈，两拇指交叉，指掌关节突及四指近节背侧着力，按于治疗部位，翻转滚动

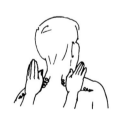

图 3-115 双手大鱼际揉法

术者双手大鱼际着力，按于治疗部位，翻转滚动

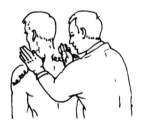

图 3-116 双手小鱼际揉法

术者双手小鱼际着力，按于治疗部位，翻转滚动

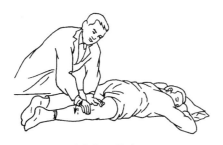

图 3-117　下肢大鱼际擦法
术者手部大鱼际着力，按于患者下肢肌肉，
翻转滚动

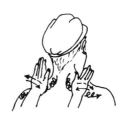

图 3-118　肩部大鱼际擦揉法
术者双手大鱼际着力，分别按于患者两肩，
翻转滚动的同时旋转揉动

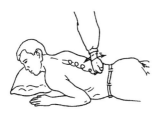

图 3-119　单拳擦揉法
术者单拳着力，按于治疗部位或翻转滚动的
同时旋转揉动

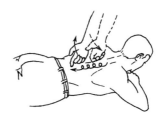

图 3-120　半握拳擦揉法
术者半握拳着力，按于治疗部位，翻转滚动
的同时旋转揉动

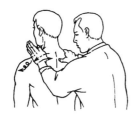

图 3-121　肩部小鱼际擦揉法
术者双手小鱼际着力，分别按于患者两肩，
翻转滚动的同时旋转揉动

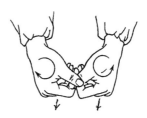

图 3-122　骈拳擦压法
术者骈拳着力，按于治疗部位，翻转滚动的
同时用力向下按压

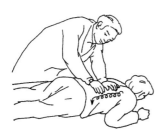

图 3-123　掌指擦压法
术者左手拇指着力，按于治疗部位，右手手
掌按压在左手拇指上，滚动按压（状若擀饺
子皮之势）

第八节　运　法

　　术者运用前臂尺侧或拇指着力，按于患者治疗部位，反复用力进行旋转滚揉活动，边滚揉边移动位置的手法称运法。本法具有湿润皮肤、放松肌肉、调和气血、缓解痉挛、活血化瘀及改善血液循环等作用（表3-9，图3-124~图3-125）。

表3-9　运法一览表

$$运法\begin{cases}前臂运法 \\ 拇指运法\begin{cases}运土入水法 \\ 运水入土法\end{cases}\end{cases}$$

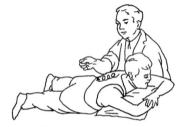

图3-124　前臂运法

术者前臂尺侧着力，按于治疗部位，大幅旋转推运

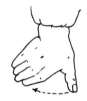

图3-125　拇指运法

术者拇指指腹着力，按于治疗部位，用力推运至另一部位

第九节　抖　法

　　术者双手着力，握持患者肢体或肌肉进行抖动的手法称抖法。抖法一类是抖动局部肌肉筋腱的放松肌肉的手法；另一类是牵引抖动肢体关节的活动关节类手法（见第四章的牵抖法）。本法具有舒筋活络、放松肌肉、调和气血、活血化瘀、消肿止痛等作用（表3-10，图3-126~图3-129）。

表3-10　抖法一览表

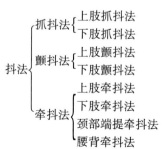

$$抖法\begin{cases}抓抖法\begin{cases}上肢抓抖法 \\ 下肢抓抖法\end{cases} \\ 颤抖法\begin{cases}上肢颤抖法 \\ 下肢颤抖法\end{cases} \\ 牵抖法\begin{cases}上肢牵抖法 \\ 下肢牵抖法 \\ 颈部端提牵抖法 \\ 腰背牵抖法\end{cases}\end{cases}$$

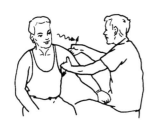

图 3-126 上肢抓抖法

术者双手十指指尖着力，交替抓取患者上肢
两侧肌肉，反复抖动

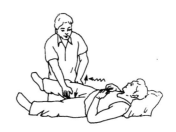

图 3-127 下肢抓抖法

术者双手十指指尖着力，反复交替抓取患者
下肢两侧肌肉，反复抖动

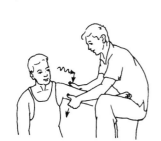

图 3-128 上肢颤抖法

术者双手十指指腹着力，反复交替捏住患者
上肢两侧肌肉，反复颤抖

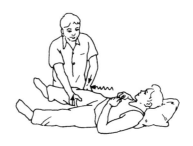

图 3-129 下肢颤抖法

术者双手十指指尖着力，反复交替捏住患者
下肢两侧肌肉，反复颤抖

第十节 荡 法

　　术者手指或手掌着力，在患者肢体的治疗部位，反复进行快速的左右摆动振荡，
边振荡边向下移动位置的手法称荡法。本法具有理气活血、放松肌肉、温润肌肤、调
和营卫、缓解痉挛、解痉止痛、调和脏腑及兴奋末梢神经、改善血液循环等作用（表
3-11，图 3-130~图 3-138）。

表 3-11 荡法一览表

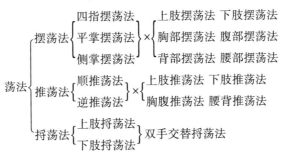

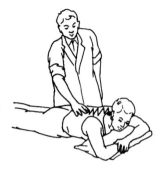

图 3-130　四指摆荡法

术者四指指腹着力，按于治疗部位，由上而下左右摆动振荡

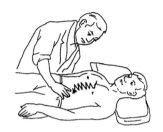

图 3-131　平掌摆荡法

术者平掌着力，按于治疗部位，由上而下左右摆动振荡

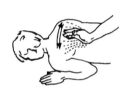

图 3-132　侧掌摆荡法

术者手掌侧立，尺侧面着力，按于治疗部位，左右摆动振荡并逐渐移动

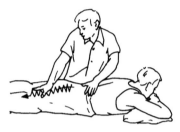

图 3-133　顺推荡法

术者手掌着力，按于患者肢体的上方，反复向下顺推，同时左右摆动振荡

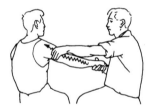

图 3-134　上肢逆推荡法

术者手掌着力，按于患者上肢的下方，反复向上逆向推动，同时左右摆动振荡

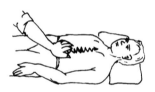

图 3-135　胸腹逆推荡法

术者手掌着力，按于患者腹部下方，向上逆向推动，同时左右摆动振荡

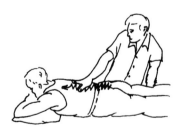

图 3-136　腰背逆推荡法

术者单手或双手着力，在患者腰背下方反复向上逆向推动，同时左右摆动振荡

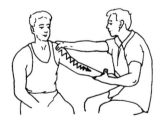

图 3-137　上肢捋荡法

术者单手或双手交替着力，从患者上肢上方向下捋动，同时左右摆动振荡

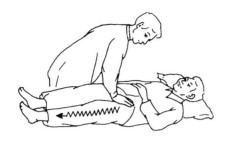

图 3-138　下肢捋荡法
术者单手或双手交替着力，从患者下肢上方
向下捋动，同时左右摆动振荡

第十一节　搓　法

术者运用手指或手掌着力，按于患者肢体治疗部位，反复往返摩擦搓动，以刺激皮肤血脉及浅层肌肉，使之充血、发红、发热的手法称搓法。本法可促使毛细血管扩张，改善末梢血液循环，刺激末梢神经，具有解热镇痛、消炎消肿、散热祛寒等作用（表3-12，图3-139～图3-164）。

表 3-12　搓法一览表

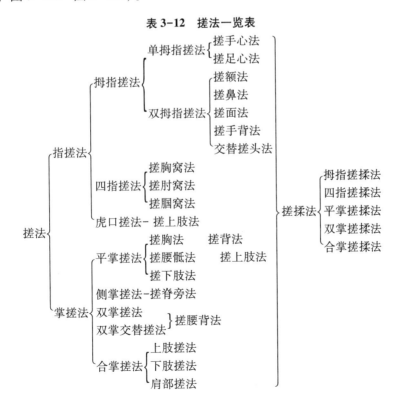

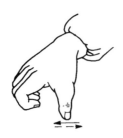

图 3-139　拇指搓法

术者拇指指腹着力，按于治疗部位，往返搓动

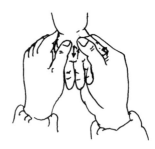

图 3-140　搓手心法

术者拇指指腹着力，按于患者手心，往返搓动

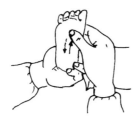

图 3-141　搓足心法

术者拇指指腹着力，按于患者足心，往返搓动

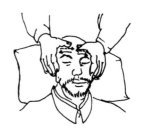

图 3-142　搓额法

术者双手拇指指腹着力，按于患者额部，往返搓动，边搓动边移动位置

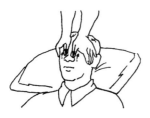

图 3-143　搓鼻法

术者用双手拇指指腹着力，按于患者鼻子两侧，反复往返搓动

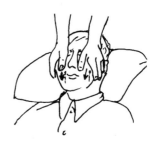

图 3-144　搓面法

术者用双手拇指指腹着力，按于患者面部，反复往返搓动，边搓动边移动位置

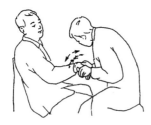

图 3-145　搓手背法

术者双手拇指指腹着力，按于患者手背部，往返搓动

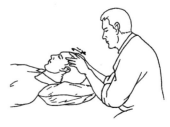

图 3-146　双拇指交替搓头法

术者双手拇指指腹交替着力，按于患者头部中线督脉，往返搓动

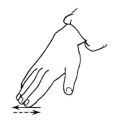

图 3-147 四指搓法

术者四指指腹着力，按于治疗部位，往返搓动

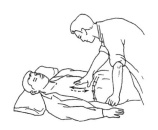

图 3-148 搓胸窝法

术者四指指腹着力，按于患者胸窝部，往返搓动

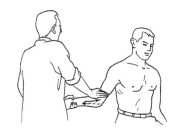

图 3-149 搓肘窝法

术者四指指腹着力，按于患者肘窝部，往返搓动

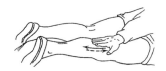

图 3-150 搓腘窝法

术者四指腹着力，按于患者腘窝部，往返搓动

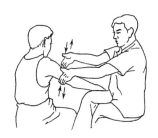

图 3-151 虎口搓上肢法

术者双手虎口着力，夹持治疗部位，往返搓动，边搓动边移动位置

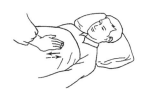

图 3-152 平掌搓胸法

术者平掌着力，按于患者胸部，往返搓动，边搓动边移动位置

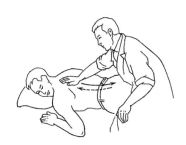

图 3-153 平掌搓背法

术者平掌着力，按于患者背部，往返搓动，边搓动边移动位置

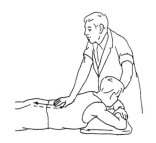

图 3-154 平掌搓腰骶法

术者平掌着力，按于患者腰骶部，往返搓动，边搓动边移动位置

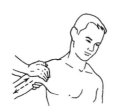

图 3-155　平掌搓上肢法

术者平掌着力，按于患者上肢部，往返搓动，边搓动边移动位置

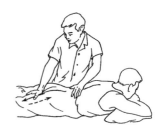

图 3-156　平掌搓下肢法

术者平掌着力，按于患者下肢部，往返搓动，边搓动边移动位置

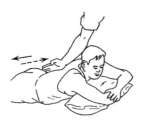

图 3-157　侧掌搓脊旁法

手掌侧立，尺侧着力，按于患者脊柱两侧，往返搓动，边搓动边移动位置

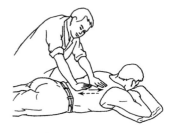

图 3-158　双掌搓腰背法

术者双手掌着力，按于患者腰背脊柱两侧，往返搓动，边搓动边移动位置

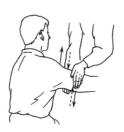

图 3-159　合掌搓上肢法

术者双手掌相对着力，夹持治疗部位，往返搓动，边搓动边移动位置

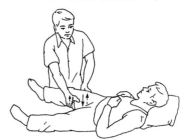

图 3-160　合掌搓下肢法

术者双手掌相对着力，夹持治疗部位，往返搓动，边搓动边移动位置

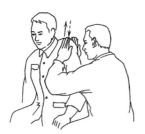

图 3-161　合掌搓肩法

术者双手掌相对合着力，夹持于患者肩部前后两侧，往返搓动，边搓动边移动位置

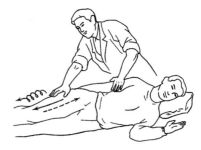

图 3-162　平掌搓揉法

术者平掌着力，按于治疗部位，往返搓动，同时旋转揉动

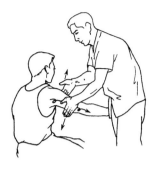

图 3-163　合掌搓揉上肢法
术者双手掌相对合着力，夹持治疗部位往返搓动，同时配合旋转揉动

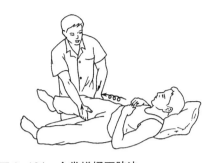

图 3-164　合掌搓揉下肢法
术者双手掌相对合着力，夹持于治疗部位往返搓动，同时配合旋转揉动

第十二节　擦　法

术者四指或手掌着力，按于患者肢体的治疗部位或穴位上，反复沿指尖方向向前用力擦动皮肤，撤回时不触及皮肤，只刺激皮肤血脉及浅层肌肉的手法称擦法。本法用力比推法轻，手法轻松舒适柔和，可温润皮肤、调和营卫、理气活血，促进毛细血管扩张、改善皮肤末梢循环，解热镇痛、消肿止痛（表 3-13，图 3-165~图 3-178）。

表 3-13　擦法一览表

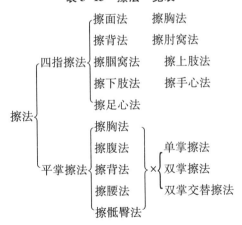

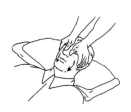

图 3-165　四指擦面法

术者四指指腹着力，按于患者面部，擦动面部皮肤

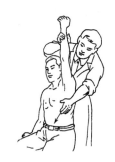

图 3-166　四指擦胸法

术者平掌着力，按于患者胸部，擦动胸部皮肤

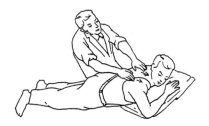

图 3-167　双四指擦背法

术者双手四指指腹着力，按于患者背部，擦动背部皮肤

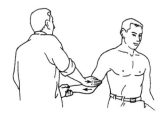

图 3-168　四指擦肘窝法

术者四指指腹着力，按于患者肘窝部，擦动肘窝部皮肤

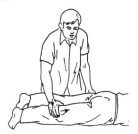

图 3-169　四指擦腘窝法

术者四指指腹着力，按于患者腘窝部，擦动腘窝部皮肤

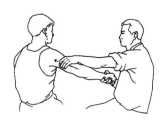

图 3-170　四指擦上肢法

术者四指指腹着力，按于患者上肢，擦动上肢皮肤，边擦动边移动位置

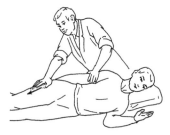

图 3-171　四指擦下肢法

四指指腹着力，按于患者下肢部，擦动下肢皮肤，边擦动边向下移动位置

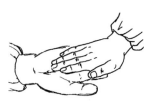

图 3-172　四指擦手心法

四指指腹着力，按于患者手心，擦动手掌心皮肤

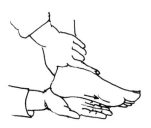

图 3-173 四指擦足心法

术者四指指腹着力，按于患者足心，反复擦动足心皮肤。

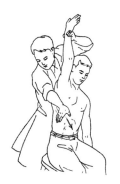

图 3-174 平掌擦胸法

术者四指指腹着力，按于患者胸部，反复擦动胸部皮肤，边擦动边移运位置

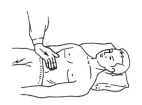

图 3-175 平掌擦腹法

术者平掌着力，按于患者腹部，擦动腹部皮肤，边擦动边移动位置

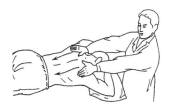

图 3-176 双掌擦腰背法

术者双手掌着力，按于患者腰背部，擦动腰背部皮肤，边擦动边移动位置

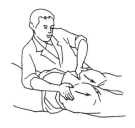

图 3-177 双掌擦骶臀法

术者双手掌着力，按于患者骶臀部两侧，擦动骶臀部皮肤

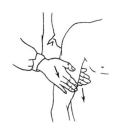

图 3-178 双掌交替擦上肢法

术者双手掌交替着力，按于上肢治疗部位，交替擦动上肢皮肤，边擦动边移动位置

第十三节 梳 法

术者双手十指松散微屈呈梳子状，在患者头部反复梳理头发、抓弹头皮，最后将头发理顺抹平，形似理发梳头之状的手法称梳法。本法具有疏通头部经络、理气活血、兴奋神经、清醒大脑、镇静止痛的作用（表 3-14，图 3-179）。

表 3-14　梳法一览表

梳法——梳理法

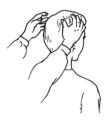

图 3-179　梳理法

术者十指微屈，指尖着力，梳理抓弹患者头皮，边梳理边移动位置

第十四节　挠　法

术者单手或双手，手指屈曲呈如意掌式，以指尖着力，在患者肢体治疗部位的皮肤上反复挠动，或边挠动边移动位置，状如搔痒之势的手法。本法具有刺激皮肤、疏通经络、调和气血、刺激末梢神经、改善末梢血液循环等作用（表 3-15，图 3-180～图 3-185）。

表 3-15　挠法一览表

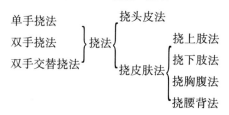

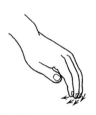

图 3-180　单手挠法

术者单手五指屈曲，指尖着力，挠动治疗部位，边挠动边移动位置

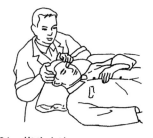

图 3-181　挠头皮法

术者双手十指屈曲，指尖着力，挠动患者头皮，边挠动边移动位置

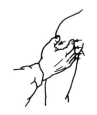

图 3-182　单手挠上肢法

术者单手五指屈曲，指尖着力，挠动上肢治疗部位，边挠动边向下方移动位置

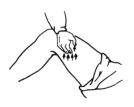

图 3-183　单手挠下肢法

术者单手五指屈曲，指尖着力，挠动下肢治疗部位，边挠动边移动位置

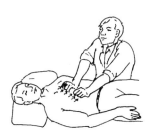

图 3-184　双手挠胸腹法

术者双手十指屈曲，指尖着力，挠动胸腹部治疗部位，边挠动边移动位置

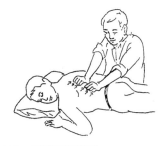

图 3-185　双手挠腰背法

术者双手十指屈曲，指尖着力，挠动腰背部治疗部位，边挠动边移动位置

第十五节　划　　法

　　术者指尖、拳头或肘尖着力，点于患者的治疗部位，反复进行划动的手法称划法。本法具有刺激穴位、疏通经络、兴奋神经、调理筋腱、拨离粘连、放松肌肉、缓解痉挛等作用（表 3-16，图 3-186~图 3-190）。

表 3-16　划法一览表

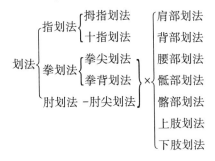

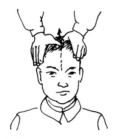

图 3-186　拇指划法

术者拇指偏峰着力，按于治疗部位，反复划动，或双拇指交替划动

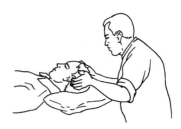

图 3-187　十指划法

术者双手十指屈曲，指尖着力，按于治疗部位，反复划动，边划边移动位置

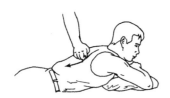

图 3-188　拳尖划法

术者拳尖着力，点于治疗部位，反复划动，边划动边移动位置

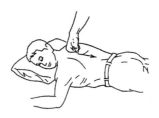

图 3-189　拳背划法

术者拳背着力，按于治疗部位，反复划动，边划动边移动位置

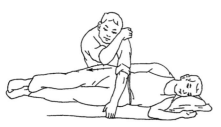

图 3-190　肘尖划法

术者肘尖着力，点于治疗部位，反复划动，边划动边移动位置

第十六节　抹　法

　　术者手指或手掌着力，在患者肢体的治疗部位，由近端向远端，或从内侧向外侧，或由上方向下方，反复抹动的手法称抹法。本法调理血脉、理气活血、调和营卫、疏通经络，刺激皮肤、末梢神经，可改善末梢循环（表 3-17，图 3-191~图 3-203）。

表 3-17　抹法一览表

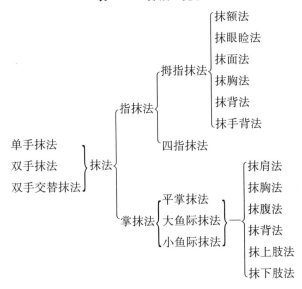

```
                                              ┌ 抹额法
                                              │ 抹眼睑法
                              ┌ 拇指抹法 ──────┤ 抹面法
                    ┌ 指抹法 ──┤               │ 抹胸法
                    │         │               │ 抹背法
单手抹法 ┐          │         └ 四指抹法       └ 抹手背法
双手抹法 ├ 抹法 ────┤                          ┌ 抹肩法
双手交替抹法┘        │         ┌ 平掌抹法      │ 抹胸法
                    └ 掌抹法 ──┤ 大鱼际抹法 ───┤ 抹腹法
                              └ 小鱼际抹法     │ 抹背法
                                              │ 抹上肢法
                                              └ 抹下肢法
```

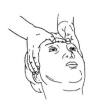

图 3-191　拇指抹额法
术者双手拇指指腹着力，按于患者额部中央，向两侧分抹，边抹边移动位置

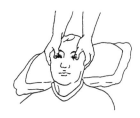

图 3-192　拇指抹眼睑法
术者双手拇指指腹着力，分别按于患者双眼内眦角，反复抹动两眼睑至两眼外眦角

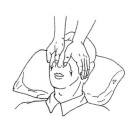

图 3-193　拇指抹面法
术者双手拇指指腹着力，按于患者鼻旁两侧，分别向两侧面部抹动，边抹动边向下方移动位置

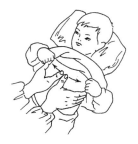

图 3-194　拇指抹胸法
术者双手拇指指腹着力，按于患者胸骨中线，分别向两侧反复抹动，边抹动边由上向下移动位置

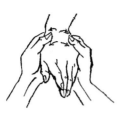

图 3-195　拇指抹手背法

术者双手拇指指腹着力，按于患者手背，由中心向两侧抹动，边抹动边移动位置

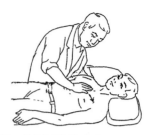

图 3-196　单手四指抹胸法

术者单手四指指腹着力，按于患者胸部反复抹动，边抹动边移动位置

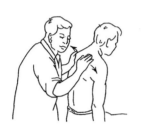

图 3-197　双手四拇指抹肩

术者双手四指指腹着力，按于患者双肩部，由内向外抹动

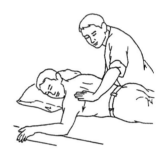

图 3-198　单掌抹背法

术者单掌着力，按于患者背部，由内向外抹动，由上向下移动位置

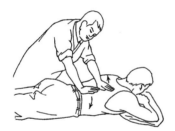

图 3-199　双掌抹背法

术者双手掌着力，按于患者背部，分别向两侧分抹，边分抹边由上向下移动位置

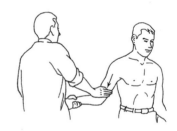

图 3-200　大鱼际抹上肢法

术者手掌大鱼际着力，按于患者上肢部，由上向下抹动

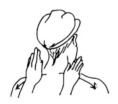

图 3-201　双大鱼际抹肩法

术者手大鱼际着力，分别按于患者双肩上，由内向外抹动

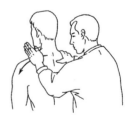

图 3-202　小鱼际抹肩法

术者手掌小鱼际着力，按于患者肩上，由内向外抹动

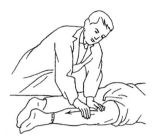

图 3-203　小鱼际抹下肢法

术者手掌小鱼际着力，按于下肢治疗部位，
反复抹动，边抹动边向下方移动位置

第十七节　拂　法

术者手指自然放松，轻轻拂于患者肢体治疗部位的皮肤，用腕力带动手指反复快速往返拂动，形似春风拂柳，状如轻掸浮尘的手法称拂法。本法轻松柔和，具有宣发及卫外之气的作用（表 3-18，图 3-204～图 3-211）。

表 3-18　拂法一览表

$$
\text{拂法}\begin{cases}\text{单手拂法}\\\text{双手拂法}\\\text{双手交替拂法}\end{cases}\text{拂法}\begin{cases}\text{头部拂法}\\\text{面部拂法}\\\text{胸腹拂法}\\\text{腰背拂法}\\\text{上肢拂法}\\\text{下肢拂法}\end{cases}
$$

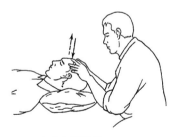

图 3-204　双手头部拂法

术者双手十指指腹着力，在患者头部轻轻
拂动

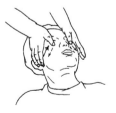

图 3-205　双手面部拂法

术者双手十指指腹着力，在患者面部往返轻
轻拂动

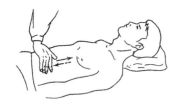

图 3-206　单手胸腹拂法
术者手五指指腹着力，在患者胸部往返轻轻拂动

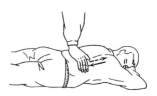

图 3-207　单手腰背拂法
术者单手五指指腹着力，在患者腰背部往返轻轻拂动

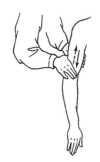

图 3-208　上肢拂法
术者单手五指指腹着力，在患者上肢部往返轻轻拂动，边拂动边移动位置

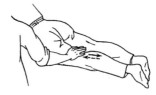

图 3-209　下肢拂法
术者单手五指指腹着力，在患者下肢部往返轻轻拂动，边拂动边移动位置

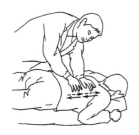

图 3-210　双手拂腰背法
术者双手十指指腹着力，在患者腰背部往返轻轻拂动，边拂动边移动位置

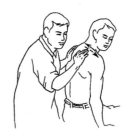

图 3-211　双手拂肩法
术者双手十指指腹着力，在患者肩部往返轻轻拂动，边拂动边移动位置

第十八节　抿　法

术者手指掌面着力，轻抚于患者肢体的治疗部位，反复快速向回用力抿动的手法称抿法。本法作用与抹法略同，只是用力方向不同而异（表 3-19，图 3-212～图 3-213）。

表 3-19 抿法一览表

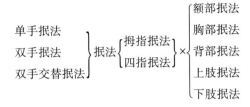

图 3-212 拇指额部抿法
术者双手拇指指腹着力，交替按于患者额部，向内用力抿动额部皮肤

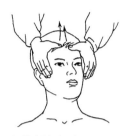

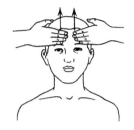

图 3-213 四指额部抿法
术者双手四指指腹着力，反复交替按于患者额部，向内用力抿动额部皮肤

第十九节 挪 法

　　术者单手或双手着力，按于患者肢体的治疗部位，四指屈曲半握将肌肉抓起，并向回牵拉，边挪动边移动位置的手法称挪法。本法具有放松肌肉、缓解痉挛、解除粘连、刺激经络穴位、兴奋神经、调理脏腑的作用（表 3-20，图 3-214~图 3-215）。

表 3-20 挪动一览表

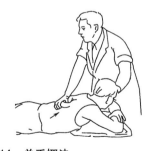

图 3-214 单手挪法
术者单手屈曲着力，握住治疗部位的肌肉皮肤，向内牵拉挪动

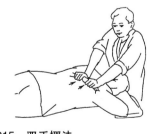

图 3-215 双手挪法
术者双手屈曲着力，握住治疗部位的肌肉皮肤，向内牵拉挪动

第二十节 捋 法

术者单手或双手拇指展开呈八字掌，虎口及掌面着力按于患者四肢近端，反复用力迅速捋向远端的手法称捋法。本法具有疏通经络、理气活血的作用，可改善末梢血液循环（表3-21，图3-216~图3-219）。

表 3-21　捋法一览表

$$\left.\begin{array}{l}单手捋法\\双手捋法\\双手交替捋法\end{array}\right\}捋法\left\{\begin{array}{l}上肢捋法\\下肢捋法\end{array}\right.$$

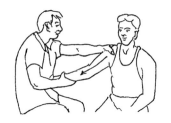

图 3-216　单手上肢捋法
术者单手虎口着力，按于患者上肢近端，用力捋向远端

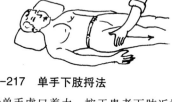

图 3-217　单手下肢捋法
术者单手虎口着力，按于患者下肢近端，用力捋向远端

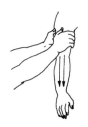

图 3-218　双手上肢捋法
术者双手交替或同时着力，按于患者上肢近端，用力捋向远端

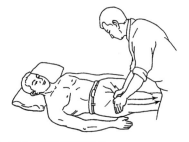

图 3-219　双手下肢捋法
术者双手交替或同时着力，按于患者下肢上端，用力捋向远端

第四章 活动关节类手法

术者运用推拿按摩手法，促使患者肢体关节在人体关节正常活动范围内，进行被动关节伸屈旋转活动，使其关节活动功能恢复正常的手法称活动关节类手法。

人体关节活动虽然千变万化，但最主要的是伸屈活动和旋转活动两大类，故将活动关节的手法分为"牵拉伸屈类手法"和"扳转旋摇类手法"两大类分别介绍（表4-1，表4-2）。

表 4-1 牵拉伸屈类手法一览表

牵拉伸屈类手法
- 牵引法
  - 颈椎牵引法（二法）
  - 颈椎悬吊牵引法
  - 腰椎牵引法（三法）
- 牵抖法
  - 颈椎牵抖法
  - 上肢牵抖法（二法）
  - 下肢牵抖法
  - 腰背牵抖法
  - 牵引颤腰法 ┐
  - 腰椎颤抖法 ├ 颤抖法
  - 腰骶颤抖法 ┘
- 引伸法
  - 前屈内收引伸法　后背引伸法
  - 抬举引伸法（二法）
  - 摇橹式引伸法（三法）
  - 直腿抬举引伸法　内收外展引伸法
  - 后伸屈膝引伸法
- 拔伸法
  - 颈椎端提拔伸法　肩部端提拔伸法
  - 肩关节拔伸法（二法）上肢拔伸法
  - 肘关节拔伸法　腕关节拔伸法（四法）
  - 掌指关节拔伸法　拔指法
  - 下肢拔伸法　踝关节拔伸法
  - 拔趾法
- 折屈法
  - 折肘法　折膝法
  - 腰椎反折法
  - 上肢折屈拔伸法

表4-2　扳转旋摇类手法一览表

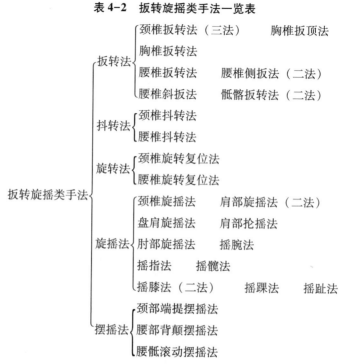

扳转旋摇类手法
- 扳转法
  - 颈椎扳转法（三法）　胸椎扳顶法
  - 胸椎扳转法
  - 腰椎扳转法　腰椎侧扳法（二法）
  - 腰椎斜扳法　骶髂扳转法（二法）
- 抖转法
  - 颈椎抖转法
  - 腰椎抖转法
- 旋转法
  - 颈椎旋转复位法
  - 腰椎旋转复位法
- 旋摇法
  - 颈椎旋摇法　肩部旋摇法（二法）
  - 盘肩旋摇法　肩部抡摇法
  - 肘部旋摇法　摇腕法
  - 摇指法　摇髋法
  - 摇膝法（二法）　摇踝法　摇趾法
- 摆摇法
  - 颈部端提摆摇法
  - 腰部背颠摆摇法
  - 腰骶滚动摆摇法

活动关节类手法具有促进关节活动灵活，改善关节间隙，加大关节活动幅度，缓解关节周围肌肉韧带痉挛，解除关节周围筋膜肌腱滑液囊粘连、关节僵硬强直之活动受限，恢复肌肉韧带正常拉力，加强关节气血和润滑液循环的作用。

第一节　牵引法

术者运用手法，以助手或患者的自身重力，对患者的某些关节做对抗性牵拉引伸活动的手法称牵引法。本法常用于人体的脊柱，可促使颈腰椎肌肉韧带放松，充血、水肿吸收消散，椎关节间隙增宽，椎间孔扩大，还纳突出椎间盘，减轻突出椎间盘压力，从而缓解脊髓和神经根的压迫刺激症状（表4-3，图4-1～图4-6）。

表4-3　牵引法一览表

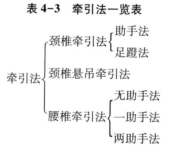

牵引法
- 颈椎牵引法
  - 助手法
  - 足蹬法
- 颈椎悬吊牵引法
- 腰椎牵引法
  - 无助手法
  - 一助手法
  - 两助手法

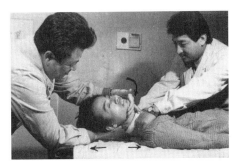

图4-1　颈椎牵引法（助手法）

助手按住患者双肩，术者一手托住患者枕部，另一手勾住其下颌，与助手对抗牵引颈椎

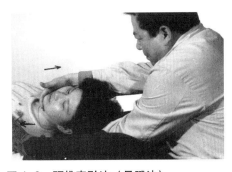

图4-2　颈椎牵引法（足蹬法）

术者一手托住患者枕部，另一手勾住患者下颌，双足蹬住患者双肩，手足协同用力牵引颈椎

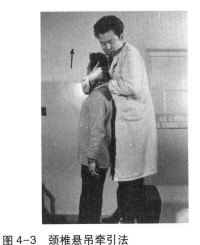

图4-3　颈椎悬吊牵引法

术者站于凳子上，用一肘勾住患者下颌，另一手托动枕部，将患者悬吊提起，用力牵引颈椎

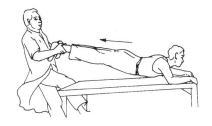

图4-4　腰椎牵引法（无助手）

患者双手把住床头，术者双手握住患者踝部，用力牵引将腰椎提拉起来

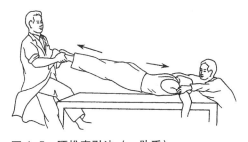

图4-5　腰椎牵引法（一助手）

助手把住患者双腋窝，术者把住患者双踝与助手对抗牵引腰椎

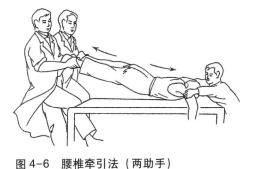

图4-6　腰椎牵引法（两助手）

一助手把住患者双腋窝，另一助手握住患者一踝部，术者握住患者另一踝部，三人协同用力牵引腰椎

第二节　牵抖法

　　术者在对患者进行牵拉引伸的同时，反复进行上下抖动的手法，或同时进行上下颤抖的手法称牵抖法。本法具有疏通经络、理气活血、解除粘连、镇静止痛的作用，可缓解肌肉痉挛、松弛关节韧带、改善血液循环、恢复关节韧带的正常位置（表4-4，图4-7~图4-14）。

表4-4　牵抖法一览表

$$
牵抖法
\begin{cases}
上肢牵抖法 \begin{cases} 单手上肢牵抖法 \\ 双手上肢牵抖法 \end{cases} \\
下肢牵抖法　双下肢牵抖法 \\
颈椎牵抖法 \\
腰背牵抖法 \\
牵引颤腰法 \\
腰椎颤抖法 \\
腰骶颤抖法
\end{cases}
\left.\begin{array}{} \\ \\ \end{array}\right\}颤抖法
$$

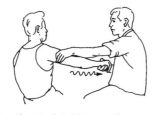

图4-7　单手上肢牵抖法
术者一手固定患者肩部，另一手牵住患者腕部，反复牵拉抖动

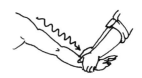

图4-8　双手上肢牵抖法
术者双手握住患者腕部，用力牵拉抖动患者上肢

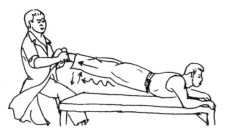

图4-9　双下肢牵抖法
患者双手把住床头，术者双手握住患者双踝，用力牵拉抖动下肢

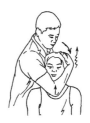

图4-10　颈椎牵抖法
术者一肘勾住患者下颌，另一手托住患者枕部，用力牵引反复抖动颈椎

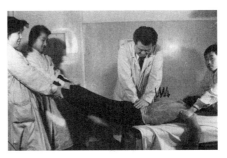

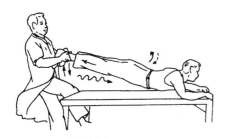

图 4-11 腰背牵抖法

患者双手把住床头，术者双手握住患者双踝，在牵引力下，反复用力抖动腰背部

图 4-12 牵引颤腰法

一助手勾住患者双腋，两助手握住患者双踝做对抗牵引，同时术者双手叠掌按于患者腰上，反复用力颤动

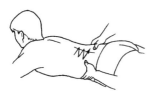

图 4-13 腰椎颤抖法

术者双手握住患者腰部两侧，反复颤动和抖动腰椎

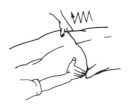

图 4-14 腰骶颤抖法

术者用双手握住患者两髂骨处，反复颤动，同时抖动腰骶部

第三节 引伸法

术者引导患者肢体反复进行伸屈活动的手法称引伸法。本法具有缓解软组织粘连，解除关节僵硬强直，促进关节活动灵活，扩大关节活动范围等作用（表 4-5，图 4-15～图 4-25）。

表 4-5 引伸法一览表

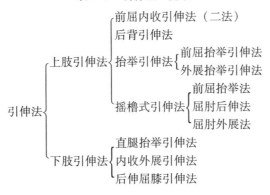

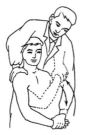

图4-15 前屈内收引伸法

术者一手按住患者肩部固定，另一手握住患者腕部，引导上肢至前屈内收位，并反复用力拔伸

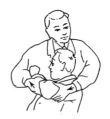

图4-16 前屈内收引伸法（二法）

术者一手握住患者上臂，另一手握住患者前臂，两手协同用力引导上肢至前屈内收位，并反复用力拔伸

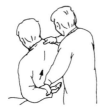

图4-17 后背引伸法

术者一手握住患者肩头固定，另一手握住患者腕部，引导上肢至后伸位，反复用力拔伸

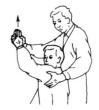

图4-18 前屈抬举引伸法

术者一手握住患者肩头固定，另一手握住患者手腕部引导上肢至前屈抬举位，反复用力拔伸

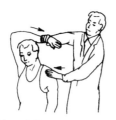

图4-19 外展抬举引伸法

术者一手按住患者肩头，另一手握患者腕部，引导上肢至外展抬举位，反复用力向对侧拔伸

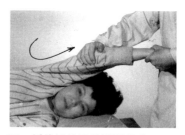

图4-20 摇橹式前屈抬举引伸法

术者一手握住患者肘部，另一手握住患者腕部，两手协同用力引导上肢至前屈抬举位，反复进行摇橹式拔伸

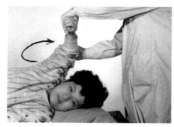

图4-21 摇橹式外展引伸法

术者一手按住患者肘部，另一手握住患者腕部，两手协同用力引导上肢至屈肘外展位，再行摇橹式拔伸

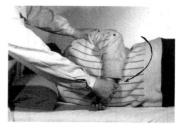

图4-22 摇橹式后背引伸法

术者一手按住患者肩头，另一手握住患者腕部，引导上肢至后伸位，再行摇橹式拔伸

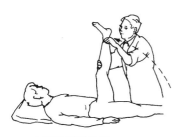

图 4-23 直腿抬举引伸法

术者一手握住患者踝部，另一手按于患者膝部，引导下肢至直腿抬举位，再用力引伸

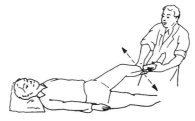

图 4-24 内收外展引伸法

术者一手握住患者小腿部，另一手握住踝部，两手协同用力引导下肢做内收外展引伸活动

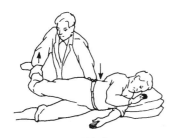

图 4-25 后伸屈膝引伸法

术者一手推住患者腰部，另一手握住患者踝部，引导下肢至后伸位，再用力拔伸

第四节 拔伸法

术者运用牵拉拔伸的力量，将关节韧带拉开，使关节活动幅度加大，关节间隙增宽的手法称拔伸法。本法具有缓解关节周围肌肉、韧带痉挛，解除筋膜、关节囊粘连，解除关节僵硬强直，增加关节活动幅度，恢复关节活动功能等作用（表4-6，图4-26~图4-43）。

表4-6　拔伸法一览表

```
                    颈椎端提拔伸法
                                  肩部端提拔伸法
                    肩关节拔伸法  膝顶拔伸法
                                  足蹬拔伸法
                    肘关节拔伸法
                                  掌屈拔伸法
                    腕关节拔伸法  背伸拔伸法
                                  尺偏拔伸法
            拔伸法                桡偏拔伸法
                    指掌关节拔伸法
                    拔指法（捋指法）
                                  前屈拔伸法
                    上肢拔伸法    抬举拔伸法
                                  外展拔伸法
                    下肢拔伸法
                    踝关节拔伸法
                    拔趾法
```

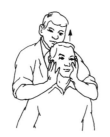

图 4-26　颈椎端提拔伸法
术者双手抱住患者两腮部，协同用力向上端提拔伸牵拉颈椎

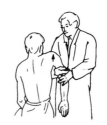

图 4-27　肩部端提拔伸法
术者一手前臂伸入患者腋下，另一手扶住上肢，用力向上端提拔伸肩部

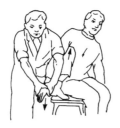

图 4-28　膝顶拔伸法
术者一膝部顶于患者腋窝，双手握住患者腕部，用力向下拔伸上肢

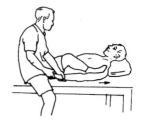

图 4-29　足蹬拔伸法
术者一足蹬于患者腋下，双手握住患者腕部，手足协同用力牵拉拔伸上肢

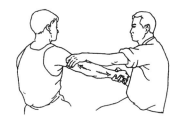

图 4-30　肘关节拔伸法
术者一手握住患者上臂，另一手握住腕部，
两手协同用力拔伸肘关节

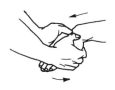

图 4-31　掌屈拔伸法
术者双手握住患者大小鱼际，协同用力掌屈
拔伸腕关节

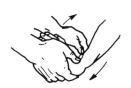

图 4-32　背伸拔伸法
双手握住患者大小鱼际，协同用力背伸拔伸
腕关节

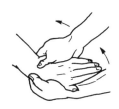

图 4-33　尺偏拔伸法
双手握住患者大小鱼际，协同用力尺偏拔伸
腕关节

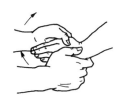

图 4-34　桡偏拔伸法
术者双手分别握住患者的大小鱼际，协同用
力桡偏拔伸腕关节

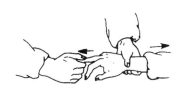

图 4-35　掌指关节拔伸法
术者一手握住患者腕部，另一手捏住手指，
拔伸掌指关节

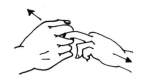

图 4-36　拔指法
术者一手握住患者腕部，另一手握拳呈钳形，
夹住患者手指拔伸

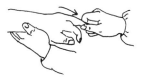

图 4-37　捋指法
术者一手握住患者手腕，另一手捏住患者手
指两侧进行捋动

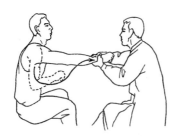

图 4-38 前屈拔伸法
术者双手握住患者腕部，引导上肢前屈牵拉拔伸

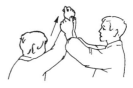

图 4-39 抬举拔伸法
术者双手握住患者腕部，引导上肢向上抬举牵拉拔伸

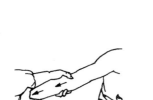

图 4-40 外展拔伸法
助手抱住患者胸部固定，术者双手握住患者前臂牵引拔伸至外展位，再拔伸上肢

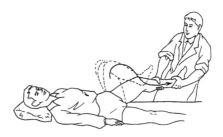

图 4-41 下肢拔伸法
术者一手握住患者小腿，另手握住患者踝部，双手协同用力抬起下肢，先屈曲再牵拉拔伸下肢

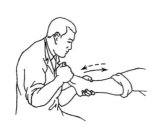

图 4-42 踝关节拔伸法
术者一手握住患者小腿下端，另一手握住足部，屈伸拔伸踝关节

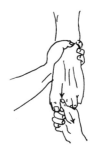

图 4-43 拔趾法
术者一手握住患肢踝部，另一手拇、食二指捏住脚趾屈伸拔伸脚趾

第五节 折屈法

　　术者运用折屈手法，对患者肢体的屈戌关节，进行反复折屈活动的手法称折屈法。本法具有松动关节，缓解关节僵硬强直，解除关节周围肌肉、韧带痉挛粘连，扩大关节活动幅度，恢复关节正常活动功能等作用（表 4-7，图 4-44～图 4-47）。

表4-7 折屈法一览表

$$\left.折屈法\left\{\begin{array}{l}折肘法\\折膝法\\腰背反折法\\上肢折屈拔伸法\end{array}\right.\right.$$

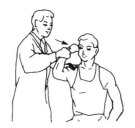

图4-44 折肘法

术者一手握住患肢肘部，另一手握住腕部，反复屈伸肘关节

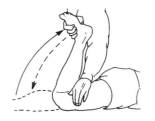

图4-45 折膝法

术者一手按住患者腘部，用另一手握住小腿下端，反复屈曲膝关节

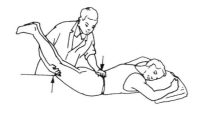

图4-46 腰背反持法

术者一手按住患者腰部，另一手抬起患者双下肢，反折后仰腰背

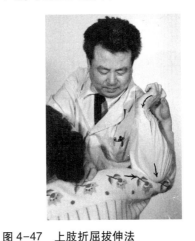

图4-47 上肢折屈拔伸法

术者一手按住患者肩部，另一手握住患者食、中、无名指三个手指，用肘部按压患肢肘窝，屈肘，并用力拔伸上肢各关节

第六节 扳转法

术者运用扳动旋转的手法，促使患者脊柱各关节产生活动的方法称扳转法。本法具有活动关节，纠正脊柱错缝和小关节紊乱的作用。扳转法的手法比较强烈，手法前应充分作好放松肌肉的准备手法，凡骨质疏松、骨结核、骨肿瘤、类风湿、强直性脊柱炎以及老年患者均禁用（表4-8，图4-48～图4-58）。

表4-8　扳转法一览表

扳转法
├ 颈椎扳转法
│　├ 托腮扳转法
│　├ 抱头扳转法
│　└ 仰卧扳转法
├ 胸椎扳转法
├ 胸椎扳顶法
├ 腰椎扳转法
├ 腰椎侧扳法（二法）
├ 腰椎斜扳法
└ 骶髂扳转法
　├ 前屈法
　└ 后伸法

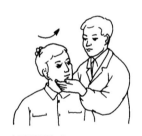

图4-48　托腮扳转法

术者一手托住患者头枕部，另一手托住患者下颌，两手协同用力扳转颈椎（两手交换做对侧）

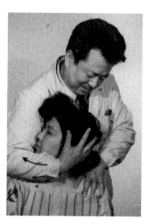

图4-49　抱头扳转法

术者一手按住患者肩头部，另一手抱住患者头部，两手协同用力扳转颈椎（双手交换扳转对侧）

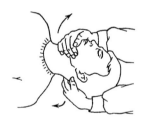

图4-50　仰卧扳转法

术者一手托住患者头枕部，另一手勾住患者下颌，两手协同用力牵拉，再左右扳转

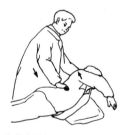

图4-51　胸椎扳转法

术者一手按于患者胸椎，另一手扳住患者对侧肩头，双手协同用力扳转胸椎（交替做对侧）

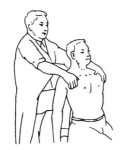

图 4-52　胸椎扳顶法
术者膝部顶住患者胸椎，双手扳住其双肩，膝部及两手协同用力扳顶胸椎

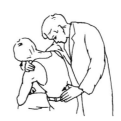

图 4-53　腰椎扳转法
术者一手按住患者腰椎棘突，另一手扳住其对侧肩头，双手协同用力扳转腰椎，同时拨正偏歪的棘突

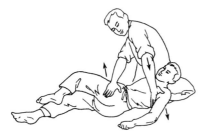

图 4-54　腰椎侧扳法（双手）
术者双手分别按住患者肩前方和臀后方，双手协同用暴发寸劲扳腰椎

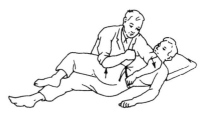

图 4-55　腰椎侧扳法（双肘）
术者双肘分别抵住患者肩前方和臀后方，双肘协同用暴发寸劲扳腰椎

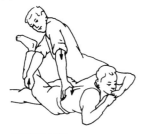

图 4-56　腰椎斜扳法
术者一手勾住患者膝下方，另一手按住患者腰部，双手协同用力，扳腰椎关节

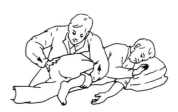

图 4-57　骶髂扳转法（前屈法）
术者一手勾住患者膝下方，另一手推住患者臀部，两手协同用力，扳转骶髂关节

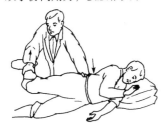

图 4-58　骶髂扳转法（后伸法）
术者一手牵住患者下肢踝部，另一手推住患者腰部，两手协同用力，扳转骶髂关节

第七节　抖转法

术者运用往返抖动及旋转的手法，相配合而组成的复合性手法称抖转法。本法用于抖动和旋转颈椎和腰椎，手法比较剧烈，临床应慎用（表4-9，图4-59~图4-60）。

表4-9　抖转法一览表

$$抖转法\begin{cases}颈椎抖转法\\腰椎抖转法\end{cases}$$

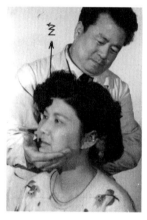

图 4-59　颈椎抖转法
术者双手分别托住患者下颌及后枕部，两手协同用力进行往返抖动，在抖动中突然用暴发寸劲带动颈椎产生旋转活动

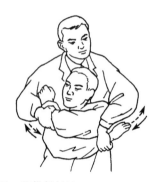

图 4-60　腰椎抖转法
患者双臂在胸前交叉，术者双手分别握住患者两腕部，一拉一送往返抖动，在抖动中突然用力带动腰椎旋转活动

第八节　旋转法

术者运用旋转手法，促使移动的椎体或棘突回复正常位置的手法称旋转法，也称"旋转复位法"。本法常用于颈椎或腰椎的位移性损伤，即骨错缝、棘突偏歪等。旋转手法也较剧烈，临床应慎重使用，以免矫枉过正造成不良后果，骨结核、骨肿瘤、类风湿、强直性脊柱炎患者禁用（表4-10，图4-61~图4-62）。

表4-10　旋转法一览表

$$旋转法\begin{cases}颈椎旋转复位法\\腰椎旋转复位法\end{cases}$$

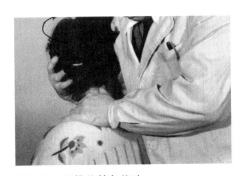

图 4-61　颈椎旋转复位法
术者一手按住患者颈椎偏歪棘突，另一手屈
肘环抱住患者头部，协同用力经前下方旋转
颈椎至对侧，拇指同时拨正偏歪棘突

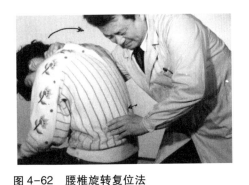

图 4-62　腰椎旋转复位法
术者一手按住患者腰椎偏歪棘突，另一手从
患者腋下绕过把于颈项部，扳转患者在低头
弓背弯腰姿势下旋转腰椎，拇指同时拨正偏
歪棘突

第九节　旋摇法

　　术者运用旋转摇动手法，促使患者肢体关节的旋转活动功能恢复的手法称旋摇法。
本法具有放松肌肉韧带，活动关节，缓解痉挛，解除筋膜、韧带、滑液囊粘连，扩大
关节间隙，解除关节僵硬强直，纠正关节错位等作用（表 4-11，图 4-63 ~ 图 4-75）。

表 4-11　旋摇法一览表

旋摇法
- 颈部旋摇法　　盘肩旋摇法
- 肩部旋摇法
  - 单手摇肩法
  - 双手摇肩法
- 肩部抡摇法
- 肘部旋摇法
- 摇腕法
- 摇指法
- 摇髋法
- 摇膝法
  - 仰卧摇膝法
  - 俯卧摇膝法
- 摇踝法
- 摇趾法

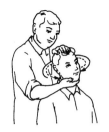

图 4-63　颈部旋摇法

术者一手托住患者枕部，另一手托住患者下颌，两手协同用力，反复旋转摇动颈椎

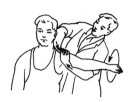

图 4-64　盘肩旋摇法

术者双手十指交叉，按于患者肩部，将患者上肢架于两臂之间，反复旋转摇动患肩

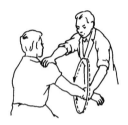

图 4-65　单手摇肩法

术者一手扶托住患者肩头，另一手握住患者腕部，反复旋转摇肩

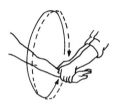

图 4-66　双手摇肩法

术者双手握住患肢腕部，反复前后旋转摇肩

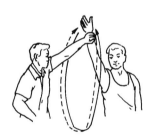

图 4-67　肩部抡摇法

术者一手将患者上肢抡起，反复大幅度抡摇

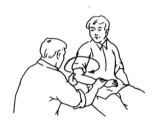

图 4-68　肘部旋摇法

术者一手握住患者上臂，另一手握住患者腕部，反复屈伸旋转摇动肘关节

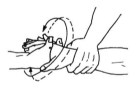

图 4-69　摇腕法

术者一手握住患肢前臂下端，另一手握住食、中、环三指，反复旋摇活动腕关节

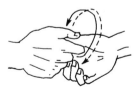

图 4-70　摇指法

术者一手握住患肢腕部，另一手握住患指，反复旋转摇动手指

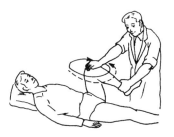

图 4-71　摇髋法

术者一手按住患者膝部，另一手握住踝部上方，抬下肢至屈膝屈髋位，反复旋转摇髋

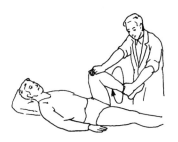

图 4-72　仰卧摇膝法

术者一手按住患者膝部，用另一手握住踝部，反复旋摇小腿，用以摇动膝关节

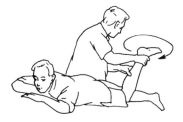

图 4-73　俯卧摇膝法

术者一手按住患者腘部，另一手握住踝部，反复旋摇小腿，用以摇动膝关节

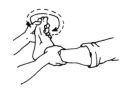

图 4-74　摇踝法

术者一手握住患者踝部上方，另一手握住足部，反复旋转摇踝部

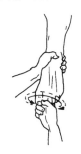

图 4-75　摇趾法

术者一手握住患者踝部，另一手拇、食二指捏住脚趾，反复逐个旋转摇动脚趾

第十节　摆摇法

术者运用左右或前后摆动，并配合旋转摇动的手法称摆摇法。本法具有松动关节间隙，缓解肌肉、韧带痉挛，解除滑膜嵌顿，纠正小关节错缝等作用（表 4-12，图 4-76～图 4-81）。

表 4-12　摆摇法一览表

摆摇法
- 颈椎端提摆摇法
- 扳臂顶胸摆摇法
- 扳肘膝顶摆摇法
- 扳肩螫腿摆摇法
- 腰椎背颠摆摇法
- 腰骶滚动摆摇法

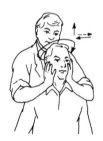

图 4-76　颈椎端提摆摇法
术者双手抱于患者两腮，向上端提牵拉，同时左右摆动和旋转摇动颈椎

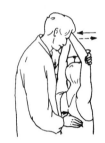

图 4-77　扳臂顶胸摆摇法
术者一手拇指顶住患者胸椎，另一手扳住患者双臂，反复前后摆动和旋转摇动

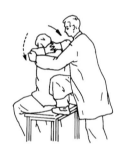

图 4-78　扳肘膝顶摆摇法
术者膝部顶住患者胸椎，双手分别扳住患者双肘，反复左右前后摆动和旋转摇动脊柱

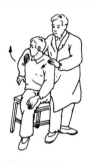

图 4-79　扳肩螫腿摆摇法
术者一腿螫住患者腿部，双手分别扳住患者双肩，反复左右前后摆动和旋转摇动脊柱

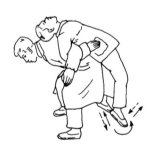

图 4-80　腰椎背颠摆摇法
术者双臂勾住患者双臂背起，先前后左右摆动和旋转摇动患者双腿，再反复颠簸振动患者

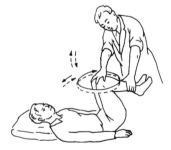

图 4-81　腰骶滚动摆摇法
患者屈膝屈髋，术者一手握踝一手扶膝，反复左右摆动和旋转摇动双膝

第五章　拍打类手法

术者运用手指、手掌、掌根、虚拳、实拳、半握拳，在患者肢体的治疗部位，反复进行拍、打、叩、敲、弹、剁、捶、击等的手法称拍打类手法。本法可促使毛细血管扩张，改善血液循环，具有刺激经络穴位、神经末梢，理气活血、温润肌肤、活血化瘀等作用（表5-1）。

表5-1　拍打类手法一览表

拍打类手法 ┫ 指打法 / 掌打法 / 拳打法

第一节　指打法

术者运用手指，或采取一定姿势，在患者肢体的治疗部位反复拍打、敲击、叩弹，促使其产生相应感觉的手法称指打法。本法具有刺激皮肤、肌肉、末梢神经，促使毛细血管扩张，改善微循环等作用（表5-2，图5-1~图5-11）。

表5-2　指打法一览表

指打法	弹打法	食指弹打法　食指反弹法 中指弹打法　十指弹打法
	拍打法	剑指拍打法　食中指交替打法 三指拍打法　四指拍打法
	叩打法	十指叩打法　雀啄式打法 指尖掌根交替敲打法

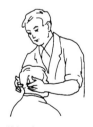

图5-1　食指弹打法

术者食指叠于中指指背上，用交叉剪力，使食指迅速滑落弹打于患者治疗部位

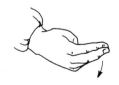

图5-2　食指反弹法

术者食指叠于中指指腹侧，用交叉剪力，使食指迅速滑落，以食指背侧着力弹打患者治疗部位

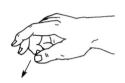

图 5-3　中指弹打法

术者中指与拇指相对成环，中指指甲叠于拇指指腹上，拇中二指相反用力，使中指迅速滑落而指甲着力弹打于治疗部位

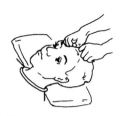

图 5-4　十指弹打法

术者双手十指屈曲，拇指指腹置其余四指指尖上，相对用力，使十指尖着力，迅速弹打于治疗部位

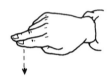

图 5-5　剑指拍打法

术者食中二指相并，指腹着力，反复迅速拍打治疗部位

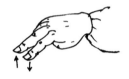

图 5-6　食中指交替打法

术者食中二指散开，反复交替用指腹着力，拍打治疗部位

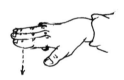

图 5-7　三指拍打法

术者食、中、环三指相并拢，指腹着力，反复拍打治疗部位

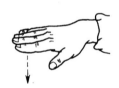

图 5-8　四指拍打法

术者食、中、环、小指并拢，指腹着力，反复拍打治疗部位

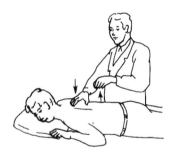

图 5-9　十指叩打法

术者双手十指屈曲散开呈龙爪掌式，十指尖着力，反复交替叩打治疗部位

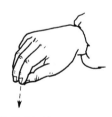

图 5-10　雀啄式打法

术者五指尖攒到一起呈指撮式，指尖着力，反复叩击治疗部位，形似雀啄（可双手交替进行）

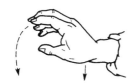

图 5-11 指尖掌根交替敲打法
术者四指指尖和手掌根交替着力，反复迅速
交替敲打治疗部位

第二节 掌打法

术者运用手掌，采取一定的姿势，在患者肢体的治疗部位或穴位上，反复进行拍打、敲击、叩剁等的手法称掌打法。本法调和营卫、疏通经络、调理气血，可使毛细血管扩张、改善微循环（表5-3，图5-12~图5-19）。

表5-3 掌打法一览表

掌打法	佛手掌敲打法	平掌拍打法
	空心掌叩打法	合掌击打法
	合掌拍打法	掌背击打法
	侧掌剁法	掌根击打法

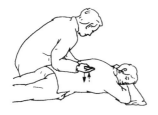

图 5-12 佛手掌敲打法
术者五指自然放松微屈呈佛手掌，以尺侧面
着力，反复敲打治疗部位

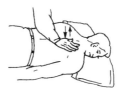

图 5-13 平掌拍打法
术者平掌着力，反复拍打治疗部位（可双手
交替进行）

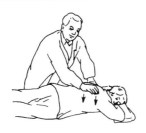

图 5-14 空心掌叩击法
术者五指并拢微屈，掌心腾空呈空心掌，叩
击治疗部位

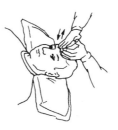

图 5-15 合掌击打法
术者双手掌相对合，尺侧着力，击打治疗部
位（又称"童子拜佛"法）

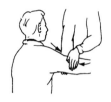

图 5-16　合掌拍打法

术者双手掌相对合着力，反复拍打治疗部位，边拍打边移动位置

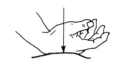

图 5-17　掌背击打法

术者手掌背侧着力，反复击打治疗部位

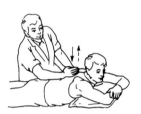

图 5-18　侧掌剁法

术者手掌侧立，尺侧着力，反复快速剁打治疗部位（可双掌交替进行）

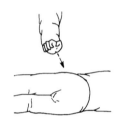

图 5-19　掌根击打法

术者手掌掌根着力，反复击打治疗部位

第三节　拳打法

　　术者运用拳头，在患者肢体的治疗部位反复拍打、捶击、叩敲，使其产生相应感觉的手法称拳打法。本法可刺激皮肤、放松肌肉、松动关节、疏通经络、理气活血，改善血液循环（表 5-4，图 5-20～图 5-27）。

表 5-4　拳打法一览表

钳形拳敲打法	虚拳叩打法
虚拳捶击法	拳背击打法
实拳拍打法	实拳捶击法
隔掌捶击法	拳掌交替拍打法

拳打法

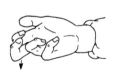

图 5-20　钳形拳敲打法

术者双手握呈钳形拳，食中指的近节指间关节突着力，反复敲打治疗部位

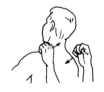

图 5-21　虚拳叩打法

术者手握虚拳，掌心向下着力，反复叩打治疗部位

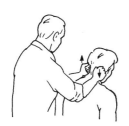

图 5-22 虚拳捶击法

术者手握呈虚拳，尺侧着力，反复交替捶击治疗部位

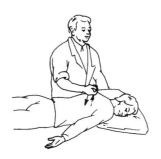

图 5-23 拳背击打法

术者手握虚拳，背侧着力，反复交替击打治疗部位

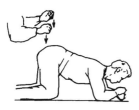

图 5-24 实拳拍打法

术者手握实拳，拳心向下着力，反复交替拍打治疗部位

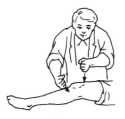

图 5-25 实拳捶击法

术者双手握实拳，尺侧着力，反复交替捶击治疗部位

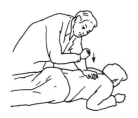

图 5-26 隔掌捶击法

术者左手掌按于患者治疗部位上，右手握拳反复捶击左手掌背（使其振动力传达到治疗部位深处）

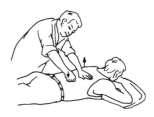

图 5-27 拳掌交替拍打法

术者左手用掌，右手用拳，交替拍打；再换成左手用拳，右手用掌，交替快速有节奏地拍打治疗部位

第六章 特定手法

特定手法是指术者运用一种或几种手法作用于患者特定部位或穴位上，或采用一些特定姿势而达到特殊作用或效果，从而治疗疾病或损伤的多种复合性手法。这类手法部位、姿势特定，作用明显奇特，大多采用民间流行的俗语、俚语、成语、警言、妙句、趣语等文雅奇妙、谐趣响亮的语言来命名（表6-1，图6-1~图6-30）。

表6-1 特定手法一览表

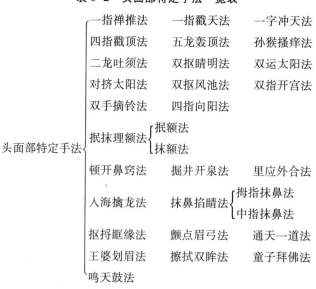

第一节 头面部特定手法

术者运用于患者头面部的具有一定特殊疗效的手法称头面部特定手法。这类手法名目繁多、变化多端，主要用于治疗头面部疾病，其次对某些全身性疾病也有一定调节作用，尤其对神经血管性疾病多有作用。（表6-2，图6-1~图6-30）

表6-2 头面部特定手法一览表

头面部特定手法：
一指禅推法　一指戳天法　一字冲天法
四指戳顶法　五龙轰顶法　孙猴搔痒法
二龙吐须法　双抠睛明法　双运太阳法
对挤太阳法　双抠风池法　双指开宫法
双手摘铃法　四指向阳法
抿抹理额法｛抿额法／抹额法｝
顿开鼻窍法　掘井开泉法　里应外合法
入海擒龙法　抹鼻掐睛法｛拇指抹鼻法／中指抹鼻法｝
抠捋眶缘法　颤点眉弓法　通天一道法
王婆划眉法　擦拭双眸法　童子拜佛法
鸣天鼓法

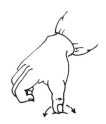

图 6-1　一指禅推法

术者拇指指腹着力，点按于治疗部位，再用腕力带动指关节伸屈活动反复快速推动

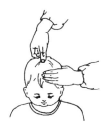

图 6-2　一指戳天法

术者拇指指端着力，点按患者头顶百会穴，反复点按戳动 1~2 分钟

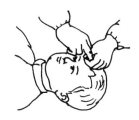

图 6-3　一字冲天法

术者左手拇食二指虚握，右手中指指端着力，按于患者印堂穴，反复旋摇颤动中指向上滑动至神庭、上星穴处

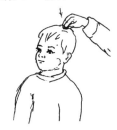

图 6-4　四指戳顶法

术者右手四指指端着力，点按于患者四神聪穴，反复点按戳动

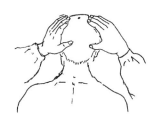

图 6-5　五龙轰顶法

术者双手十指指尖着力，点按于患者头顶四周，反复向头顶百合穴处搓动，边搓动边移动位置

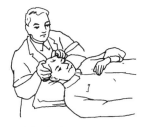

图 6-6　孙猴搔痒法

术者双手四指指尖着力，反复由患者头部四周挠向头顶部

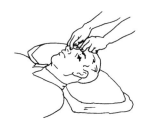

图 6-7　二龙吐须法

术者双手食中二指指端着力，分别点于患者两侧攒竹穴和迎香穴，并持续用力点按而揉之

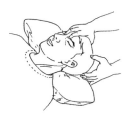

图 6-8　双抠睛明法

术者右手食中二指指端着力，抠于患者两大眼角处的睛明穴，同时拇指指尖点于上星穴，反复用力点而揉之

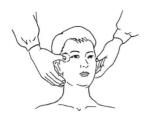

图 6-9　双运太阳法

术者双手拇指指腹着力，点按于患者两侧太阳穴，反复用力推揉

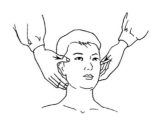

图 6-10　对挤太阳法

术者双手拇指指腹着力，按于患者两侧太阳穴，持续用力对挤

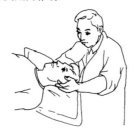

图 6-11　双抠风池法

术者双手中指指端着力，反复抠揉患者两侧风池穴，持续用力按压

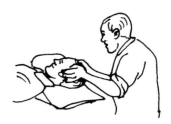

图 6-12　双指开宫法

术者双手食中二指指端着力，反复按揉患者两侧耳门穴、听宫穴、听会穴

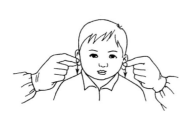

图 6-13　双手摘铃法

术者双手拇食二指指腹相对着力，捏于患者两耳轮及耳垂，反复捻转，并向下方牵拉耳垂

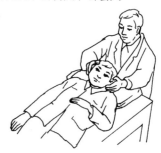

图 6-14　四指向阳法

术者双手拇指指端着力点揉两侧太阳穴，双手中指指端着力点揉两侧风池穴（四个手指均指向对侧太阳穴）

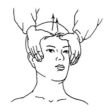

图 6-15　抿额法

术者双拇指指腹着力，反复抿动患者额头部，边抿边移动位置

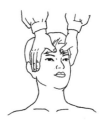

图 6-16　抹额法

术者双拇指指腹着力，反复抹动患者额头，自内向外边抹边移动位置

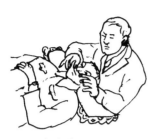

图 6-17　顿开鼻窍法

术者双手食指指端着力，按于患者两侧迎香穴，反复用力按揉挤压（鼻窍顿开）

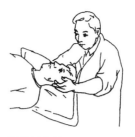

图 6-18　掘井开泉法

术者双手中指指端着力，按于患者两侧颊车穴，反复用力按揉挤压（口中津液顿增）

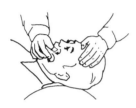

图 6-19　里应外合法

术者拇食二指指端相对着力，食指伸入患者口中，与在外的拇指相对，于两腮内外、口唇上下反复捏揉抠拨滑动

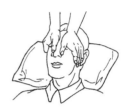

图 6-20　拇指抹鼻子

术者双手拇指指腹着力，反复抹搓患者鼻子两侧

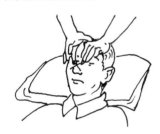

图 6-21　中指抹鼻法

术者双手中指指腹着力，反复抹搓患者鼻子两侧

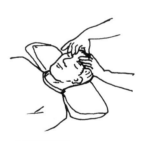

图 6-22　抠捋眶缘法

术者双手中指指腹着力，反复抠揉捋动患者两眼眶缘

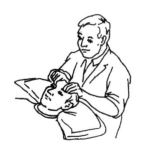

图 6-23　颤点眉弓法

术者双手四指指尖着力，点于患者两侧眉弓上，并反复颤点，边点边移动位置

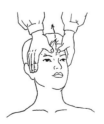

图 6-24　通天一道法

术者双手拇指偏峰着力，交替在患者头中线自印堂穴划向百会穴

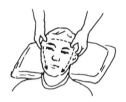

图 6-25　王婆画眉法

术者双手拇指指腹着力，反复自患者印堂穴向两侧分抹，经眉梢向下至下颌，边抹动边向下移动位置

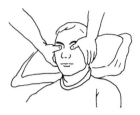

图 6-26　擦拭双睑法

术者双手拇指指腹着力，反复由内向外下方擦拭患者眼睑

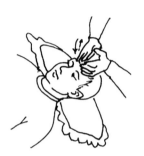

图 6-27　童子拜佛法

术者双手掌相对合十，尺侧着力，反复敲击治疗部位

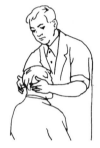

图 6-28　鸣天鼓法（打头枕）

术者双掌捂住患者双耳，以食中指弹打后枕部 30~40 次

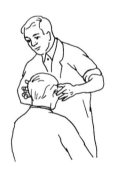

图 6-29　鸣天鼓法（打两耳）

术者双手向前卷起双耳，中指按住耳壳，食指弹打耳壳 3~5 次

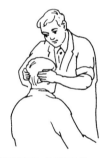

图 6-30　鸣天鼓法（封耳道）

术者双掌密封患者两耳道，用力挤压，猛然抬起造成耳道一时性负压，反复 3~5 次

第二节　颈项部特定手法

　　术者运用于患者颈项部的具有特殊疗效的手法称颈项部特定手法。本法主要用于治疗颈椎各关节及其附着的肌肉韧带损伤、劳损和咽喉部的疾病，如颈椎病、落枕、

提肩胛肌劳损、咽炎、扁桃体炎等（表6-3，图6-31~图6-39）。

表6-3 颈项部特定手法一览表

颈项部特定手法

- 二龙戏珠法　拧挤揪扯法
- 猿猴摘果法　麻姑献寿法
- 合掌刁颈法　恶马回头法
- 顺藤摘瓜法　横推八匹马法
- 金龙盘玉柱法

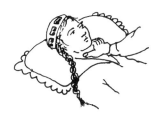

图6-31　二龙戏珠法

术者拇食二指指腹着力，反复捏揉患者咽喉两侧（产生痒咳之感）

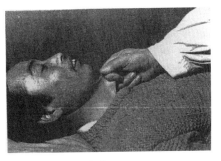

图6-32　拧挤揪扯法

术者钳形拳着力，反复捏起患者颈部皮肤肌肉拧挤揪扯（使其充血发红）

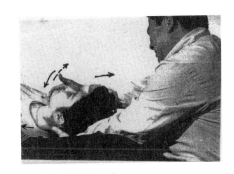

图6-33　猿猴摘果法

术者一手托住患者枕部，另一手勾住下颌，双足蹬住双肩，手足协同用力牵拉颈椎，并左右扳转

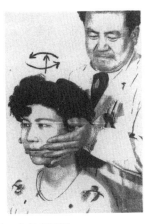

图6-34　麻姑献寿法

术者双手手掌着力，托住患者两腮向上端提，同时左右摆动及旋摇头部

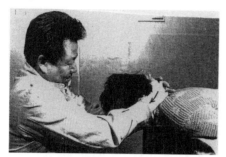

图 6-35　合掌刁颈法
术者双掌十指交叉合抱于患者颈项处，用力向前反复牵拉，并反复夹挤颈项部肌肉筋腱

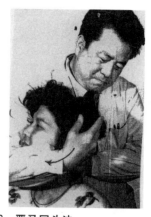

图 6-36　恶马回头法
术者一手肘窝环抱患者下颌及头，另一手扶住颈部，先左右摇动，再用暴发寸劲将头扭向一侧（活动颈椎关节）

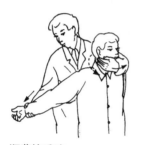

图 6-37　顺藤摘瓜法
术者一手握住患者腕部向外展位牵拉，另一手和肘窝环抱患者下颌及头部，同时反向牵拉转动

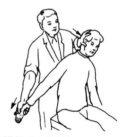

图 6-38　横推八匹马法
术者一手握患者腕部，用力向下牵拉上肢，同时另一手掌推动患者头部歪向对侧

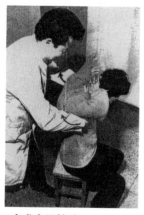

图 6-39　金龙盘玉柱法
患者双手十指交叉抱于项部，术者双手从患者腋下伸过握住其两腕部，反复摇摆、颠簸、提拉脊柱

第三节 肩及上肢部特定手法

术者运用于患者肩及上肢部的具有特殊疗效的手法称肩及上肢特定手法。本法对于肩及上肢部疾病和损伤具有特别的疗效，特别是肘部以下部位的特定手法配合特定穴位，大多具有全身性调节作用，这与其穴位的性质有关（表6-4，图6-40~图6-50）。

表6-4 肩及上肢部特定手法一览表

	扛肩法	盘肩法
	摇辘轳法	划船摇桨法
	摇橹扶舵法	白蛇吐信法
	倒拽九牛尾法	按压缺盆法
	捏拿肩井法	双点天宗法
肩及上肢部特定手法	双抓拿翅法	阴阳揉肩法
	大鹏展翅法	凤摆双尾法
	悬崖勒马法	怀中抱月法
	反弹琵琶法	金凤摆尾法
	旱地拔葱法	捏拿八邪法
	掐点八缝法	喜鹊搭桥法
	掐点十王法	

注：盘肩法即盘肩旋转法见图4-64；摇辘轳法即单手摇肩法见图4-65；白蛇吐信法即上肢前屈拔伸法见图4-38；倒拽九牛尾法即上肢折屈拔伸法见图4-47。此处略而不再重提。

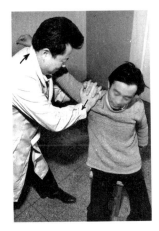

图6-40 扛肩法

术者双手十指交叉，合抱于患者肩头，用肩扛住患者肘部（左肩扛右肘，右肩扛左肘），肩手协同用力扛起患肩关节

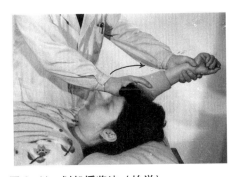

图6-41 划船摇桨法（抬举）

术者一手握住患者腕部，另一手托住患者肘部，双手协同用力，向前屈抬举位摇动上肢，势如划船摇桨之状

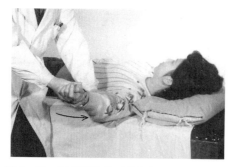

图 6-42　划船摇桨法（外展）

术者一手握住患者腕部，另一手托住肘部，双手协同用力，外展抬举摇动上肢，势如划船摇桨之状

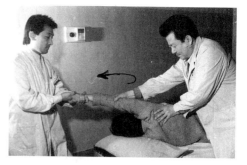

图 6-43　摇橹扶舵法（抬举）

助手双手握住患者腕部，术者一手握住肘部，另一手按住肩胛固定，与助手协同用力，前屈抬举摇动患肢，势如摇橹扶舵之状

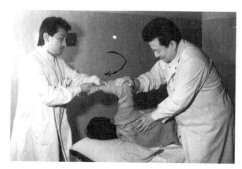

图 6-44　摇橹扶舵法（外展）

助手双手握住患肢腕部，术者一手握住肘部，另一手按住肩胛固定，与助手协同用力向外展抬举位摇动上肢，势如摇橹扶舵之状

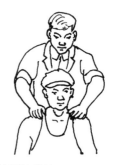

图 6-45　按压缺盆法

术者双手中指指腹着力，反复交替按压患者锁骨窝中的两缺盆穴

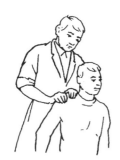

图 6-46　捏拿肩井法

术者双手或单手着力，反复捏拿患者肩井穴

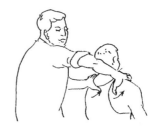

图 6-47　双点天宗法

术者双手拇指指尖着力，点于患者肩胛中央的两天宗穴，反复揉拨

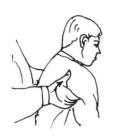

图 6-48　双抓拿翅法

术者双手四指分别伸入患者两腋窝，与拇指相对着力，捏抓拿提两肩胛外侧肌肉

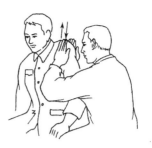

图 6-49　阴阳揉肩法

术者双掌分别按于患者肩关节前后两侧，用相对合力反复揉之

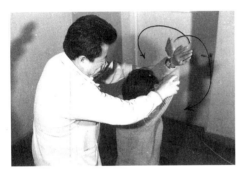

图 6-50　大鹏展翅法

术者双手分别握住患者两上肢前臂，先反复由内上向外下旋转摇晃，再反向活动，势如鹏鸟展翅飞舞之状

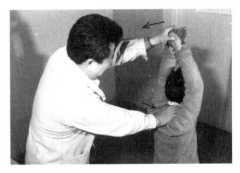

图 6-51　悬崖勒马法

患者双手十指交叉，至头顶上方，术者一手握住患者双手向后牵拉，另一手按于患者项背部用力向前推顶，势如悬崖勒马之状

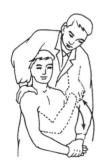

图 6-52　怀中抱月法

术者一手扶住患者肩头，另一手握住患者腕部，用力向对侧抱拢，使患肢前屈内收，手触及对侧肩头

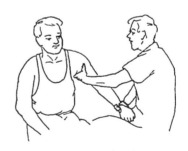

图 6-53　反弹琵琶法（拨极泉）

术者一手握住患者腕部固定，另一手中指反复抠拨患者腋下极泉、青灵穴（致酸麻胀感放散至手指尖）

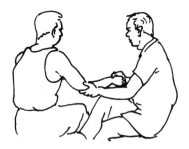

图 6-54　反弹琵琶法〔拨曲池〕
术者一手握住患者腕部固定，另一手拇指抠拨曲池、曲泽、尺泽穴，中指抠拨少海、小海穴（致酸麻感放散至手指）

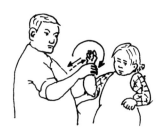

图 6-55　金凤摆尾法
术者一手托住患者肘部，另一手握住手腕，先屈伸患肢肘关节，再向内和向外旋摇前臂

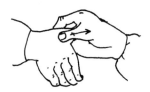

图 6-56　旱地拔葱法
术者左手固定患者腕部，右手着力握住手指，逐个牵拉拔伸掌指关节及手指

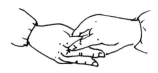

图 6-57　捏拿八邪法
术者双手拇食二指指尖着力，逐个捏拿患者双手的八邪穴

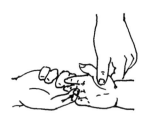

图 6-58　掐点八缝法
术者拇指尖着力，逐个掐点患者双手的四缝穴（合称掐点八缝法）

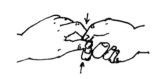

图 6-59　喜鹊搭桥法
术者拇食二指指尖着力，逐个掐点患者手足指（趾）甲甲根两侧之经络起止点处

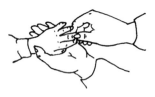

图 6-60　掐点十王法
术者拇指指尖着力，逐个掐点患者手指甲上方的十王穴

第四节 胸腹部特定手法

术者运用于患者胸腹部的具有特殊疗效的手法称胸腹部特定手法。本法可调节五脏六腑的功能，对于胸腹部的 疾病疗效较好（表6-5，图6-61~图6-76）。

表6-5 胸腹部特定手法一览表

胸腹部特定手法
- 开胸顺气法　搓揉四心法
- 点鸠捣里法　颤开三脘法 { 指颤三脘法 / 掌颤三脘法 }
- 推运脾胃法　狮子滚绣球法
- 调补神阙法　点压肓俞法
- 三抓提气法　对点章门法
- 五门大开法　解甲归田法
- 开锁解郁法　肘点催吐法
- 速泄排便法

注：搓揉四心法，即搓揉前心、后心、手心、脚心以及肘窝、腘窝等多个手法的组合。

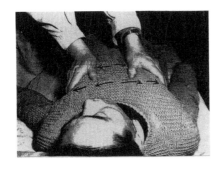

图6-61 开胸顺气法

术者双手掌着力，自患者胸正中线向两侧分推，边分推边向下移动，沿肋间隙反复向两侧分推数遍

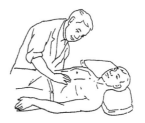

图6-62 点鸠尾法

术者拇指或中指指腹着力，反复点按患者鸠尾穴

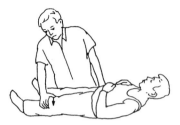

图 6-63　掐足三里法
术者拇指指尖着力，反复掐点两侧足三里穴
（本法与点鸠尾合称点鸠掐里法）

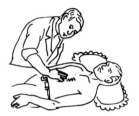

图 6-64　指颤三脘法
术者食中指相并着力，按于患者上、中、下
三脘穴处反复颤动

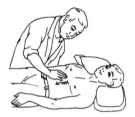

图 6-65　掌颤三脘法
术者手掌着力，按揉患者上、中、下三脘穴
处，边按揉边颤动（本法与指颤三脘法统称
颤开三脘法）

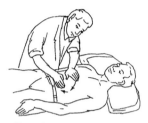

图 6-66　推运脾胃法
术者左手推之于脾，交右手运之于胃，推而
运之，循按于脾胃之间

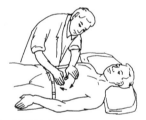

图 6-67　狮子滚绣球法
术者双手空掌，用四指指端、小鱼际及掌根着
力，分别按于肚脐上下方（左按中脘，右按
关元），左推右抹或右推左抹，如环往返运转

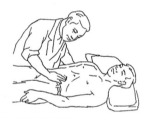

图 6-68　调补神阙法
术者拇指腹或手掌心着力，按于患者神阙穴
处，反复旋转揉动（顺时针方向为泻，逆时
针方向为补，往返为调）

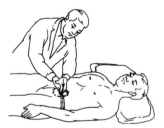

图 6-69　点压肓俞法
术者左手叠于右手手背，右手中指着力，置
左肓俞穴处（脐左旁 5 分）持续按压 3 分钟
放开（有热气流窜于腹股沟之间）并揉之

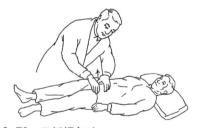

图 6-70　三抓提气法
术者双手掌着力，按压于气海、关元穴处，
用力抓起腹壁，边抓边提边放，连续 3~5 次

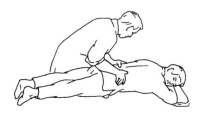

图6-71 对点章门法

术者双手中指指端着力，分别按于章门穴处，反复用力对点数次

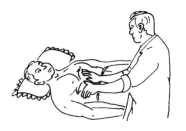

图6-72 五门大开法

术者双手拇指指腹着力，于鸠尾穴处向两侧分推，经幽门、期门至章门穴，再从中脘穴向两侧分推，经梁门、关门至章门穴，各反复数次

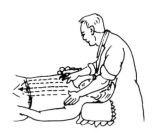

图6-73 解甲归田法

术者先用双拇指指腹交替着力，于患者璇玑、华盖穴，沿任脉向下直推至丹田穴；再用两拇指分别于两俞府穴，向下直推至天枢穴，合于丹田穴；然后用两拇指按于两气户穴，向下直推至大横穴，再推合于丹田穴

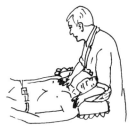

图6-74 开锁解郁法

术者双手拇指指腹着力，分别于两锁骨中内1/3连接处（相当于胃经经过处），持续按压3分钟（致气动下行至胸腹或下肢）

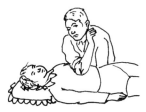

图6-75 肘点催吐法

术者肘尖着力，持续用力点按患者中脘穴，并逐渐加力点按至其呕吐（虚弱患者禁用）

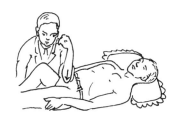

图6-76 速泻排便法

术者肘尖着力，持续用力点按患者关元穴至其排便（虚弱患者禁用）

第五节 腰背部特定手法

术者运用于患者腰背部的具有特殊疗效的手法称腰背部特定手法。本法对腰背部的一些疾病或损伤具有较好的疗效，可调解了脊柱两侧五脏六腑俞穴的功能，刺激神

经，间接调解内脏器官，特别对神经系统和全身性的疾病具有独特的疗效（表6-6，图6-77~图6-88）。

表6-6　腰背部特定手法一览表

腰背部特定手法
- 扳肩膝顶法　　抱颈膝顶法
- 抱胸膝顶法　　老鹰抓鸡法
- 安胃四点法　　双掌盘旋按揉法
- 金蝉脱壳法　　蝴蝶双飞法
- 揉搓八髎法　　蹬腰牵踝法
- 随风摆舵法　　顺藤摸瓜法

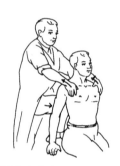

图6-77　扳肩膝顶法
术者双手扳住患者两肩头，提起右膝顶于患者胸椎上，协同用力扳顶

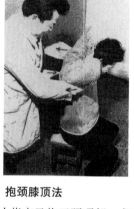

图6-78　抱颈膝顶法
患者双手十指交叉抱于颈项部，术者双手从患者腋下穿出握住患者腕部，右膝顶住胸椎，协同用力扳顶

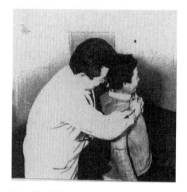

图6-79　抱胸膝顶法
术者以膝顶住患者胸椎，双手十指交叉合抱于患者胸部，协同用力扳顶

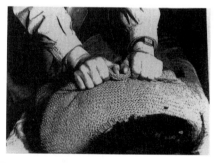

图6-80　老鹰抓鸡法
术者双手呈龙爪掌式，抓住患者背部肌肉，边抓边放边移动位置

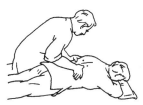

图 6-81 安胃四点法
术者双手拇指指尖着力，反复点按安胃四点穴（至阳穴两旁 2 寸处压痛点，取其向下正方形的四个角）

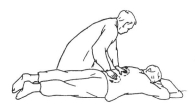

图 6-82 双掌盘旋按揉法
术者双手掌着力，于患者脊柱两侧，反复盘旋揉按（3~5 遍）

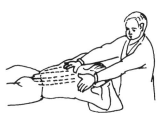

图 6-83 金蝉脱壳法
术者先用双手拇指指腹着力，于患者大椎穴经陶道穴向下直推至骶尾部，再于两大杼穴向下直推至八髎穴合于骶尾部

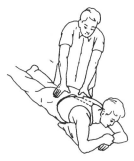

图 6-84 蝴蝶双飞法
术者双手拇指指腹着力，沿患者脊柱两侧华佗夹脊穴及膀胱经由上而下反复点揉，边揉边向下移动位置

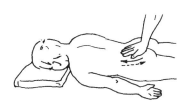

图 6-85 揉搓八髎法
术者右手手掌着力，于患者骶部八髎穴反复往返搓揉

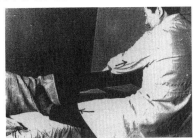

图 6-86 蹬腰牵踝法
术者一足蹬于患者腰部，双手分别握住患者膝、踝关节部向后牵拉下肢，活动腰骶和骶髂关节

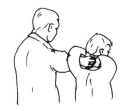

图 6-87 随风摆舵法
患者双手十指交叉合抱于后颈部，术者一手由患者肘前向后伸出，按于患者手上，用力拨动颈项部，促使上身旋转以活动脊柱各关节

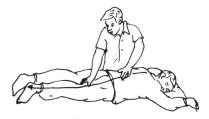

图 6-88 顺藤摸瓜法
术者右手掌着力，沿患者脊柱两侧足太阳膀胱经由上向下直推，经下肢后侧到足跟部

第六节　下肢部特定手法

　　术者运用于患者下肢部的具有特殊疗效的手法称下肢部特定手法。本法配合某些特定穴位，对全身性疾病有调节作用（表6-7，图6-89~图6-107）。

表6-7　下肢部特定手法一览表

下肢部特定手法		
	压放冲门法	双点止尿法
	画龙点睛法	金蛙游水法
	扣拍风市法	降龙伏虎法
	抠膝八卦法	阴阳抱膝法
	按点承山法	提拿双筋法
	掐冲抹泉法	搓揉涌泉法
	搓揉足心法	捏拿八风法
	五龙探爪法	掐点侠溪至阴法

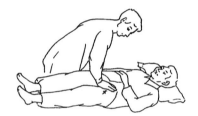

图6-89　压放冲门法
术者一手掌掌根或大鱼际按压于患者冲门穴处（腹股沟动脉跳动处），持续3~5分钟放开（有热气流产生，并向下肢传导放散）

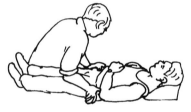

图6-90　双点止尿法
术者双手拇指指腹着力，分别于患者止尿穴处持续点按（治疗遗尿、小便淋沥不尽等症）

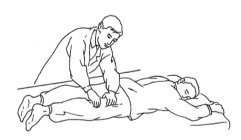

图6-91　画龙点睛法（手）
术者双手拿揉患者下肢足三阴经和足三阳经，各3~5遍（治下肢麻木、疼痛）

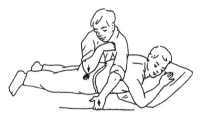

图6-92　画龙点睛法（肘）
术者肘尖着力，反复点揉患者环跳穴（主治坐骨神经痛及下肢诸症，与图6-91法合称画龙点睛法）

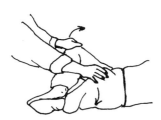

图 6-93　金蛙游水法
患者屈膝屈髋，两足底相对，两膝外展；术者按住患者双膝使其左右摆动，再握其双踝引导下肢屈伸

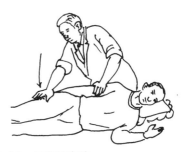

图 6-94　扣拍风市法
术者空心掌着力，反复扣拍患者风市穴至局部皮下瘀血（主治股外侧皮神经炎）

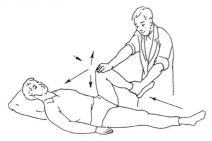

图 6-95　降龙伏虎法（一）
屈膝屈髋法：术者一手扶膝，另一手握踝，将患者下肢提起至屈膝屈髋位，并用力伸屈

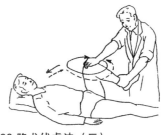

图 6-96　降龙伏虎法（二）
摇髋摇膝法：（接一）再做向内向外摇髋法和向内向外摇膝法，各反复 3~5 遍

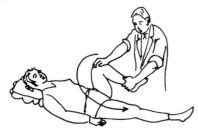

图 6-97　降龙伏虎法（三）
摇髋法：（接二）最后做向内摇髋法和向外摇髋法，并牵拉至伸直位，各反复 3~5 遍

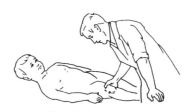

图 6-98　抠膝八卦法
术者双手拇食二指相对着力，反复交替抠刮掐点髌周八点（髌骨上、下、内、外、内上、外上、内下、外下八个点）

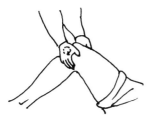

图 6-99　阴阳抱膝法
术者双手掌相对着力，合抱于患者膝关节内外两侧，反复旋转揉按

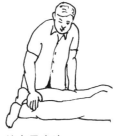

图 6-100　按点承山法
术者拇指或拳尖着力，反复按点患者小腿后侧承山穴

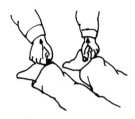

图 6-101　提拿双筋法

术者双手拇食二指相对着力，先分别捏拿患者两侧跟腱，并向下提拉，再捏揉捻转局部昆仑、太溪穴

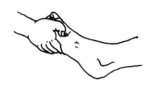

图 6-102　掐冲抹泉法

术者拇指指尖着力，掐患者太冲穴处，同时其余四指指尖抹患者涌泉穴

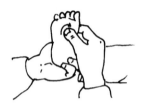

图 6-103　搓揉涌泉法

术者拇指指腹着力，反复搓揉患者涌泉穴

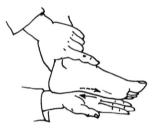

图 6-104　搓揉足心法

术者手掌着力，反复搓揉患者两足心，至其发热为度

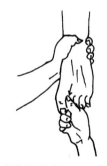

图 6-105　捏拿八风法

术者拇食二指指腹着力，逐个捏拿患者两足的八风穴

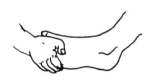

图 6-106　五龙探爪法

术者手指着力抓拿患者足趾使其屈曲

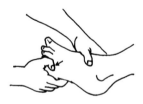

图 6-107　掐点侠溪至阴法

术者拇指指尖着力，反复点按掐揉侠溪和至阴穴

第七章　小儿推拿手法

　　小儿推拿始称小儿按摩，是在明代后期兴起的一个学科，在推拿按摩学科之中占有较重要的地位。它也是在中医基础理论指导之下，以辨证论治原则为依据，运用各种手法刺激患儿肢体的治疗部位或穴位，通过疏通经络、理气活血、调和营卫、调节脏腑功能等作用，调整患儿机体的阴阳偏盛偏衰，提高患儿的抗病能力，而防病治病的。

　　小儿推拿手法避免了患儿吃药怕苦，扎针怕痛的恐惧心理，因此患儿及家属均乐于接受。但小儿脏腑娇嫩，肌肤柔弱，再加患病之痛苦、哭啼戏闹、变化无常。故施术之时强调慎重轻柔，要求手法用力轻巧持久、均匀平衡、爽快柔和、适达病所、尽快见效。

　　小儿推拿手法名目繁多，并不限于"按摩掐揉推运搓捏"八大手法，有些手法虽与成人手法的名目相同，但其操作方法或姿势力度未必一致，况且同一手法各家操作方法也不相同。小儿推拿手法常用于 5 岁以下患儿，其年龄越小越易奏效。对 5 岁以上患儿，也可根据病情配合用一些成人手法，多能取得较好效果。

　　小儿推拿手法，可分为常用基本手法、特定手法和复式操作手法三大类。

第一节　小儿推拿基本手法

　　小儿推拿的常用基本手法，其名称和操作手法与成人手法基本相同，但在实际临床应用当中则有较大出入，故对一些手法做一重新介绍。常用的基本手法包括"推拿按摩、捏揉运搓、掐刮拧挤、捻擦挪撮、揪扯弹打、摇捣分合"二十四种手法，即"小儿推拿基本手法二十四字诀"，择其主要的介绍于下（表7-1，图7-1~图7-50）：

表 7-1　小儿推拿基本手法一览表

```
                                        ┌ 拇指直推法     剑指直推法
                                  推法  ┤ 拇指旋推法     拇指分推法
                                        └ 拇指合推法

                                  拿法——单手拿法      双手拿法

                                        ┌ 拇指按法       屈拇指按法
                                  按法  ┤ 屈食指按法     中指按法
                                        └ 平掌按法

                                        ┌ 拇指摩法       四指摩法
                                  摩法  ┤
                                        └ 平掌摩法       合掌摩法

                                  捏法——拇指在前捏法    拇指在后捏法

                                        ┌ 拇指揉法       平掌揉法
                                  揉法  ┤
                                        └ 大鱼际揉法

                                  运法——拇指运法      中指运法

                                        ┌ 指搓法         虎口搓法
                                  搓法  ┤
                                        └ 合掌搓法

                                        ┌ 掐人中法       掐合谷法
小儿推拿基本手法                   掐法  ┤
                                        └ 掐仆参法

                                        ┌ 摇颈法         摇肘法
                                  摇法  ┤
                                        └ 摇腕法         掐指法

                                  捣法——中指捣法      屈指捣法

                                  挤法——双手四指挤法

                                        ┌ 平掌擦法       四指擦法
                                  擦法  ┤
                                        └ 大鱼际擦法     小鱼际擦法

                                  捻法——捻指法      捻耳法

                                  撮法——五指撮法

                                  挪法——单掌挪法

                                  刮法——指刮法      汤匙刮法

                                  扯法——拇食指扯法      钳形拳揪扯拧挤法

                                  弹法——食指弹法      中指弹法

                                        ┌ 剑指打法       四指打法
                                  打法  ┤
                                        └ 平掌打法
```

注：分、合、揪、拧手法已包含在相关手法中，不再单独列项。

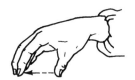

图 7-1 拇指直推法

术者拇指指腹着力，在治疗部位反复直线向前推动

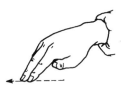

图 7-2 剑指直推法

术者食中二指指腹相并着力，在治疗部位反复直线向前推动

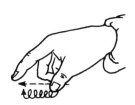

图 7-3 拇指旋推法

术者拇指指腹着力，在治疗部位反复旋转向前推动

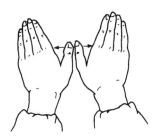

图 7-4 拇指分推法

术者双手拇指指腹着力，由治疗部位反复向两侧分推

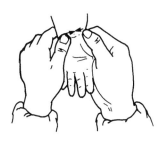

图 7-5 拇指合推法

术者双手拇指指腹着力，于治疗部位两侧反复向中央合推

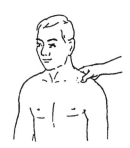

图 7-6 单手拿法

术者单手着力，拿取治疗部位

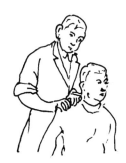

图 7-7 双手拿法

术者双手着力，拿取治疗部位

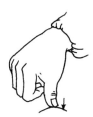

图 7-8 拇指按法

术者拇指指腹着力，按压治疗部位

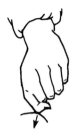

图 7-9　屈拇指按法

术者拇指屈曲，指间关节背侧着力，按压治疗部位或穴位

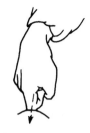

图 7-10　屈食指按法

术者食指屈曲，食指中节背侧着力，按压治疗部位或穴位

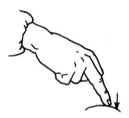

图 7-11　中指按法

术者中指指腹着力，按压治疗部位

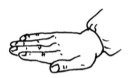

图 7-12　平掌按法

术者手掌着力，按压治疗部位

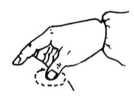

图 7-13　拇指摩法

术者拇指腹着力，反复大幅度旋转抚摩治疗部位

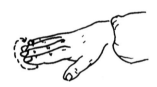

图 7-14　四指摩法

术者四指指腹着力，反复大幅度旋转抚摩治疗部位

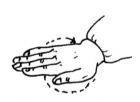

图 7-15　平掌摩法

术者平掌着力，反复大幅度旋转抚摩治疗部位

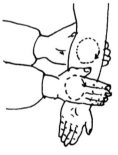

图 7-16　合掌摩法

术者双掌相对合着力，夹持于患者肢体两侧，反复大幅度旋转抚摩

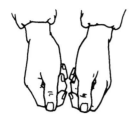

图 7-17 拇指在前捏法

术者双手半握拳，拇指在前，与食指中节相
对着力，捏治疗部位，边捏边放边移动

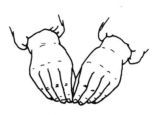

图 7-18 拇指在后捏法

术者双手撮指，拇指在后，与其余四指指腹
相对着力，捏治疗部位，边捏边放边移动

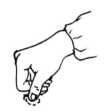

图 7-19 拇指揉法

拇指指腹着力，反复揉动治疗部位或穴位

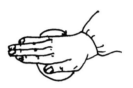

图 7-20 平掌揉法

平掌着力，反复揉动治疗部位或穴位

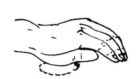

图 7-21 大鱼际揉法

术者手掌大鱼际着力，反复揉动治疗部位

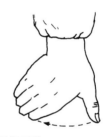

图 7-22 拇指运法

术者拇指指腹着力，反复在治疗部位做由此
及彼的弧形运动或旋转运动

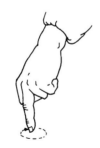

图 7-23 中指运法

术者中指指腹着力，反复在治疗部位做大幅
度的环形旋转运动

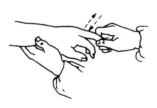

图 7-24 指搓法

术者拇食二指着力，夹于患儿手指两侧，反
复快速交叉搓动

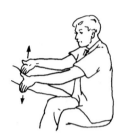

图 7-25　虎口搓法

术者双手虎口着力，夹持于患儿肢体两侧，反复快速交互搓动

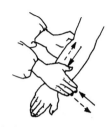

图 7-26　合掌搓法

术者双手掌相对力，夹持于患儿肢体两侧，反复快速交互搓动

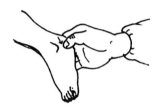

图 7-27　拇指掐法

术者拇指指尖着力，垂直指掐治疗部位

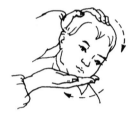

图 7-28　摇颈法

一手按患儿头部，另一手托下颚，双手协同用力，反复摇动患儿颈椎部

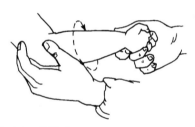

图 7-29　摇肘法

术者一手托患儿肘部，另一手握腕部，两手协同用力，摇动患儿肘部关节

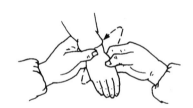

图 7-30　摇腕法

术者一手持患儿腕部，另一手握手掌，双手协同用力，摇动患儿腕关节

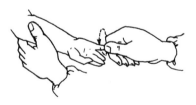

图 7-31　摇指法

术者一手握患儿前臂固定，另一手捏住手指，反复旋转摇动手指

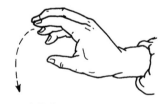

图 7-32　中指捣法

术者中指指尖着力，反复叩击捣动患儿治疗部位

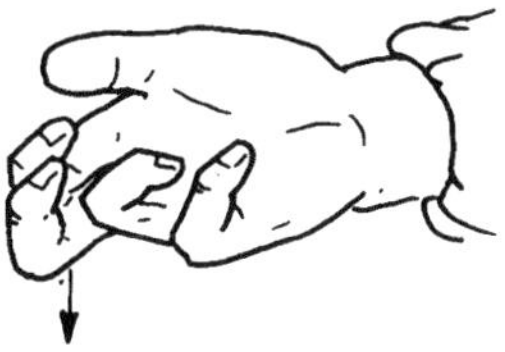

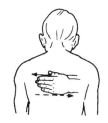

图 7-33　屈指捣法

术者食中指屈曲，中指指间关节背侧着力，反复叩击捣动治疗部位

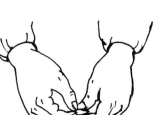

图 7-34　双手四指挤法

术者双手拇食四指指尖相对着力，捏挤治疗部位直至瘀血出现

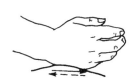

图 7-35　平掌擦法

术者平掌着力，按于治疗部位，反复往返擦动

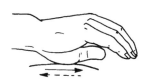

图 7-36　大鱼际擦法

术者手掌大鱼际着力，按于治疗部位，反复往返擦动

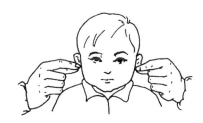

图 7-37　小鱼际擦法

术者手掌小鱼际着力，按于治疗部位，反复往返擦动

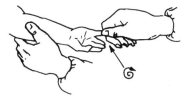

图 7-38　捻指法

术者拇指与食指指腹相对着力，捏持于患儿手指两侧，反复旋转捻动

图 7-39　捻耳法

术者拇食二指指腹相对着力，夹持于患儿耳壳及耳垂两侧，反复旋转捻动

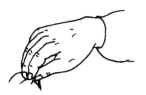

图 7-40　撮法

术者手指指尖着力，抓拢捏起治疗部位的皮肉，边抓捏边放松边移动位置

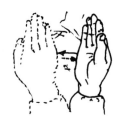

图 7-41　挪法

术者手掌着力，在治疗部位反复自上而下或自左向右挪动

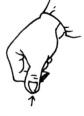

图 7-42　指刮法

术者拇指指尖或其偏峰着力，在治疗部位，反复往返刮动（致其局部瘀血）

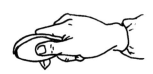

图 7-43　汤匙刮法

术者用汤匙边缘着力，蘸冷水或麻油，在治疗部位反复刮动（致其局部充血）

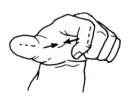

图 7-44　拇食指扯法

术者拇食二指着力，捏持治疗部位的皮肉，反复揪扯移动

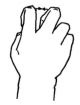

图 7-45　钳形拳揪扯拧挤法

术者食中指屈曲呈钳形拳着力，夹持治疗部位的皮肉，反复揪扯拧挤移动

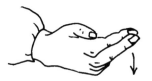

图 7-46　食指反弹法

术者食指叠于中指指腹上，以剪力使食指迅速滑落，弹击治疗部位之皮肤

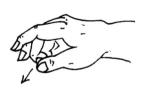

图 7-47　中指弹法

术者中指指尖叠于拇指指腹上，两指协同用剪力，使中指弹击治疗部位

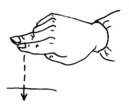

图 7-48　剑指打法

术者食中二指相并着力，反复拍打治疗部位

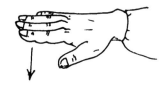

图7-49　四指打法

术者手掌四指相并着力，反复拍打治疗部位

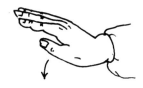

图7-50　平掌打法

术者平掌着力，反复拍打治疗部位

第二节　小儿推拿特定手法

　　小儿的生理病理变化与成人不同，因此小儿推拿手法与成年人手法有很大差异，况且小儿推拿治疗部位及穴位与成人的治疗部位及穴位也有很大出入，有的是十四经穴位，有的是经外奇穴，有的是一点或数点，有的是一条线，有的则是一片，大多属于小儿推拿特定部位或特定穴位。临床依据某些手法，配合特定的部位或穴位，而冠以特定之名称，如开天门、推三关、退六腑、推脾胃、运太阳、清天河水等都有一定的特定意义，包含着一定的治疗作用，故称其为特定手法。

　　下面按小儿推拿在实际操作时的顺序：先头面、再上肢、三胸腹、四腰背、最后下肢的顺序介绍于后。

一、小儿头面颈项部特定手法

　　小儿头面颈项部特定手法见表7-2，图7-51～图7-64。小儿头面部颈项部穴位手法一览表见表7-3。

7-2　小儿头面颈项部特定手法一览表

小儿头面颈项部特定手法
- 开天门法（推攒竹法）　推坎宫法
- 运太阳法
  - 推太阳法
  - 揉太阳法
- 掐人中法　按耳门法　掐山根法
- 掐迎香法（揉迎香法）
- 揉牙关法（按牙关法）
- 按百会法（揉百会法）
- 揉耳后高骨法　拿风池法
- 推天柱法（刮天柱法）　拿桥弓法

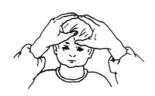

图 7-51 开天门法

术者双手拇指指腹着力，反复交替推额中线（自两眉间至囟门处）50~100 次

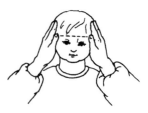

图 7-52 推坎宫法

术者双手拇指指腹着力，反复自两眉间向两眉梢分推 30~100 次

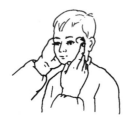

图 7-53 运太阳法

术者双手拇指或中指指腹着力，反复推揉两太阳穴处 30~50 次

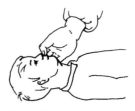

图 7-54 掐人中法

术者拇指指尖着力，掐患儿人中穴处，反复3~5 次

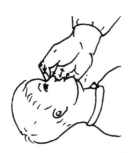

图 7-55 掐山根法

术者拇指指尖着力，掐患儿两大眼角之间的鼻梁骨上

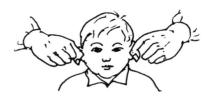

图 7-56 按耳门法

术者双手拇指屈曲，指间关节背侧着力，按压患儿两耳门穴

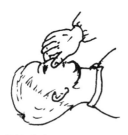

图 7-57 掐迎香法

术者拇食二指指尖着力，掐患儿鼻旁两迎香穴，20~30 次

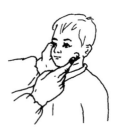

图 7-58 揉牙关法

术者拇指或中指指端着力，按揉患儿牙关（颊车穴）10~30 次

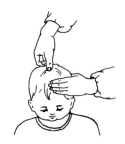

图 7-59　按百会法

术者拇指指腹着力，按患儿头顶百会穴 10~
30 次

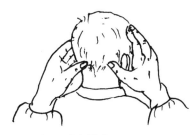

图 7-60　揉耳后高骨法

术者拇指或中指指端着力，按揉患儿耳后高
骨下凹处 30~50 次

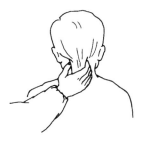

图 7-61　拿风池法

术者右手拇指与中指指端相对着力，拿患儿
颈后两风池穴 5~10 次

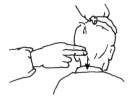

图 7-62　推天柱法

术者拇指或食中二指指腹着力，沿患儿颈椎
棘突，由上而下，反复直推 50~100 次

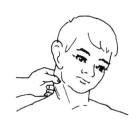

图 7-63　拿桥弓法

术者拇食二指指腹相对着力，捏拿患儿胸锁
乳突肌两侧，由上而下，拿而揉之 30~50 次

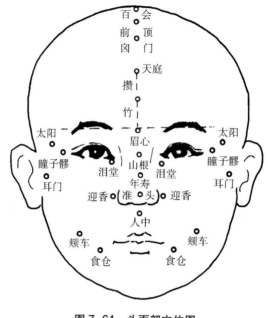

图 7-64　头面部穴位图

表 7-3　小儿头面部颈项部穴位手法一览表

穴名	位置	操作手法	作用	主治病症
天门	天庭穴下，自两眉心至前发际呈一直线	推天门法	醒脑，镇惊，安神	外感发热，头痛，惊风，精神萎靡，呕吐
坎宫	自眉心至眉梢部	推坎宫法	散风解表，提神，除昏	同上
天庭	头中线入发际0.5寸	掐或捣天庭法	开窍醒神	同上眼病，口眼㖞斜等
山根	两眼之间鼻梁陷处	掐山根法	定惊，止抽搐	惊风，四肢抽搐
延年	鼻上高骨两侧	掐山根法	镇惊，解表，开窍	感冒，鼻塞，鼻干，惊风
准头	在鼻尖端	掐准头法	解表，定惊	外感，惊风
迎香	鼻翼两侧	掐迎香法	开鼻窍，定惊厥	鼻塞，鼻炎，流涕等
人中	在人中沟中上1/3处	掐人中法	安神，定惊，开窍	昏厥，惊风，抽搐等
承浆	在唇下凹陷中	掐承浆法	定惊，安神	惊风，抽搐，面肿，暴哑

续表

穴名	位置	操作手法	作用	主治病症
太阳	在眉眼后凹陷中	揉运太阳法	醒神，开窍，通关	头晕，头痛，目不张，口不开
牙关	下颌角前上方一横指	按揉牙关法	开关，醒神	牙关紧闭，口眼㖞斜
耳门	耳屏上切迹前方	按揉耳门法	定惊，安神	惊风，耳鸣，耳聋
百会	头顶正中	按揉百会法	安神，定惊，升阳	头痛，惊痫，遗尿，脱肛
高骨	耳后高骨入发际处	揉高骨法	疏风解表	头痛，惊风
风池	耳后高骨下缘凹陷中	拿揉风池法	散风寒，镇惊安神	外感发热，头昏头痛，眼耳鼻喉等病症
囟门	百会前方陷中	推囟门法	定惊，安神，通窍	惊痫抽搐，头晕，鼻塞，衄血
天柱骨	颈后正中发际至大椎	推天柱法	降逆止呕，祛风散寒	呕恶项强，惊风，喉痛等
桥弓	颈两侧胸锁乳突肌	推拿桥弓法	舒筋活络	小儿肌性斜颈等

二、小儿手及上肢部特定手法

小儿手及上肢部特定手法见表7-4，图7-65~7-101。小儿手及上肢部穴位手法一览表见表7-5。

表7-4 小儿手及上肢部特定手法一览表

小儿手及上肢部特定手法			
	推脾经法	推肝经法	推心经法
	推肺经法	推肾经法	揉肾顶法
	揉肾纹法	清大肠经法	推小肠经法
	推胃经法	推三关法	退六腑法
	分推大横纹法	揉劳宫法	运八卦法
	揉板门法	揉小天心法	掐揉总筋法
	掐揉二扇门法	掐揉二人上马法	掐威灵法
	掐精宁法	掐捻五指节法	掐推四指纹法
	掐推小横纹法	揉掌小横纹法	掐老龙法
	掐揉端正法	掐十宣法	揉一窝风法
	推天河水法	拿肩井法	

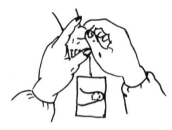

图 7-65 旋推脾经法
术者右手拇指指指腹着力，旋推患儿拇指螺纹面 300 余次

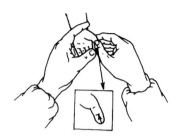

图 7-66 直推脾经法
术者右手拇指指腹着力，直推患儿拇指螺纹面 300 余次

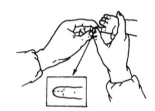

图 7-67 推肝经法
术者右手拇指指腹着力，于患儿食指末节横纹上，反复向指尖方面直推 300 余次

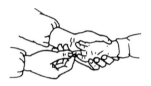

图 7-68 推心经法
术者右手拇指指腹着力，于患儿中指末节横纹上，反复向指尖方向直推 100 余次

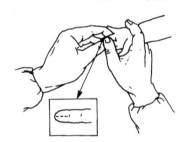

图 7-69 推肺经法
术者右手拇指指腹着力，于患儿无名指末节横纹上，向指尖方向直推或旋推 100 余次（可掐之）

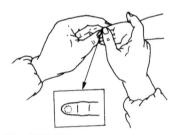

图 7-70 推肾经法
术者右手拇指指腹着力，于患儿小指末节横纹上，向指尖方向直推或旋推 100 余次（可掐之）

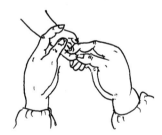

图 7-71 揉肾顶法
术者右手拇指指腹着力，揉患儿小指顶端 100~200 次

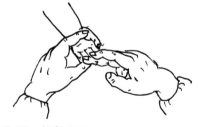

图 7-72 揉肾纹法
术者中指指尖着力，揉患儿小指一、二节横纹处 100~500 次

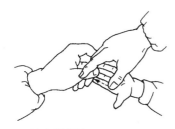

图 7-73　清大肠经法

术者拇指指腹着力，自患儿食指尖桡侧直推
至指根 100 次为清大肠经法，自虎口推向指
尖为清大肠经法

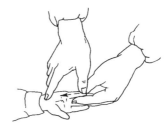

图 7-74　推小肠经法

术者拇指指腹着力，于患儿小指尺侧，从小
指尖推向指根处 100 次

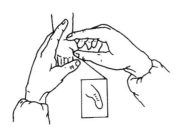

图 7-75　推胃经法

术者拇指指腹着力，旋推或直推患儿拇指本
节（近掌节处）100~500 次

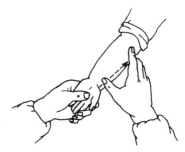

图 7-76　推三关法

术者拇指或食中二指指腹着力，于患儿桡侧掌
横纹处，沿前臂桡侧，直推至肘横纹处 300 次

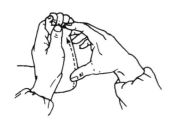

图 7-77　退六腑法

术者拇指或食中指指腹着力，于患儿肘内侧
处，沿前臂尺侧，直推至掌根横纹尺侧端
300 次

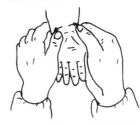

图 7-78　分推大横纹法（分阴阳）

术者双手握住患儿大小鱼际，双手拇指指腹
着力，于掌根大横纹中央，向两侧推至阴穴
（神门）和阳穴（太渊）30 次

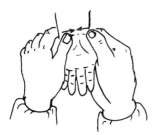

图 7-79　合推大横纹法（合阴阳）

术者双手拇指着力，于患儿掌大横纹两侧阴
阳穴，向中央处合推 30 次

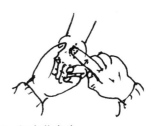

图 7-80　揉内劳宫法

术者食指或中指腹着力，于患儿掌心反复
揉动

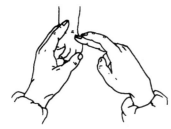

图 7-81 揉外劳宫法
术者食指或中指指腹着力，于患儿手背中心，反复揉动

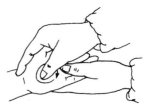

图 7-82 运内八卦
术者拇指或中指腹着力，推运患儿掌心内八卦（顺时针方向为"顺运内八卦"，逆时针方向为"逆运内八卦"）50 次

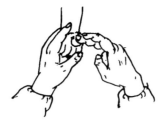

图 7-83 运外八卦法
术者拇指或中指指腹着力，推运患儿手背之外八卦（顺时针方向为"顺运外八卦"，逆时针方向为"逆运外八卦"）50 次

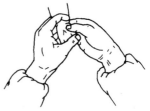

图 7-84 揉扳门法
术者拇指指腹着力，于患儿手掌大鱼际处，揉运 50 次

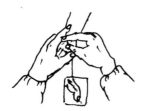

图 7-85 板门推向横纹法
术者拇指指腹着力，于患儿板门穴处推向腕横纹处 100 次（止泻；反之，横纹推向板门止吐）

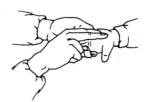

图 7-86 揉小天心法
术者拇指或中指指腹着力，于患儿大小鱼际交接处（大陵穴），揉之 100 次（也可掐之、捣之）

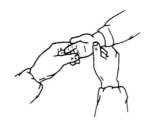

图 7-87 掐总筋法
术者拇指指尖着力，掐患儿大横纹中央（总筋穴）3~5 次，揉之 100 次

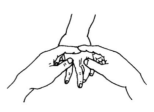

图 7-88 掐二扇门法
术者双手拇指指尖着力，掐患儿中指指根部两侧夹缝处 3~5 次（退热平喘）

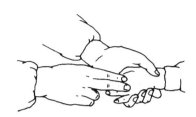

图 7-89 揉二扇门法

术者食中二指指腹着力,揉患儿中指根两侧夹缝处 100 次

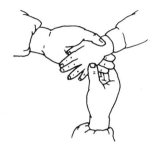

图 7-90 揉二人上马法

术者拇指或中指指端着力,揉患儿手背四五掌骨之间凹陷处 100 次,掐 3~5 次

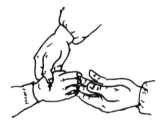

图 7-91 掐威灵法

术者拇指指尖着力,掐患儿手背二三掌骨中间缝处 5~10 次(亦可继以揉之)

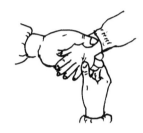

图 7-92 掐精宁法

术者拇指指尖着力,掐患者手背四五掌骨中间夹缝处 5~10 次

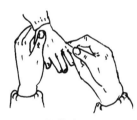

图 7-93 掐捻五指节法

术者拇食二指相对着力,掐捻患儿手指背侧第一指间关节 30 次,捻转揉动 30 次

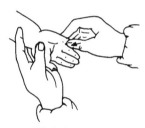

图 7-94 掐四横纹法

术者拇指指尖着力,依次掐患儿食、中、环、小指的第一指间关节横纹处,各 3~5 次(或四指并拢,从食指横纹推向小指横纹 100 次)

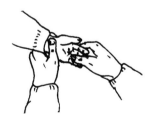

图 7-95 掐小横纹法

术者拇指指尖着力,反复掐推患儿食、中、环、小指的掌指关节横纹处,并从食指指根横纹推向小指指根横纹,各 3~5 次

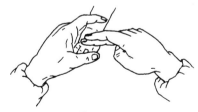

图 7-96 揉掌小横纹法

术者中指指尖着力,揉患儿小指指根下尺掌横纹头处 100 次

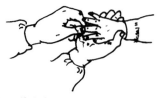

图 7-97　掐老龙法

术者拇食指指尖相对着力，掐患儿指甲上方
1 分处 3~5 次

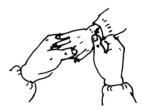

图 7-98　掐揉一窝风法

术者拇指指尖着力，掐患儿手背腕横纹中央
一窝风穴处 3~5 次，亦可揉 30 次

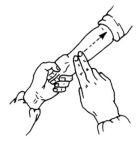

图 7-99　推天河水法

术者食中二指指腹着力，自患儿掌横纹中央
向肘横纹中央推 100 次

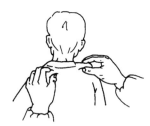

图 7-100　拿肩井法

术者拇食二指相对着力，捏拿于患儿肩井穴
处，并反复用力将其拿起 3~5 次

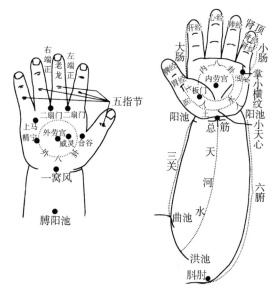

图 7-101　小儿推拿手及上肢部穴位图

表 7-5　小儿手及上肢部穴位手法一览表

穴名	位置	操作手法	作用	主治病症
脾经	拇指掌面及桡侧面	推脾经法	健脾，补气，活血	急惊风，伤食乳，腹胀，少食等
肝经	食指掌面末节	推肝经法	平肝，镇惊，息风	惊风，伤风感冒，发热，目赤等
心经	中指掌面末节	推心经法	清心火，利小便	心火盛，口舌生疮，夜啼，神昏
肺经	无名指掌面末节	推肺经法	清肺解表，止咳化痰	感冒发热，咳嗽气喘，胸闷等
肾经	小指末节掌面或尺侧面	推肾经法	滋肾壮阳，清利下焦	久病体虚，五更泻，遗尿，咳喘，目赤
大肠经	食指桡侧面，自指尖至指根一线	推大肠经法	止泻，温中固脱，清肝胆，除湿热	腹泻，痢疾，腹痛，便秘，脱肛，肛门红肿等
小肠经	小指尺侧面，自指尖至指根一线	推小肠经法	清下焦，泌清浊，补阴虚，利小便	小便赤涩，口舌生疮，午后潮热，水泻等症
胃经	大指掌面第 2 节	推胃经法	清理脾胃湿热	恶心，呕吐，呃逆，嗳气等
板门	手掌大鱼际部	推板门，揉板门	健脾和胃，消食化滞	乳食停滞，呕吐，腹泻，气喘等
鱼际交	大小鱼际交接处	掐、揉或捣鱼际交	掐安神，揉清热	惊风抽搐，夜啼，目赤，尿赤涩
阴阳	手掌根桡侧为阳池（尺侧为阴池）	分推阴阳，合推阴阳	平阴阳，调气血，行滞化食	寒热往来，食积，吐泻，烦躁不安等
内八卦	掌心内劳宫四面八方	运内八卦法	顺宽胸，逆降气	咳嗽，气喘，胸闷，腹胀，腹泻
内劳宫	手掌心中央	掐揉内劳宫法	左揉发汗，右揉泻火	惊风抽搐，感冒发热，一切实热症
四横纹	食、中、环、小指第一指间关节横纹	掐四横纹	退热除烦，散结行气	气血不畅，瘀积腹痛，消化不良等
小横纹	食、中、环、小指掌指关节横纹	掐小横纹	同上	同上，发热烦躁，口舌生疮等
大横纹	腕掌侧横纹	分推大横纹合推大横纹	分合阴阳	同上
五经纹	五指掌面末节横纹	推掐五经纹	祛风，除肠鸣，和气血	气血不和，腹胀，四肢抽掣，寒热往来

续表

穴名	位置	操作手法	作用	主治病症
掌小横纹	小指根下尺侧纹头	推掐掌小横纹	退热，散结，消胀	唇裂，口疮，发热，烦躁，腹胀
肾顶	小指末端顶上	揉肾顶法	收敛，固表，止汗	自汗，盗汗，解烦渴
水底捞月	在鱼际交下方	水底捞月法	清热退烧	一切实热证
运土入水	自大指脾土运往小指肾水	运土入水法	补肾止泻	少腹胀痛，腹泻等症
肾纹	小指掌面第1节横纹	按揉肾纹	清风热，散瘀结	一切内热，目赤等症
三关	前臂桡侧自腕横纹至肘横纹一线	推三关法	补气，温阳，散寒，发汗，解表	阳虚肢冷腹痛，气血虚弱，四肢无力，外感风寒及一切虚寒证等
六腑	前臂尺侧，自肘横纹至腕横纹一线	退六腑法	清热凉血，解毒解表	一切热证，高烧，口渴，烦躁，惊风，咽痛，腮腺炎，大便干等
总筋	大陵穴后0.5寸	掐总筋法	镇惊安神	惊风，夜啼，潮热，吐泻等
天河水	前臂内侧正中，自腕横纹至肘横纹	推天河水法	清热解表，泻火除烦	一切热证，烦躁不安，口渴弄舌，惊风痰喘，外感发热等
一窝风	腕背横纹中央	掐揉一窝风法	温中行气，利关节	腹痛肠鸣，伤风感冒，关节痹痛
二人上马	手背4、5掌指关节后	揉二马法	滋阴补肾，顺气利尿	惊惕不安，惊风抽搐，咳喘，腹痛
外劳宫	手背中央	揉外劳宫法	温阳散寒，发汗解表	感冒，腹痛，腹泻，脱肛，遗尿等
外八卦	外劳宫的四面八方	运外八卦法	行气活血，通气散结	胸闷、腹胀、便结等
五指节	五指背侧第1指间关节	掐五指节法	镇惊安神，祛风痰，通关窍	惊惕不安，惊风抽搐，风痰咳嗽，腹痛等
威灵	手背2、3掌骨之间凹处	掐威灵法	起死回生	昏厥，休克，不省人事，急惊暴死
精宁	手背4、5掌骨之间凹处	掐精宁法	行气化痰破结	痰喘痞积，疳积，口眼㖞斜等

穴名	位置	操作手法	作用	主治病症
天门入虎口	拇指指尖内侧至虎口	推天门入虎口法	顺气和血	口噤不开，汗不出，痰喘，喉痛等
二扇门	手背中指指根两侧	掐二扇门法	发汗解表，舒筋活血	伤风寒无汗，胸闷，痰喘等
老龙	中指甲根正中后1分处	掐老龙	退热开窍醒神	急惊暴死，虚脱气闭，心火实热
端正	中指甲根两侧	掐端正	左提升，右止呕	腹泻，呕吐，鼻出血等
十宣	十指尖赤白肉际处	掐十宣	救急，醒神，开窍	急惊风，昏厥，休克等

三、小儿胸腹部特定手法

小儿胸腹部特定手法见表7-6，图7-102～图7-117。小儿胸腹部穴位手法一览表见表7-7。

表7-6 小儿胸腹部特定手法一览表

小儿胸腹部特定手法
- 按揉天突法
- 开璇玑法
- 推揉膻中法
  - 分推膻中法
  - 揉膻中法
- 推揉中脘法
  - 推中脘法
  - 推三焦法
  - 揉中脘法
- 推揉脐中法
  - 推脐中法
  - 揉脐中法
- 捏揉天枢法
  - 揉天枢法
  - 捏挤天枢法
- 推揉丹田法
  - 推丹田法
  - 揉丹田法
- 摩腹法
- 分推腹阴阳法
- 拿肚角法

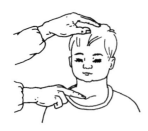

图 7-102　按揉天突法

术者中指指腹着力，按揉患儿喉结下方天突穴处 5~10 次

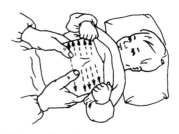

图 7-103　开璇玑法（开胸法）

术者双拇指从胸骨缘肋间隙向两侧分推，由上向下依次移动，经鸠尾至脐中 3~5 遍，最后摩挪腹部 50 次

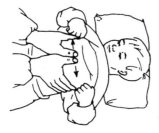

图 7-104　分推膻中法

术者双手拇指着力，于患儿膻中穴处，反复向两侧分推至两乳头处 50~100 次

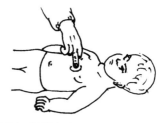

图 7-105　揉膻中法

术者中指指腹着力，于患儿膻中穴处，旋转揉按 50~100 次

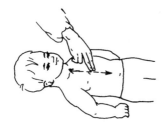

图 7-106　推中脘法

术者食中指指腹着力，于患儿中脘穴处向上直推至喉下 30 次，或自喉下直推至中脘穴 30 次

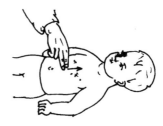

图 7-107　推三焦法

术者食中指指腹着力，于患儿中脘穴处向上直推至鸠尾穴处 30 次

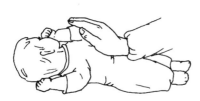

图 7-108　揉中脘法

术者手掌掌根着力，于患儿中脘穴处旋转揉按 50 次

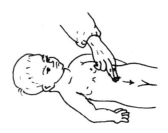

图 7-109　推脐中法

术者食中指指腹着力，于患儿脐中穴向下直推至丹田穴 50 次

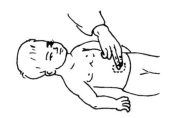

图 7-110　揉脐中法

术者食中指指腹着力，于患儿脐中穴旋转揉按 3 分钟（顺泻逆补）

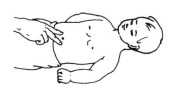

图 7-111　揉天枢法

术者食中二指指腹着力，分别于患儿两天枢穴处旋转揉按 5 分钟

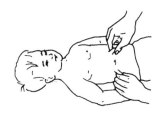

图 7-112　捏挤天枢法

术者双手拇食二指指腹相对着力，捏挤患儿两天枢穴至其皮下轻度瘀血为度

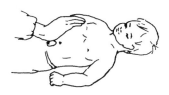

图 7-113　揉丹田法

术者拇指指腹或中指指腹或手掌掌根着力，于患儿脐下 2~3 寸丹田穴处旋转揉按 2 分钟

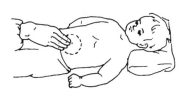

图 7-114　摩腹法

术者手掌或四指掌面着力，于患儿腹部摩擦搓揉 2~3 分钟

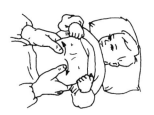

图 7-115　分推腹阴阳法

术者双手拇指指腹着力，于患儿腹中线沿肋弓角或自中脘至脐中反复向两侧分推 100 次

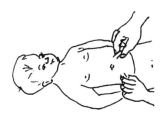

图 7-116　拿肚角法

术者双手拇、食、中三指指腹相对着力，捏拿患儿脐下两侧肚角穴（脐下 2 寸旁开 2 寸）3~5 次

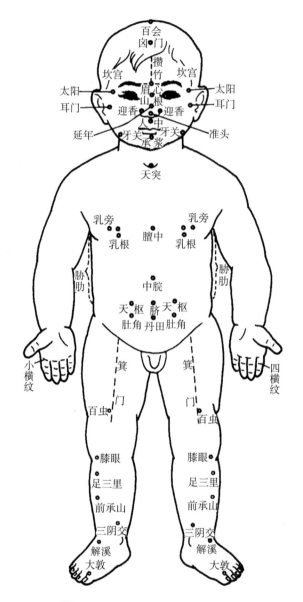

图 7-117　小儿胸腹及下肢穴位图

表 7-7　小儿胸腹部穴位手法一览表

穴名	位置	操作手法	作用	主治病症
天突	胸骨上缘凹陷处	揉天突法	降逆平喘，止呕消炎	痰喘，气管炎，咽喉肿痛，呕吐等
膻中	两乳头之间	揉膻中法，分推膻中法	宽胸理气，止咳化痰	胸闷咳喘，吐逆，痰鸣等

续表

穴名	位置	操作手法	作用	主治病症
乳根	乳下 2 寸处	揉乳根法	同上	同上
鸠尾	剑突下 0.5 寸	开璇玑,推三焦	同上	同上
中脘	脐上 4 寸	揉中脘法,推中脘法	健脾和胃	腹胀,食积,呕吐,泻泄,纳差等
腹(脐中)	腹部,包括脐中(神阙穴)	推腹法、摩腹法、揉脐中	同上	同上,消化系统病症
肚角	脐下 2 寸旁开 2 寸	揉肚角法,拿肚角法	温中散寒	腹痛,腹泻、消化不良等
天枢	脐旁 2 寸	揉天枢法	理气化滞,疏调大肠	腹痛,腹泻,腹胀,便秘,消化不良等
丹田	脐下 2~3 寸之间	揉丹田法,摩丹田法	温补下元	同上及遗尿,脱肛,疝气,尿闭等

四、小儿腰背部特定手法

小儿腰背部特定手法见表 7-8,图 7-118~图 7-128。小儿腰背部穴位手法一览表见表 7-9。

表 7-8　小儿腰背部特定手法一览表

小儿腰背部特定手法
- 揉大椎法
  - 揉大椎法
  - 推大椎法
  - 捏挤大椎法
- 揉风门法　分推肩胛骨法
- 揉肺俞法　揉脾俞法
- 揉肾俞法　揉腰俞法
- 揉脊中法　揉悬枢法
- 捏脊法
  - 拇指在前捏法
  - 拇指在后捏法
  - 推脊法
- 推七节骨法
  - 推上七节骨法
  - 推下七节骨法
- 推揉龟尾法
  - 揉龟尾法
  - 推龟尾法

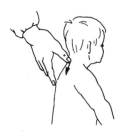

图 7-118　揉大椎法

术者拇指或中指指腹着力，于患儿颈后高骨大椎穴处，推或旋转揉按 30 次

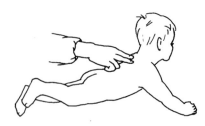

图 7-119　揉风门法

术者食中二指指腹着力，分别于患儿背部两风门穴处，旋转揉按 20~30 次（揉两肺俞穴 50~100 次，称揉肺俞法，常两法并用）

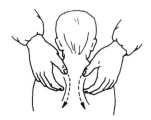

图 7-120　分推肩胛骨法

术者双手拇指指腹着力，分别于患儿两肩胛骨内缘，自上向下反复呈八字分推 100 次

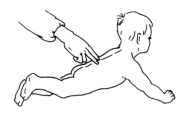

图 7-121　揉脾俞法

术者食中二指指腹着力，分别于患儿两脾俞穴旋转揉按 50~100 次

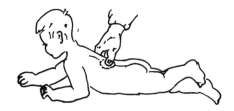

图 7-122　揉脊中法

术者拇指指腹着力，于患儿脊中穴（11、12 椎之间）旋转揉按 30 次

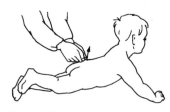

图 7-123　捏脊法（拇指在前）

术者双手拇指与食指中节相对着力，于患儿脊柱两侧皮肉处，边捏边提边放边向上推进，或三捏一提，10~20 遍

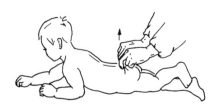

图 7-124　捏脊法（拇指在后）

术者双手拇、食、中三指相对着力，拇指在后，捏起患儿脊柱两侧皮肉，三捏一提，边捏边提边向上推进，10~20 遍

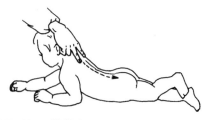

图 7-125　推脊法

术者食中二指指腹着力，于患儿脊柱两侧，由上向下直推 100 次

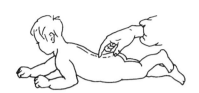

图 7-126 推上（下）七节骨法

术者拇指指腹着力，于患儿尾骨端，向上直推至第 4 腰椎（推上七节骨法）；自第 4 腰椎直推至尾骨（推下七节骨法）。上补下泻，各 100 次

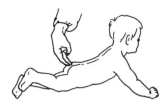

图 7-127 揉龟尾法

术者拇指或中指指端着力，于患儿尾骨端，反复旋转揉按 100 次

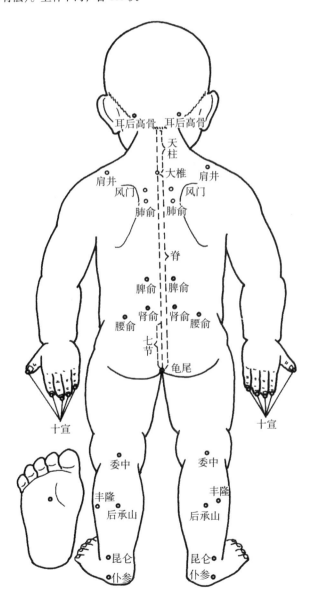

图 7-128 小儿腰背及下肢穴位图

表 7-9　小儿腰背部穴位手法一览表

穴名	位置	操作手法	作用	主治病症
大椎	第 7 颈椎与第 1 胸椎之间	挤大椎，捏大椎，揉大椎	解表散寒，清上焦	感冒，项强，肩背痛，发热，呕吐等病症
肩井	大椎与肩峰之中点	拿肩井法	通经络	感冒，项强，肩背痛等
风门	第 2 胸椎旁开 1.5 寸	揉风门法	散风寒，通经络	外表风寒发热，肩背痛等
肺俞	第 3 胸椎旁开 1.5 寸	揉肺俞法	调肺气，补虚损	肺经诸症
肩胛骨	肩胛骨内侧缘	推揉肩胛法	调肺气，散风寒	外感，气管炎，咳喘等
脊柱	自第 1 胸椎至尾椎	推脊柱法	调阴阳，理气血，调脏腑，通经络，培元气	惊风，外感，发热，疳积，夜啼，呕吐，腹泻，便秘
七节骨	自 14 椎命门至尾椎	推 7 节骨法	向上推温阳止泻，向下推清热通便	腹泻，便秘，脱肛等
龟尾	尾骨端	揉龟尾法	调督脉，和大肠	腹泻，便秘，遗尿，脱肛等
长强	尾骨与肛门之间	揉长强法	同上	肠炎，脱肛，痔疮等

五、小儿足及下肢部特定手法

小儿足及下肢部特定手法见表 7-10，图 7-129～表 7-138。小儿足及下肢部穴位手法一览表见表 7-11。

表 7-10　小儿足及下肢部特定手法一览表

小儿足及下肢部特定手法
- 拿百虫法　　推箕门法
- 拿委中法
- 掐鬼眼法
- 按揉足三里法
- 拿揉承山法
  - 掐揉前承山法
  - 掐揉后承山法
- 按揉三阴交法
  - 按揉三阴交法
  - 直推三阴交法
- 掐解溪法
- 掐大敦法
- 掐仆参法
- 推揉涌泉法
  - 推涌泉法
  - 揉涌泉法

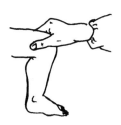

图 7-129　拿百虫法

术者拇指指腹与其余四指相对着力，拿揉患儿下肢内侧百虫穴（髌骨内上方2.5寸）30次或拿捏3~5遍

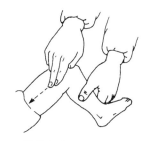

图 7-130　推箕门法

术者拇指或食中指指腹着力，于患儿大腿内侧，从髌骨内上缘直推至腹股沟处100次

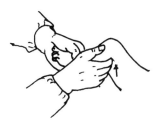

图 7-131　拿委中法

术者食中指指端着力，拿揉抠拨患儿委中穴30次

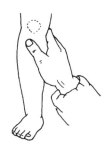

图 7-132　按揉足三里法

术者拇指指端着力，于患儿足三里穴揉按2~3分钟或30次

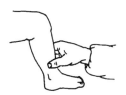

图 7-133　按揉三阴交法

术者拇指指腹着力，于患儿内踝上三阴交穴处，按揉30次或按压3~5次

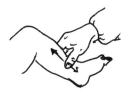

图 7-134　直推三阴交法

术者拇指指腹着力，于患儿三阴交穴处，向上或向下直推30次

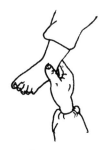

图 7-135　掐解溪法

术者拇指指尖着力，抠掐患儿解溪穴处（踝前中央两筋间）3~5次或点揉30次

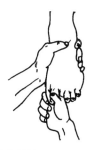

图 7-136　掐大敦法

术者拇指指尖着力，于患儿大敦穴处（足大趾甲外上方）掐揉3~5遍（至苏醒为度）

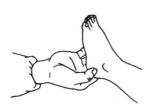

图 7-137　掐仆参法

术者拇指指尖着力，掐揉于患儿仆参穴（外踝与足跟之间）3~5 遍（过去有用口咬之说，称"老虎吞食"）

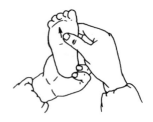

图 7-138　推揉涌泉法

术者拇指指腹着力，于患儿涌泉穴处推揉30 次

表 7-11　小儿足及下肢部穴位手法一览法

穴名	位置	操作手法	作用	主治病症
箕门	大腿内侧膝上至腹股沟一线	推箕门法	清利小便	小便赤涩不利，尿闭，水泻等症
委中	腘横纹中央	拿揉委中法	镇惊，解痉，舒筋活络	惊风，抽搐、腰腿痛等
解溪	踝前两筋间	掐解溪法	镇惊痫，止抽搐、安神醒脑	惊风、昏厥、下肢抽搐等症
大敦	足大趾甲外上方	掐大敦法	醒脑安神	同上
百虫	膝上内侧 3 寸处	按拿百虫法	通经络，止抽搐	四肢抽搐，下肢痿痹等
膝眼	屈膝髌骨外下凹陷中	掐揉膝眼法	定惊，止抽搐	惊风，下肢痿软等
足三里	外膝眼下 3 寸	按揉足三里法	健脾和胃，调中理气	腹痛，腹胀，腹泻等
承山	小腿后人字纹处	揉承山法	镇惊止抽搐	惊风，四肢抽搐等
前承山	小腿胫骨旁，后对承山穴	掐前承山法	同上	同上
三阴交	内踝上 3 寸	推按三阴交法	通经络，利湿热	惊风，遗尿，下肢麻痹，消化不良等
涌泉	足掌前中 1/3 处	推揉掐涌泉法	退虚热，止呕止泻	发热，目赤，呕吐，腹泻等
仆参	外踝下后方 1 寸	掐仆参法	醒脑安神	昏厥，急惊风，休克等

第三节　小儿推拿复式操作手法

在小儿推拿著作中，曾有所谓："十二手法""大手法""大手术""复合手法"等说法，但严格分析，这些说法都不够确切。小儿推拿复式操作手法在小儿推拿治疗中是比较复杂的，是运用几种手法，在一定的治疗部位或数个穴位上，进行有机的相互配合的复式操作手法。其手法与穴位的排列组合，具有一定的动作姿势和操作程序，依其动作形象或手法穴位及其治疗作用等，冠以特定名称，沿用至今。如有："黄蜂入洞""二龙戏珠""赤凤摇头""苍龙摆尾""猿猴摘果""孤雁游飞""运土入水""运水入土""抖肘走气""打马过天河""清天河水"等，因其比较复杂和独特，故称为"复式操作手法"。现择其要者介绍于下：

一、小儿头面部复式操作手法

小儿头面部复式操作手法一览表见表7-12，图7-139~图7-143。

表7-12　小儿头面部复式操作手法一览表

$$
\text{头面部复式操作手法}\begin{cases}\text{双凤展翅法}\\\text{黄蜂入洞法}\\\text{揉耳摇头法}\begin{cases}\text{双手揉耳法}\\\text{双手摇头法}\end{cases}\\\text{猿猴摘果法}\end{cases}
$$

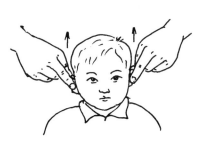

图7-139　双凤展翅法

双手食中二指着力，夹持住患儿双耳，向上提拉3~5次，再用拇指或中指指尖着力，掐按患儿眉心、太阳、听会、牙关、人中、承浆穴，反复3~5遍

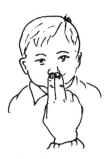

图7-140　黄蜂入洞法

拇食二指指端着力，按于患儿两鼻孔下方，反复揉动100次以上，或至汗出为度

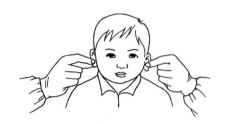

图 7-141　双手揉耳法

双手拇食二指指腹着力，捏于患儿两耳垂上，反复捻揉，约 100 次以上

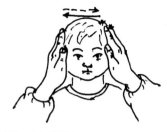

图 7-142　双手摇头法

双手掌着力，抱住患儿头面两侧及双耳，反复摇动患儿之头 10~30 次（本法与图 7-141 合称"揉耳摇头法"）

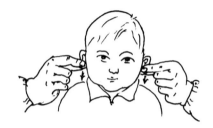

图 7-143　猿猴摘果法

拇食二指指腹着力，捏住患儿两耳尖向上提拉数次，再捏住两耳垂向下牵拉数次（只选其一）

二、小儿手臂部复式操作手法

小儿手臂部复式操作手法一览表见表 7-13，图 7-144~图 7-173。

表 7-13　小儿手臂部复式操作手法一览表

小儿手臂部复式操作手法	老汉扳缯法	双龙摆尾法	乌龙摆尾法
	苍龙摆尾法	二龙戏珠法	丹凤摆尾法
	赤凤摇头法	凤凰单展翅法	龙入虎口法
	天门入虎口法	水底捞月法	运土入水法
	运水入土法	黄蜂出洞法	凤凰展翅法
	凤凰鼓翅法	掐合谷法	掐十王法
	掐皮罢法		
	孤雁游飞法	打马过天河法	引水上天河法 / 清天河水法 / 取天河水法
	飞经走气法	飞金走气法	抖肘走气法
	抠腋窝法	抠腹股沟法	按弦搓摩法

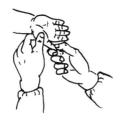

图 7-144　老汉扳缯法

术者左手拇食二指捏住患儿拇指指根部，右手拇食二指掐住患儿拇指指尖脾经穴，摇动拇指 20~40 次

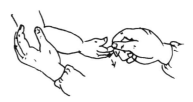

图 7-145　双龙摆尾法

术者左手托住患儿肘部，右手拇食二指捏住患儿食指、小指末节，向下扯摇 20~40 次

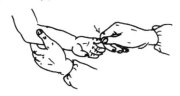

图 7-146　乌龙摆尾法

术者左手托住患儿肘部，右手拇食二指捏住患儿小指末节，向下扯摇 20~40 次

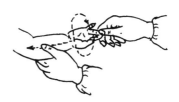

图 7-147　苍龙摆尾法

术者右手捏住患儿食、中、环三指末节，左手拇指指腹着力，自患儿前臂总筋穴沿天河水搓揉推至抖肘 3~5 次。然后术者左手托住患儿肘部，右手捏住食、中、环三指摇摆 9 次

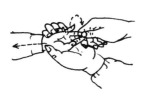

图 7-148　二龙戏珠法

术者右手捏住患儿食指、环指末节，左手按捏患儿阴穴、阳穴，边捏边放边移至曲池穴（寒证重捏阳穴，热证重捏阴穴）。然后左手捏拿住阴、阳穴，右手捏住食指、环指摇动 20~30 次

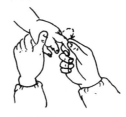

图 7-149　丹凤摆尾法

术者左手拇、食二指捏住患儿内外劳宫，右手拇、食二指先掐患儿中指末节（心经），再捏拿中指，摇动 20~40 次

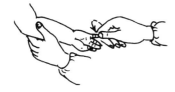

图 7-150　赤凤摇头法

术者左手托住患儿肘部，右手依次捏拿患儿五指并摇动 20~40 次，最后摇动肘部 20~30 次

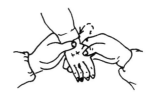

图 7-151　凤凰单展翅法

术者左手拇指、食指捏住患儿一窝风和总筋二穴，右手拇指、食指捏住患儿内、外劳宫穴，摇动 30 次

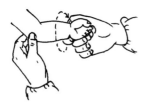

图 7-152 凤凰鼓翅法

术者左手托住患儿肘部，右手拇指、食指分别捏住患儿腕部尺桡骨头凹陷处（阳溪和腕谷穴），摇动 30 次

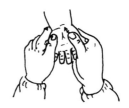

图 7-153 龙入虎口法

术者左手托住患儿手背，右手虎口与患儿虎口相交叉，拇指指腹着力推按板门穴 50 次

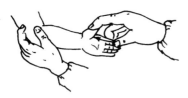

图 7-154 天门入虎口法

术者左手托住患儿肘部，右手拇指指腹着力，从患儿命关穴推向虎口处 3~5 次

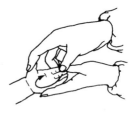

图 7-155 水底捞月法

术者左手托住患儿手背，右手拇指指腹着力，自患儿手掌小指侧推向小天心处，再转入内劳宫穴，反复推绕 50 次

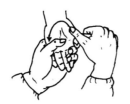

图 7-156 运土入水法

术者左手握住患儿四指，右手拇指指腹着力，自患儿拇指端脾土穴，沿手掌边缘推绕至小指端肾水穴处，反复 100 次

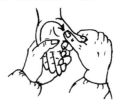

图 7-157 运水入土法

术者左手握住患儿四指，右手拇指着力，自患儿手掌小指端肾水穴，沿手掌缘，推绕至拇指端脾土穴，反复 100 次

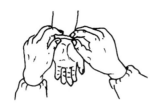

图 7-158 黄蜂出洞法

术者先拇指指尖掐内劳宫及总筋穴，再双手拇指分阴阳，然后双手拇、食二指在阴阳穴处一撮一上至内关穴处，反复 3~5 遍，最后掐坎宫、掐离宫各 20 次

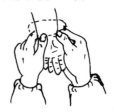

图 7-159 凤凰展翅法

术者双手握住患儿手腕两侧，两拇指指腹分别按于阴阳穴处，两中指分别按捏于手背精宁和威灵穴处，反复按捏，并反复摇动手腕 20 次。然后左手托肘，右手捏住虎口向下摇动 3~5 次，再向上顺摇 20 次

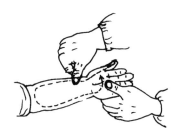

图 7-160 孤雁游飞法

术者左手握住患儿之手，右手拇指指腹着力，自患儿脾经穴推起，绕经胃经、三关、洪池、六腑、天门、内劳宫穴，再转回至脾土穴，反复 30 次

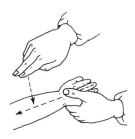

图 7-161 打马过天河法

术者左手托住患儿手背，先用右手拇指指腹着力，反复推运患儿内劳宫 20~30 次；再用右手食、中指相并着力，沿天河自总筋、内关、间使穴，密密拍打至洪池（曲泽穴），反复 20 次

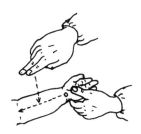

图 7-162 引水上天河法

术者用凉水滴在患儿手掌根横纹处，右手食、中二指相并着力，沿天河密密拍打至洪池穴，边拍打边吹冷气，使水滴沿天河而上

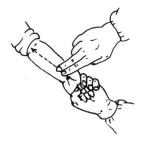

图 7-163 清天河水法

术者食、中指蘸凉水，自患儿手掌横纹经内关、间使等穴，反复推至洪池穴

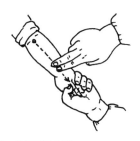

图 7-164 取天河水法

术者食、中二指蘸凉水，自患儿肘部洪池穴，反复推经天河、总筋等穴至内劳宫穴

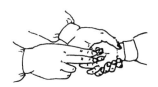

图 7-165 飞经走气法

术者左手握住患儿四指，右手指从患儿曲池穴反复弹击至总筋穴；再左手握住患儿手腕，拇、食指捏住阴阳二穴，右手屈伸摇动患儿四指，反复 30 次

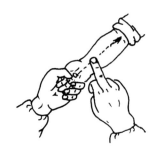

图 7-166　飞金走气法

术者左手握住患儿手背，滴凉水于患儿手心内劳宫穴处，右手中指端点于内劳宫穴，引水上至天河，再口吹冷气，跟水上行，反复3~5次

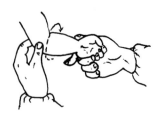

图 7-167　抖肘走气法

术者左手托住患儿肘部，右手握住患儿手部，反复摇动腕关节及肘关节各10~30次

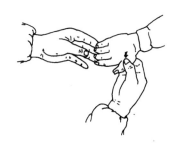

图 7-168　掐合谷法

术者拇指指尖着力，掐患儿手部合谷穴（在一、二手掌掌骨之间，主治惊风）

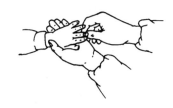

图 7-169　掐十王法

术者拇指指尖着力，掐患儿手指尖的十王穴（手指甲根上方1分许，主治惊风、昏厥）

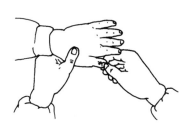

图 7-170　掐皮罢法

术者拇指指尖着力，掐患儿左手拇指指甲内皮罢穴（拇指甲端内里）3~5次（主治惊风、昏厥）

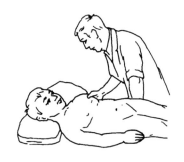

图 7-171　抠腋窝法

术者拇指、中指指尖相对着力，伸入患儿腋窝处，抠掐胸大肌肌腱（主治惊风、昏厥）

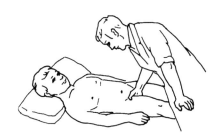

图 7-172　抠腹股沟法
术者拇指、中指指尖相对着力，伸入患儿腹股沟处，抠掐大腿内收肌肌腱（主治惊风、昏厥）

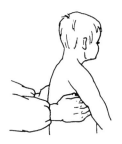

图 7-173　按弦搓摩法
术者双手掌相对着力，于患儿两腋下胸肋部，自上而下反复按揉搓摩 30~50 次

第八章 经络学说

第一节 概 述

经络系统是人体组织结构的重要组成部分，它是沟通人体表里上下，联络脏腑器官和运行气血的独特系统，也是中医学基础理论的重要组成部分（表8-1）。

表 8-1 经络系统分布总表

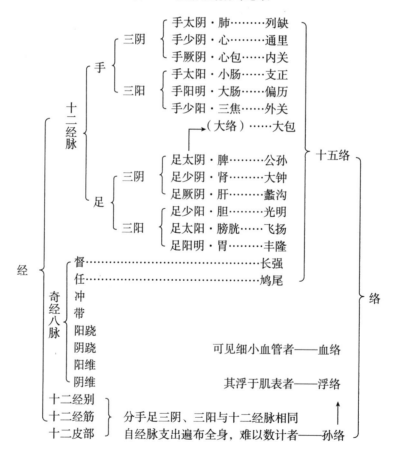

第二节 十二经脉

十二经脉，是以脏腑阴阳及其循行部位来表明其属性，而予以命名的。凡是与脏相连属，循行在肢体内侧的经脉，称为"阴经"；凡是与腑相连属，循行在肢体外侧的经脉，称为"阳经"，并根据所连属的脏腑性质和其循行的部位分为手足三阴三阳。

十二经脉循行的走向和相互交接的规律：手的三阴经脉，都是从胸循臂内侧走至手，交接于手三阳经；手的三阳经脉，都是从手循臂外侧走至头，交接于足三阳经；足的三阳经脉，再从头分循胸腹，背胁经下肢外侧走至足，交接于足三阴经；足的三阴经脉，再从足循下肢内侧经腹至胸，复交接于手三阴经。总之，就是人把手向上举起，阴经向上走，阳经向下走，称为阴升阳降，如此循环（图8-1）。

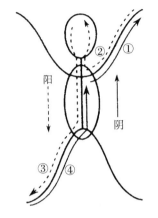

图8-1 手足三阴三阳升降示意图
①手三阴经由胸走手
②手三阳经由手走头
③足三阳经由头走足
④足三阴经由足走胸

十二经脉的流注次序：是起于中焦，从肺经开始，依次大肠经、胃经、脾经、心经、小肠经、膀胱经、肾经、心包经、三焦经、胆经而终于肝经。再由肝经上注于肺经，如此往复循环，称为"大周天"，见表8-2所示。

十二经脉的体表运行部分，在其经脉走行路线上分布着十余个至数十个本经腧穴，简称"经穴"。经穴是人体脏腑经络气血输注集散转输会聚之处。在十二经和任督二脉上共分布有经穴361个，另外还有无数的经外奇穴和阿是穴。这些穴位，各有其独特之处，是针灸按摩治疗疾病的主要着力点和作用点。

表8-2 十二经脉循行次序表

```
 ┌─→足厥阴肝经 ─────────────────→ 手太阴肺经 ─┐
 │      ↑            ↑                ↑          │
 └──足少阳胆经        │          手阳明大肠经 ←──┘
     （头）           │              （头）

 ┌─→手少阳三焦经      中          足阳明胃经 ─┐
 │      ↑     ↓                    ↑     ↓     │
 └──手厥阴心包经      焦          足太阴脾经 ←──┘
     （胸）                          （胸）

 ┌─→足少阴肾经      （起）        手少阴心经 ─┐
 │      ↑     ↓                    ↑     ↓     │
 └──足太阳膀胱经 ←── （头） ────────── 手太阳小肠经 ←──┘
```

一、手太阴肺经

手太阴肺经，从胃部中焦开始，向下络于大肠，从胃上口过膈属肺，到喉咙走腋下，沿上肢内前侧赤白肉际至大指端。其分支从腕分出，至食指桡侧端（图8-2）。

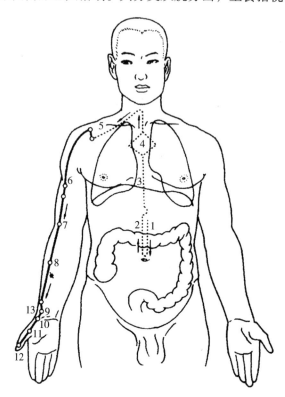

图 8-2　手太阴肺经脉循环示意图

1. 起于中焦 下络大肠　2. 还循胃口　3. 上膈　4. 属肺　5. 从肺系横出腋下

6. 下循臑内，行少阴、心主之前　7. 下肘中　8. 循臂内上骨下廉　9. 入寸口

10. 上鱼际　11. 循鱼际　12. 出大指之端　13. 其支者，从腕后直出次指内廉，出其端

　　图例：——本经有穴通路

　　　　　……本经无穴通路

　　　　　○本经腧穴

　　　　　△他经腧穴

（一）手太阴肺经经穴歌（共 11 穴）

手太阴肺十一穴，中府云门天府诀，

侠白之下是尺泽，孔最下行接列缺，

更有经渠与太渊，鱼际少商如韭叶。

（二）手太阴肺经经穴主治一览表（表8-3）

表8-3 手太阴肺经经穴主治一览表

穴名	位置	点穴手法	针灸方法	主治病症
中府（肺1）	锁骨外段下1寸，距任脉6寸	点法、按法、揉法	直刺0.5~1寸 温灸5~10分钟	咳嗽，哮喘，肺炎，支气管炎，胸痛，闷满，肺结核，肩周炎
云门（肺2）	锁骨外段下缘，中府穴上1寸	同上	同上	同上
天府（肺3）	前腋缝下3寸，肱二头肌外侧缘	点法、揉法、捏法、掐法	直刺1~1.5寸 温灸5~10分钟	哮喘，鼻衄，支气管炎，上臂前内侧疼痛，肱二头肌损伤
侠白（肺4）	天府穴直下1寸	同上	同上	同上
尺泽（肺5）	肘横纹外侧端，肱二头肌腱外侧	同上	直刺0.5~1寸 温灸5~10分钟	肺炎，胸膜炎，支气管炎，咯血，咽喉肿痛，乳痈，肘臂疼痛
孔最（肺6）	前臂桡侧，腕横纹上7寸	同上	直刺1~1.5寸 温灸5~15分钟	肺炎，扁桃体炎，咳喘，咯血，咽喉肿痛，失音，臂肘疼痛
列缺（肺7）	前臂桡侧，腕横纹上1.5寸	同上	直刺0.5~1寸 温灸5~10分钟	头痛，牙痛，咳喘，荨麻疹，面瘫，半身不遂，腕关节痛等
经渠（肺8）	桡骨茎突内侧，腕横纹上1寸	同上	直刺0.1~0.2寸 斜刺0.5~0.7寸	咳喘，胸痛，支气管炎，咽喉肿痛，腕关节痛等
太渊（肺9）	腕横纹桡侧凹陷处	同上	直刺0.3~0.5寸 温灸3~5分钟	咳喘，咯血，支气管炎，肺结核，胸闷痛，腕关节痛等
鱼际（肺10）	第1掌骨中点桡侧赤白肉际边	同上	直刺0.5~1寸 温灸3~5分钟	同上，外感发热，失音，咽炎，扁桃体炎，小儿疳积等
少商（肺11）	拇指桡侧距指甲角0.1寸处	掐法	斜刺0.1寸 温灸1~3分钟	腮腺炎，扁桃体炎，咽喉炎，咳喘，中风，发热，昏厥等

注：温灸指用艾条进行温热之灸法。

二、手阳明大肠经

手阳明大肠经，从食指末端起，沿桡侧上缘出第 1、2 掌骨间，沿上肢桡侧外缘至肩前上方，走肩后会于大椎，再向锁骨上窝下络于肺，下膈属于大肠。其分支从锁骨上颈过颊入牙床挟口唇过地仓，交会于人中，分别向上挟着鼻孔两旁（图 8-3）。

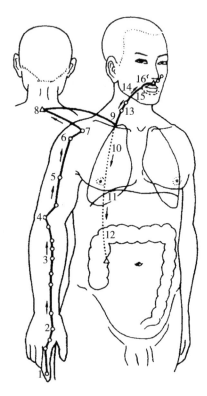

图 8-3　手阳明大肠经脉循行示意图

1. 起于大指次指之端　2. 循行上廉出合谷两骨间，上入两筋之中　3. 循臂上廉

4. 入肘外廉　5. 上臑外前廉　6. 上肩　7. 出髃骨之前廉　8. 上出于柱骨之会上

9. 下入缺盆 10. 经肺 11. 下膈　12. 属大肠　13. 其支者，从缺盆上颈　14. 贯颊

15. 入下齿中　16. 还出挟口，交人中，左之右，右之左，上挟鼻孔

（一）手阳明大肠经经穴歌（共 20 穴）

手阳明穴起商阳，二间三间合谷藏，

阳溪偏历复温溜，下廉上廉三里长，

曲池肘髎五里近，臂臑肩髃巨骨当，

天鼎扶突禾髎接，鼻旁五分号迎香。

（二）手阳明大肠经经穴主治一览表（表8-4）

表8-4　手阳明大肠经经穴主治一览表

穴名	位置	点穴手法	针灸方法	主治病症
商阳 （大肠1）	食指桡侧距指甲角0.1寸	掐法	斜刺0.1～0.3寸点刺放血	高烧，中风，昏迷，牙痛，咽喉肿痛，耳聋，眼病等
二间 （大肠2）	第二掌指关节桡侧前凹陷处	点法，揉法，捏法，掐法	直刺0.2～0.3寸温灸3～5分钟	咽喉痛，牙痛，面瘫，鼻衄，三叉神经痛，眼病，热病等
三间 （大肠3）	第二掌指关节桡侧后凹陷处	同上	同上	同上及疟疾，手背肿痛等
合谷 （大肠4）	第1、2掌骨之间背侧	同上	直刺0.5～1寸温灸5～15分钟	中风昏迷，半身不遂，神经衰弱，五官病症，各种疼痛
阳溪 （大肠5）	腕上桡侧，伸拇长短肌腱之间	点法，揉法，掐法，刮法	直刺0.5～1寸温灸3～5分钟	头痛，牙痛，耳聋，咽喉肿痛，目赤，目翳，腕关节痛
偏历 （大肠6）	腕上桡侧3寸，阳溪穴上3寸	同上	同上	同上及前臂疼痛等
温溜 （大肠7）	腕上桡侧5寸阳溪穴上5寸	同上	直刺1～1.5寸温灸5～10分钟	头痛，面肿，口舌肿痛，咽喉肿痛，肩背痛，肠鸣腹痛
下廉 （大肠8）	曲池穴下4寸	同上	直刺1～2寸温灸5～10分钟	头痛，眩晕，目痛，腹痛，乳腺炎，臂肘痛等
上廉 （大肠9）	曲池穴下3寸	同上	同上	偏瘫，手足麻木，肠鸣腹胀，前臂扭伤等
手三里 （大肠10）	曲池穴下2寸	同上	同上	牙痛，颊颌肿痛，胃腹痛，腹泻，上肢麻木，肘臂痛等
曲池 （大肠11）	曲肘，横纹头外侧端凹陷处	同上及抠法，拨法	同上	高烧，丹毒，荨麻疹，腹痛，吐泻，目赤，牙痛，肘臂痛

穴名	位置	点穴手法	针灸方法	主治病症
肘髎 (大肠12)	曲池穴外上方1寸	同上	斜刺1~1.5寸 温灸5~10分钟	肘臂疼痛，麻木，肱骨外 上髁炎等
手五里 (大肠13)	曲池穴上3寸	同上	同上	肩肘臂挛急疼痛，肺炎咯 血，淋巴结核等
臂臑 (大肠14)	肘上7寸，三角肌 下端	同上	同上	同上及眼痛，肩臂麻痛 等症
肩髃 (大肠15)	肱骨大小结节之间	同上	同上	肩臂痛，上肢麻，风疹， 瘰疬等症
巨骨 (大肠16)	肩峰与肩胛冈之间 凹陷处	同上	同上	上肢麻木疼痛，瘰疬，瘿 气等症
天鼎 (大肠17)	扶突与缺盆间胸锁 乳突肌后缘	同上	直刺0.5~1寸 温灸5~10分钟	咽喉肿痛，淋巴结核，嘶 哑，失音等
扶突 (大肠18)	结喉旁开3寸，胸 锁乳突肌后缘	点法，按法， 揉法	同上	同上及咳喘等
禾髎 (大肠19)	直鼻孔下，人中穴 旁开5分	同上及掐法	斜刺0.3~0.5寸 禁灸	鼻塞，鼻衄，口㖞，口 禁等
迎香 (大肠20)	鼻翼旁开0.5寸， 鼻唇沟中	同上	同上	同上及面痒浮肿等

三、足阳明胃经

足阳明胃经，起于鼻之两旁向上交叉于鼻根，至睛明向下沿鼻外入上齿环口唇，上交人中下交承浆，走下颌至耳前过颧弓，沿鬓发缘交会于颔厌，到前额交会于神庭。其分支从大迎下颈喉入锁骨窝中，会于大椎向下过膈属胃络脾。另一分支从锁骨窝直下挟脐旁入腹股沟。又一分支自胃下口，沿腹腔至气街（腹股沟）会上一分支下行大腿前面，入髌下沿胫外侧至足背入中趾内侧缝。又从膝下3寸分一旁支，下到足中趾外侧缝。足背上又分一支入足大趾缝，并沿大趾前侧边缘，出其趾端（图8-4）。

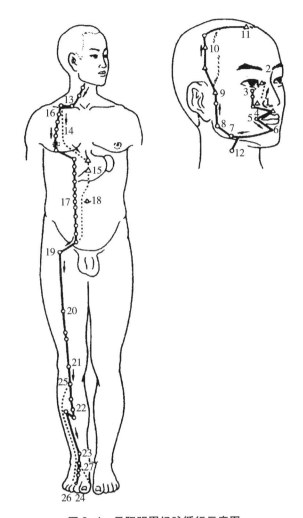

图 8-4 足阳明胃经脉循行示意图

1. 起于鼻之交頞中　2. 旁纳太阳之脉　3. 下循鼻外　4. 入上齿中　5. 还出挟口环唇

6. 下交承浆　7. 却循颐后下廉出大迎　8. 循颊车　9. 上耳前，过客主人　10. 循发际

11. 至额颅　12. 其支者，从大迎前，下人迎，循喉咙　13. 入缺盆　14. 下膈　15. 属胃络脾

16. 其直者从缺盆下乳内廉　17. 下挟脐入气街中　18. 其支者，起于胃口，下循腹里，下至气街中而合

19. 以下髀关　20. 抵伏兔　21. 下膝膑中　22. 下循胫外廉　23. 下足跗　24. 入中指（按：指应作趾，

以下足经均同）内间（按：应作次指外间）　25. 其支者，下廉三寸而别　26. 下入中指外间

27. 其支者，别跗上，入大指间，出其端

（一）足阳明胃经经穴歌（共45穴）

四十五穴足阳明，承泣四白巨髎经，

地仓大迎颊车对，下关头维和人迎，

水突气舍连缺盆，气户库房屋翳屯，

膺窗乳中延乳根，不容承满及梁门，
关门太乙滑肉门，天枢外陵大巨存，
水道归来气冲穴，髀关伏兔走阴市，
梁丘犊鼻足三里，上巨虚连条口位，
下巨虚穴上丰隆，解溪冲阳陷谷中，
下行内庭厉兑穴，大趾次趾之端终。

（二）足阳明胃经经穴主治一览表（表8-5）

表8-5 足阳明胃经经穴主治一览表

穴名	位置	点穴手法	针灸方法	主治病症
承泣（胃1）	直瞳孔下 0.7 寸，眶缘与眼球之间	点法，按法	直刺 1~1.5 寸禁灸	目赤肿痛，各种眼病
四白（胃2）	直瞳孔下 1 寸，眶下孔处	点法，按法，揉法，掐法	斜刺 0.3~0.5 寸禁灸	同上及三叉神经痛，面瘫等
巨髎（胃3）	直瞳孔下，鼻翼旁开 0.8 寸	同上	同上	鼻炎，面瘫，三叉神经痛等
地仓（胃4）	口角外旁开 0.4 寸	同上	横刺透颊车温灸 3~5 分钟	面瘫，流涎，三叉神经痛
大迎（胃5）	颊车穴前 0.5 寸，下颌缘之切迹处	同上	斜刺 0.5~0.8 寸温灸 5~10 分钟	牙痛，牙关禁闭，腮腺炎，面瘫
颊车（胃6）	下颌角前上方一横指处	点法，揉法，抠法，刮法	直刺 0.5~0.8 寸温灸 5~10 分钟	同上及下颌关节炎，咬肌痉挛等
下关（胃7）	颧弓与下颌切迹形成的凹陷中	同上	直刺 1~1.5 寸温灸 5~10 分钟	同上及中耳炎，聋哑等
头维（胃8）	额角发际处，前发际正中旁开 4.5 寸	点法，按法，揉法，掐法	沿皮刺 0.8~1.5 寸禁灸	头痛，眩晕，目赤痛，面瘫等
人迎（胃9）	结喉旁开 1.5 寸	拿揉法，捏揉法	斜刺 0.5~1 寸禁灸	咳喘，咽喉肿痛，嘶哑失音，高血压等
水突（胃10）	人迎与气舍穴之间，胸锁乳突肌前缘	同上	同上	同上及甲状腺肿等
气舍（胃11）	人迎穴直下，锁骨头上缘	点法，按法，揉法，掐法	直刺 0.3~0.5 寸温灸 5~10 分钟	同上及淋巴结结核等
缺盆（胃12）	锁骨内缘中点凹陷中，中线旁开 4 寸	点法，按法，揉法，掐法	同上	咳喘，呃逆，肋间神经痛，臂丛神经炎，上肢麻痛等
气户（胃13）	锁骨中点下缘，璇玑穴旁开 4 寸	同上	同上	同上

续表

穴名	位置	点穴手法	针灸方法	主治病症
库房 (胃14)	锁骨中线第1肋间，华盖穴旁开4寸	同上	同上	支气管炎，肋间神经痛等
屋翳 (胃15)	锁骨中线第2肋间，紫宫穴旁开4寸	点法，按法，抠法，拨法	直刺0.3~0.5寸 温灸5~10分钟	同上及乳腺炎等
膺窗 (胃16)	锁骨中线第3肋间，玉堂穴旁开4寸	同上	同上	同上及肠鸣腹泻等
乳中 (胃17)	在乳头中央，膻中穴旁开4寸	不用手法	不针不灸	只作为胸腹部取穴的标志
乳根 (胃18)	在乳中穴直下1个肋间	点法，按法，揉法，颤法	横刺0.5~1寸 温灸5~10分钟	乳腺炎，乳少，支气管炎等
不容 (胃19)	脐上6寸，巨阙穴旁开2寸	同上	直刺0.5~0.8寸 温灸5~10分钟	呕吐，恶心，胃脘痛，胃扩张，肋间神经痛等
承满 (胃20)	脐上5寸，上脘穴旁开2寸	同上	同上	同上及肠鸣，消化不良，疝气等
梁门 (胃21)	脐上4寸，中脘穴旁开2寸	同上	直刺1~2寸 温灸5~10分钟	急慢性胃炎，胃溃疡，胃神经官能症等
关门 (胃22)	脐上3寸，建里穴旁开2寸	同上	同上	饮食不振，肠鸣，腹胀，腹泻，水肿等症
太乙 (胃23)	脐上2寸，下脘穴旁开2寸	同上	同上	胃痛，肠疝，脚气，遗尿，精神病等
滑肉门 (胃24)	脐上1寸，水分穴旁开2寸	同上	同上	急慢性胃肠炎，精神病等
天枢 (胃25)	脐旁2寸	同上	同上	同上及腹痛，腹泻，便秘，月经不调，水肿等
外陵 (胃26)	脐下1寸，阴交穴旁开2寸	同上	同上	腹痛，疝气，痛经等
大巨 (胃27)	脐下2寸，石门穴旁开2寸	同上	同上	腹痛，肠梗阻，膀胱炎，尿闭，遗精，疝气等
水道 (胃28)	脐下3寸，关元穴旁开2寸	同上	同上	同上及肾炎，痛经，睾丸炎等
归来 (胃29)	脐下4寸，中极穴旁开2寸	同上	同上	月经不调，子宫内膜炎，附件炎，睾丸炎，腹痛，疝气

穴名	位置	点穴手法	针灸方法	主治病症
气冲（胃30）	归来穴下1寸，耻骨结节外上方	同上	同上	男女生殖系统疾病及疝气等
髀关（胃31）	大转子前，髂前上棘与承扶穴相对取之	点法，揉法，压法	直刺1.5~3寸温灸5~10分钟	腰腿痛，下肢麻木，瘫痪，关节炎等
伏兔（胃32）	髌骨外上缘直上6寸	点法，揉法，压法	直刺1.5~3寸温灸5~10分钟	同上
阴市（胃33）	髌骨外上缘直上3寸	同上	同上	同上
梁丘（胃34）	髌骨外上缘直上2寸	点法，按法、揉法，掐法	直刺1.5~3寸温灸5~10分钟	胃脘痛，乳腺炎，腹泻，膝关节病等
犊鼻（胃35）	髌骨外下缘凹陷中	同上	直刺1~2寸温灸5~10分钟	膝关节病，下肢麻木疼痛等
足三里（胃36）	外膝眼下3寸，胫骨外侧一横指	同上	同上	急慢性胃肠炎，胃溃疡，头晕，癫狂，神经衰弱等
上巨虚（胃37）	足三里穴下3寸	同上	同上	同上
条口（胃38）	上巨虚穴下2寸	同上	同上	同上及肩周炎，腰腿痛，下肢瘫痪等
下巨虚（胃39）	上巨虚穴下3寸	同上	同上	同上及慢性肝炎等
丰隆（胃40）	外踝上8寸，条口穴外1寸	同上	同上	咳嗽痰多，头痛，眩晕，经闭血崩，下肢肿痛等
解溪（胃41）	踝关节前横纹中央两筋间	同上	直刺0.3~0.5寸温灸5~10分钟	头痛，眼病，肾炎，肠炎，癫痫，踝关节痛等
冲阳（胃42）	解溪穴下1.5寸，足背动脉应手处	同上	同上	同上及牙痛足背痛等
陷谷（胃43）	足二趾直上，二三跖骨之间凹陷处	掐法	斜刺0.5~1寸温灸5~10分钟	面肿，目赤，肠鸣，腹胀，癔症等
内庭（胃44）	第二、三趾缝端	同上	同上	胃肠炎，牙痛，三叉神经痛，咽喉肿痛，面瘫，鼻衄等
厉兑（胃45）	第二足趾甲外侧距趾甲角0.1寸处	同上	直刺0.1~0.3寸温灸5~10分钟	同上及神经衰弱，癔症，脑贫血，扁桃体炎等

四、足太阴脾经

足太阴脾经，起于足蹞趾内侧端，沿蹞趾内侧缘上行至足掌背赤白肉际边，至核骨上内踝，上小腿内侧至膝内侧到大腿内前面，入腹会任脉属脾络胃，上交于日月会于期门，过膈夹食管连舌根散舌下。其分支从胃出过膈注于胸中（图8-5）。

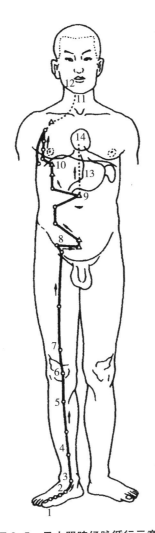

图 8-5 足太阴脾经脉循行示意图

1. 起于大指之端，循指内侧白肉际 2. 过核骨后 3. 上内踝前廉 4. 上端（按：踹应作腨）内

5. 循胫骨后 6. 交出厥阴之前 7. 上膝股内前廉 8. 入腹 9. 属脾络胃 10. 上膈 11. 挟咽

12. 连舌本散舌下 13. 其支者，复从胃别上膈 14. 注心中

（一）足太阴脾经经穴歌（共21穴）

足太阴经脾中州，隐白在足大趾头，
大都太白公孙盛，商丘三阴交可求，
漏谷地机阴陵泉，血海箕门冲门开，
府舍腹结大横排，腹哀食窦天溪连，
胸乡周荣大包尽，二十一穴太阴全。

（二）足太阴脾经经穴主治一览表（表8-6）

表8-6 足太阴脾经经穴主治一览表

穴名	位置	点穴手法	针灸方法	主治病症
隐白（脾1）	足踇趾内侧，距趾甲角0.1寸处	掐法	斜刺0.1~0.3寸 温灸5~10分钟	月经过多，消化道出血，腹胀痛，神经病等
大都（脾2）	踇趾根胫侧，第1跖趾关节前赤白肉际	点法，揉法，掐法，按法	直刺0.3~0.5寸 温灸5~10分钟	胃腹痛，肠胀，腹泻，热症、中风，四肢肿痛
太白（脾3）	第1跖骨头胫侧后下方	同上	同上	同上及头痛，便秘等
公孙（脾4）	第1跖骨基底胫侧前下方	同上	直刺1~2寸 温灸5~10分钟	急慢性胃肠炎，痢疾，月经不调，足踝疼痛等
商丘（脾5）	内踝前下方凹陷中	同上	直刺0.3~0.5寸 温灸5~10分钟	同上及黄疸，疝痛等
三阴交（脾6）	内踝尖直上3寸，胫骨后缘	点法，揉法，捏法，掐法	直刺1~1.5寸 温灸5~10分钟	消化泌尿生殖系疾病，偏瘫，神经衰弱，皮炎，湿疹等
漏谷（脾7）	三阴交穴直上3寸，胫骨后缘	同上	同上	同上及下肢麻痹等症
地机（脾8）	阴陵泉穴下3寸，胫骨后缘	同上	直刺1~2寸 温灸5~10分钟	同上，偏重于治疗妇科病
阴陵泉（脾9）	胫骨内踝下缘	同上	同上	同上及膝关节病等
血海（脾10）	髌骨内上缘上2寸股内侧肌内缘	同上	同上	同上，偏重于治疗皮炎湿疹等
箕门（脾11）	血海穴上6寸	同上	同上	泌尿系统疾病及腹股沟淋巴结炎等

续表

穴名	位置	点穴手法	针灸方法	主治病症
冲门 (脾12)	耻骨联合上缘曲骨穴旁开3.5寸	点法，按法，压法	直刺1~1.5寸 温灸5~10分钟	疝气，尿闭，子痈，子宫内膜炎，睾丸炎，下肢疼痛等
府舍 (脾13)	冲门穴直上0.7寸，腹中线旁开4寸	点法，按法，揉法，颤法	同上	同上及少腹痛，阑尾炎等
腹结 (脾14)	府舍穴直上3寸，腹中线旁开4寸	同上	同上	腹痛，腹泻，疝气等
大横 (脾15)	脐旁4寸	同上	同上	同上及痢疾，便秘，结肠炎，肠麻痹等
腹哀 (脾16)	大横穴上3寸，建里穴旁开4寸	同上	同上	同上及消化不良等
食窦 (脾17)	第5肋间，胸正中线旁开6寸	点法，按法，揉法，推法	斜刺0.3~0.5寸 温灸5~10分钟	胃炎，腹水，尿潴留，肋间神经痛等（禁忌深刺下同）
天溪 (脾18)	第4肋间，胸正中线旁开6寸	同上	同上	咳喘，呕逆，乳腺炎，支气管炎等
胸乡 (脾19)	第3肋间，胸正中线旁开6寸	同上	同上	肋间神经痛，胸壁挫伤等
周荣 (脾20)	第2肋间，胸正中线旁开6寸	同上	同上	同上胸膜炎，肺脓疡，支气管扩张等
大包 (脾21)	腋中线下6寸，第7肋间	同上	同上	咳喘，胸痛，肋间神经痛，全身痛等

五、手少阴心经

手少阴心经，起于心中出属心系，向下过膈络于小肠。从心系分支，上挟食道连于目系。又从心系分支到肺，斜走出腋窝沿上肢内侧后边到豌豆骨达于小指后侧端（图8-6）。

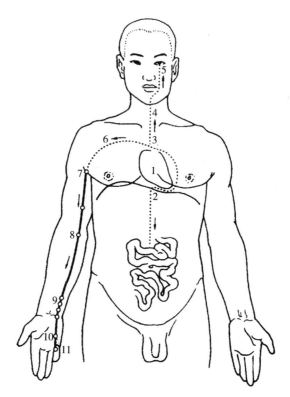

图 8-6　手少阴心经脉循行示意图

1. 起于心中，出属心系　2. 下膈，络小肠　3. 其支者，从心系

4. 上挟咽　5. 系目系　6. 其直者，复从心系却上肺，下出腋

7. 下循臑内后廉，行太阴、心主之后　8. 下肘内，循臂内后廉

9. 抵掌后锐骨之端　10. 入掌内后廉　11. 循小指之内，出其端

（一）手少阴心经经穴歌（共 9 穴）

九穴心经手少阴，极泉青灵少海深，

灵道通里阴郄邃，神门少府少冲寻。

（二）手少阴心经经穴主治一览表（表 8-7）

表 8-7　手少阴心经经穴主治一览表

穴名	位置	点穴手法	针灸方法	主治病症
极泉 （心1）	腋窝中间，腋动脉内侧	点法，揉法，抠法，拨法	直刺 0.5~1 寸 温灸 5~10 分钟	心绞痛，肩周炎，胸胁痛，上肢麻木疼痛等症

续表

穴名	位置	点穴手法	针灸方法	主治病症
青灵 （心2）	上臂内侧，少海穴上3寸	同上	同上	同上
少海 （心3）	肘横纹尺侧端与肱骨内上髁之间	同上	同上	神经衰弱，精神分裂症，肋间神经痛，肘及前臂麻木疼痛等
灵道 （心4）	掌后尺侧，神门穴上1.5寸	同上	同上	心痛，癔症，精神病，尺神经痛等
通里 （心5）	掌后尺侧，神门穴上1寸	同上	直刺0.3~0.5寸 温灸5~10分钟	同上及心悸，心动过缓，神经衰弱，气喘等
阴郄 （心6）	掌后尺侧，神门穴上0.5寸	同上	同上	同上
神门 （心7）	腕横纹尺侧端，凹陷处	同上	同上	同上
少府 （心8）	4.5掌骨之间，握拳小指点到处	掐法	同上	同上
少冲 （心9）	小指桡侧距指甲角0.1寸许	掐法	直刺0.1~0.2寸或点刺放血	高烧，中风，小儿惊厥，心悸，癔症等

六、手太阳小肠经

手太阳小肠经，起于小指外侧端，沿手及上肢外侧后缘至肩后，绕于肩胛冈上下会于附分、大杼、大椎，入锁骨窝络于心脏，沿食道下膈达胃属于小肠。其分支从锁骨窝上颈达颊到目外眦交于瞳子髎、和髎入于耳中。又分支从面颊斜向眶下达鼻根的目内眦，交会于睛明，同时横斜布于颧部（图8-7）。

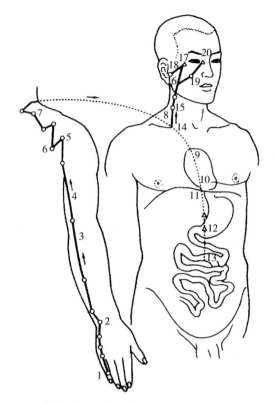

图 8-7　手太阳小肠经脉循行示意图

1. 起于小指之端　2. 循手外侧上腕，出踝中　3. 直上循臂骨下廉，出肘内侧两筋之间

4. 上循臑外后廉　5. 出肩解　6. 绕肩胛　7. 交肩上　8. 入缺盆　9. 络心　10. 循咽

11. 下膈　12. 抵胃　13. 属小肠　14. 其支者，从缺盆　15. 循颈　16. 上颊

17. 至目锐眦　18. 却入耳中　19. 其支者，别颊上䪼，抵鼻　20. 至目内眦，斜络于颧

（一）手太阳小肠经经穴歌

手太阳穴一十九，少泽前谷后溪数，

腕骨阳谷养老绳，支正小海外辅肘，

肩贞臑俞接天宗，髎外秉风曲垣首，

肩外俞连肩中俞，天窗乃与天容偶，

锐骨之端上颧髎，听宫耳前珠上走。

（二）手太阳小肠经经穴主治一览表（表 8-8）

表 8-8　手太阳小肠经经穴主治一览表

穴名	位置	点穴手法	针灸方法	主治病症
少泽 （小肠1）	小指尺侧，距指甲角0.1寸处	掐法	斜刺0.1~0.2寸或点刺放血	头痛，乳腺炎，少乳，目翳，心痛，气短，耳聋

续表

穴名	位置	点穴手法	针灸方法	主治病症
前谷 (小肠2)	第5指掌关节尺侧前方横纹头	点法，掐法	直刺0.3~0.5寸 温灸5~10分钟	目翳，耳鸣，喉炎，乳腺炎等
后溪 (小肠3)	第5指掌关节尺侧后方横纹头	同上	直刺0.5~1寸 温灸5~10分钟	疟疾，癫狂，瘟病，肋间神经痛，腰痛，落枕
腕骨 (小肠4)	第5掌骨基底与豌豆骨之间凹陷处	同上	同上	头痛，耳鸣，胃炎，胆囊炎，糖尿病等
阳谷 (小肠5)	腕背横纹尺侧端凹陷处	同上	直刺0.3~0.5寸 温灸5~10分钟	热病，腮腺炎，头眩，目痛，耳鸣，耳聋，腕痛等
养老 (小肠6)	尺骨小头桡侧缘上方缝隙中	同上	同上	腰背痛，偏瘫，肩及上肢痛，落枕，眼病，疝等
支正 (小肠7)	阳谷穴上5寸，在阳谷与小海联线上	点法，揉法，捏法，掐法	直刺0.3~0.5寸 温灸5~10分钟	项强，肘臂痛，神经衰弱，精神病等
小海 (小肠8)	肱骨内上髁与鹰嘴突之间	点法，揉法，抠法、拨法	同上	尺神经痛，肩背痛，癫痫，精神病，舞蹈症
肩贞 (小肠9)	腋后纹头上1寸	同上	直刺1~2寸 温灸5~10分钟	牙痛，肩周炎，上肢麻痹等
臑俞 (小肠10)	肩胛冈下缘处	同上	同上	同上
天宗 (小肠11)	肩胛冈下窝中央	同上	直刺0.5~1寸 温灸5~10分钟	肩胛痛，上肢麻痛，胸痛闷满等症
秉风 (小肠12)	肩胛冈上窝中，曲垣穴与巨骨穴之间	同上	同上	肩周炎，肩胛痛，上肢麻痹，冈上肌肌腱炎等
曲垣 (小肠13)	肩胛冈上窝内侧端凹陷处	同上	同上	同上
肩外俞 (小肠14)	第1胸椎棘突旁开3寸	同上	同上	同上
肩中俞 (小肠15)	大椎穴旁开2寸	同上	同上	咳喘，气管炎，肩背痛，落枕
天窗 (小肠16)	结喉旁开3.5寸，扶突穴后0.5寸	点揉法，拿揉法，捏揉法	直刺0.5~0.8寸 温灸5~10分钟	咽喉肿痛，甲状腺肿，耳鸣，耳聋，项强等症
天容 (小肠17)	下颌角后下方，胸锁乳突肌前缘点法	同上	直刺1~1.5寸 温灸5~10分钟	咽喉炎，扁桃体炎，颈项肿痛，咳喘等症
颧髎 (小肠18)	颧骨下缘中央，目外眦直下平迎香穴	点法，抠法，揉法	斜刺1~1.5寸 温灸5~10分钟	牙痛，面瘫，三叉神经痛，面肌痉挛等
听宫 (小肠19)	耳屏正中前凹陷中	同上	同上	耳鸣，耳聋，中耳炎，外耳道炎，面瘫等

七、足太阳膀胱经

足太阳膀胱经，起于目内眦上额会于神庭、头临泣，至顶会于百会。从头顶分支，走耳上角会于曲鬓、率谷等穴。其直行支脉，从头顶入于脑交会于脑户，出来下项沿肩胛会于大椎、陶道，挟脊直下抵腰络于肾属于膀胱。另一分支从腰向下过臀入腘。又一分支从肩胛内缘直下，挟脊旁过大转子会于环跳，沿大腿后侧向下与上一支脉会于腘中，再向下过腨出外踝，沿足外侧至小趾端（图8-8）。

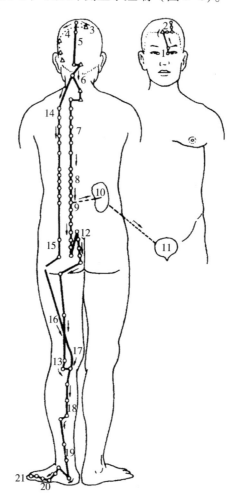

图8-8 足太阳膀胱经脉循行示意图

1. 起于目内眦　2. 上额　3. 交巅　4. 其支者，从巅至耳上角　5. 其直者，从巅入络脑

6. 还出别下项　7. 循肩膊内，挟脊　8. 抵腰中　9. 入循膂　10. 络肾　11. 属膀胱

12. 其支者，从腰中下挟脊贯臀　13. 入腘中　14. 其支者，从膊内左右，别下贯胛，挟脊内

15. 过髀枢　16. 循髀外从后廉　17. 下合腘中　18. 以下贯腨内　19. 出外踝之后

20. 循京骨　21. 至小指外侧

（一）足太阳膀胱经经穴歌〔共67穴〕

足太阳穴六十七，睛明目内红肉藏，
攒竹眉冲与曲差，五处寸半上承光，
通天络却玉枕昂，天柱后际大筋旁，
大杼挟脊第一行，直下风门肺俞长，
又厥阴俞与心俞，督俞膈俞俱一行，
肝胆脾胃接三焦，肾俞气海大肠乡，
关元小肠到膀胱，中膂白环仔细量，
上髎次髎中复下，一空二空骶后当，
会阳阴尾骨外取，附分挟脊第二行，
魄户膏肓神堂走，噫譆膈关魂门当，
阳纲意舍乃胃仓，肓门志室续胞肓，
二十一椎秩边场，承扶臀横纹中央，
殷门浮郄委阳到，委中合阳承筋乡，
承山飞扬踝跗阳，昆仑仆参申脉忙，
金门京骨束骨接，通谷至阴小趾旁。

（二）足太阳膀胱经经穴主治一览表（表8-9）

表8-9 足太阳膀胱经经穴主治一览表

穴名	位置	点穴手法	针灸方法	主治病症
睛明 （膀胱1）	目内眦角上方0.1寸处	点法，按法，揉法，掐法	直刺1~1.5寸 禁灸	各种眼病，头痛等症
攒竹 （膀胱2）	眉头眶上切迹处	同上	斜刺0.3~0.5寸	同上及小儿惊痫等症
眉冲 （膀胱3）	眉上入发际0.5寸，神庭曲差之间	同上	同上	头痛，鼻塞，眩晕，癫痫等
曲差 （膀胱4）	神庭穴旁开1.5寸	同上	斜刺0.3~0.5寸 温灸5~10分钟	同上及鼻衄，眼病等
五处 （膀胱5）	上星穴旁开1.5寸	同上	同上	同上
承光 （膀胱6）	五处穴后1.5寸	同上	同上	同上
通天 （膀胱7）	承光穴后1.5寸	同上	同上	同上

穴名	位置	点穴手法	针灸方法	主治病症
络却 （膀胱 8）	通天穴后 1.5 寸	同上	同上	同上及甲状腺肿，呕吐等
玉枕 （膀胱 9）	络却穴后 1.5 寸，脑户穴旁开 1.3 寸	同上	同上	同上及近视眼等
天柱 （膀胱 10）	哑门穴旁开 1.3 寸	同上	直刺 0.5～1 寸 温灸 3～5 分钟	头痛，项强，咽喉炎，癔症，神经衰弱等
大杼 （膀胱 11）	第 1 胸椎棘突旁开 1.5 寸处	点法，按法，揉法，拨法	斜刺 0.7～1 寸 温灸 5～10 分钟	感冒，肺炎，胸膜炎，项背强痛，关节炎等
风门 （膀胱 12）	第 2 胸椎棘突旁开 1.5 寸处	同上	同上	同上及风疹，皮炎等
肺俞 （膀胱 13）	第 3 胸椎棘突旁开 1.5 寸处	同上	同上	同上及肺结核，自汗，盗汗等
厥阴俞 （膀胱 14）	第 4 胸椎棘突旁开 1.5 寸处	同上	同上	风湿性心脏病，神经衰弱，肋间神经痛等
心俞 （膀胱 15）	第 5 胸椎棘突旁开 1.5 寸处	同上	同上	同上及癫狂，癔症等
督俞 （膀胱 16）	第 6 胸椎棘突旁开 1.5 寸处	同上	同上	心膜炎，腹痛，肠鸣，乳腺炎，膈肌痉挛，脱发
膈俞 （膀胱 17）	第 7 胸椎棘突旁开 1.5 寸处	点法，按法，揉法，拨法	斜刺 0.7～1 寸 温灸 5～10 分钟	出血性病，膈肌痉挛，呕吐，嗳膈，咳喘，盗汗等
肝俞 （膀胱 18）	第 9 胸椎棘突旁开 1.5 寸处	同上	同上	慢性肝炎、胆囊炎，胃痛，眼痛，肋间神经痛，神经衰弱
胆俞 （膀胱 19）	第 10 胸椎棘突旁开 1.5 寸处	同上	同上	胆囊炎，肾炎，淋巴结核，腹胀，胸胁痛，坐骨神经痛
脾俞 （膀胱 20）	第 11 胸椎棘突旁开 1.5 寸处	同上	同上	胃炎，溃疡，肝炎，肠炎，慢性出血疾患，肝脾大
胃俞 （膀胱 21）	第 12 胸椎棘突旁开 1.5 寸处	同上	同上	同上及腰背痛，神经衰弱等
三焦俞 （膀胱 22）	第 1 腰椎棘突旁开 1.5 寸	同上	直刺 1～1.5 寸 温灸 5～15 分钟	同上及肾炎，尿闭，腰痛等

穴名	位置	点穴手法	针灸方法	主治病症
肾俞 （膀胱 23）	第 2 腰椎棘突旁开 1.5 寸	同上	同上	肾炎，腰痛，阳痿，遗精，月经不调，咳喘，贫血
气海俞 （膀胱 24）	第 3 腰椎棘突旁开 1.5 寸	同上	同上	同上
大肠俞 （膀胱 25）	第 4 腰椎棘突旁开 1.5 寸	同上	同上	肠炎，痢疾，便秘，腰腿痛等
关元俞 （膀胱 26）	第 5 腰椎棘突旁开 1.5 寸	同上	同上	糖尿病，贫血，盆腔炎，膀胱炎，肠炎，腰腿痛等
小肠俞 （膀胱 27）	第 1 骶后孔外侧，骶中线旁开 1.5 寸	同上	同上	遗尿，遗精，盆腔炎，便秘，腰痛，腰骶关节痛等
膀胱俞 （膀胱 28）	第 2 骶后孔外侧，骶中线旁开 1.5 寸	同上	同上	子宫内膜炎，膀胱炎，肛门疾病，腰腿痛，小儿麻痹
中膂俞 （膀胱 29）	第 3 骶后孔外侧，骶中线旁开 1.5 寸	同上	同上	同上
白环俞 （膀胱 30）	第 4 骶后孔外侧，骶中线旁开 1.5 寸	同上	同上	同上
上髎 （膀胱 31）	第 1 对骶后孔中	同上	同上	同上及盆腔炎，月经不调，睾丸炎，难产，遗尿等
次髎 （膀胱 32）	第 2 对骶后孔中	同上	同上	同上
中髎 （膀胱 33）	第 3 对骶后孔中	点法，按法，揉法，拨法	直刺 1~1.5 寸 温灸 5~15 分钟	同上
下髎 （膀胱 34）	第 4 对骶后孔中	同上	同上	同上
会阳 （膀胱 35）	尾骨下端两旁正中线旁开 0.5 寸	同上	同上	经期腰痛，白带过多，阳痿，腹泻，痔疮等症
承扶 （膀胱 36）	臀下横纹中央	同上	直刺 2~3 寸 温灸 5~10 分钟	腰背痛，坐骨神经痛，瘫痪，痔疮，尿闭，便秘等
殷门 （膀胱 37）	承扶穴直下 6 寸	同上	同上	同上

穴名	位置	点穴手法	针灸方法	主治病症
浮郄 (膀胱 38)	委阳穴上 1 寸	同上	直刺 1~2 寸 温灸 5~10 分钟	胃肠炎，膀胱炎，便秘，下肢疼痛，麻痹等症
委阳 (膀胱 39)	委中穴外开 1 寸	同上	直刺 0.5~1 寸 温灸 3~5 分钟	同上及腰背痛，肾炎，乳糜尿，腓肠肌痉挛等
委中 (膀胱 40)	腘窝横纹中央	同上	同上	同上及热证，中暑，急性胃肠炎，膝关节病等
附分 (膀胱 41)	第 2 胸椎棘突旁开 3 寸	同上	直刺 0.5~0.8 寸 温灸 5~10 分钟	肩项背痛，臂肘麻木等
魄户 (膀胱 42)	第 3 胸椎棘突旁开 3 寸	同上	同上	支气管炎，咳喘，肺结核，胸膜炎等
膏肓 (膀胱 43)	第 4 胸椎棘突旁开 3 寸	同上	同上	同上及神经衰弱等
神堂 (膀胱 44)	第 5 胸椎棘突旁开 3 寸	同上	同上	同上及肋间神经痛，心脏病等
譩譆 (膀胱 45)	第 6 胸椎棘突旁开 3 寸	同上	同上	同上及呃逆等
膈关 (膀胱 46)	第 7 胸椎棘突旁开 3 寸	同上	同上	肋间神经痛，食管痉挛，胃出血等
魂门 (膀胱 47)	第 9 胸椎棘突旁开 3 寸	同上	同上	肝、胆、胃病，胸膜炎，神经衰弱等
阳纲 (膀胱 48)	第 10 胸椎棘突旁开 3 寸	同上	同上	同上
意舍 (膀胱 49)	第 11 胸椎棘突旁开 3 寸	同上	同上	同上
胃仓 (膀胱 50)	第 12 胸椎棘突旁开 3 寸	同上	同上	胃炎，胃腹痛，背痛等
肓门 (膀胱 51)	第 1 腰椎棘突旁开 3 寸	点法，按法，揉法，拨法	直刺 1~1.5 寸 温灸 5~10 分钟	乳腺炎，上腹痛，腰痛，下肢麻木瘫痪等症
志室 (膀胱 52)	第 2 腰椎棘突旁开 3 寸	点法，按法，揉法，拨法	直刺 1~1.5 寸 温灸 5~15 分钟	乳腺炎，腹痛，腰腿痛，肾炎，阳痿，遗精，前列腺炎
胞肓 (膀胱 53)	第 2 骶后孔外，骶中线旁开 3 寸	同上	同上	腰腿痛，腹痛，肠鸣，尿闭，坐骨神经痛等

续表

穴名	位置	点穴手法	针灸方法	主治病症
秩边 （膀胱54）	第4骶后孔外，骶中线旁开3寸	同上	直刺2~3寸 温灸5~15分钟	坐骨神经痛，下肢瘫痪，肛门及生殖器疾病等
合阳 （膀胱55）	委中穴直下2寸	同上	直刺1~2寸 温灸5~10分钟	崩漏，疝气，腰膝疼痛等
承筋 （膀胱56）	合阳穴与承山穴之间	同上	同上	头痛，腰背强痛，小腿痛，下肢麻痹，痔疮等
承山 （膀胱57）	委中与足跟之间，小腿后侧人字纹中	同上	同上	腰腿痛，坐骨神经痛，腓肠肌痉挛，痔疮，脱肛
飞扬 （膀胱58）	外踝上7寸	同上	同上	关节炎，肾炎，膀胱炎，脚气，痔疮，癫狂，腰腿痛等
跗阳 （膀胱59）	外踝上3寸，绝骨后1寸	同上	直刺0.5~1寸 温灸5~10分钟	头痛，腰腿痛，下肢瘫痪，踝关节肿痛等
昆仑 （膀胱60）	外踝与跟腱之间凹陷处	点法，按法，揉法，拨法	同上	头项强痛，腰背痛，坐骨神经痛，瘫痪，踝肿痛
仆参 （膀胱61）	昆仑穴直下，跟骨外侧凹陷处	同上	直刺0.3~0.5寸 温灸5~10分钟	腰痛，足跟痛，下肢瘫痪，脚气，小儿昏厥
申脉 （膀胱62）	外踝下缘凹陷处	同上	同上	头痛，眩晕，耳鸣，半身不遂，面瘫，癫狂等症
金门 （膀胱63）	外踝前下方与第5跖骨基底凹陷处	同上	同上	腰腿痛，足底痛，癫痫，小儿惊厥等
京骨 （膀胱64）	第5跖骨粗隆外侧凹陷处	同上	同上	头项强痛，心肌炎，脑膜炎，癫痫，腰腿痛等
束骨 （膀胱65）	第5跖骨小头外侧凹陷处	同上	同上	同上及目翳，疟疾等
足通谷 （膀胱66）	第5跖趾关节前外侧凹陷处	同上	同上	头痛，目眩，咳喘，鼻出血，精神病等
至阴 （膀胱67）	足小趾外侧，距趾甲角0.1寸	同上	直刺0.1~0.2寸 温灸10~30分钟	头痛，中风，胎位不正，难产等

八、足少阴肾经

足少阴肾经，起于足小趾下斜向足心出舟骨下绕内踝至足跟，沿小腿内侧向上会于三阴交，沿下肢内侧后缘至尾骨会督脉于长强，过脊柱里面属肾络膀胱，会任脉于关元、中极，其分支从肾向上过肝和横膈入肺，沿喉布于舌。另一分支从肺出连于心散于胸中（图8-9）。

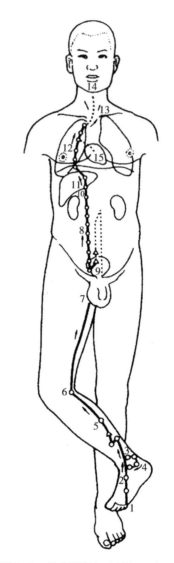

图8-9 足少阴肾经脉循行示意图

1. 起于小指之下，邪走足心　2. 出于然谷之下　3. 循内踝之后　4. 别入跟中

5. 以上踹（按：踹应作腨）内　6. 出腘内廉　7. 上股内后廉　8. 贯脊属肾

9. 络膀胱　10. 其直者，从肾　11. 上贯肝膈　12. 入肺中　13. 循喉咙

14. 挟舌本　15. 其支者，从肺出络心，注胸中

（一）足少阴肾经经穴歌（共27穴）

足少阴穴二十七，涌泉然谷太溪溢，

大钟水泉通照海，复溜交信筑宾宜，

阴谷膝内辅骨后，以上从足走至膝，

横骨大赫连气穴，四满中注肓俞集，

商曲石关阴都密，通谷幽门半寸辟，

步廊神封又灵墟，神藏或中俞府毕。

（二）足少阴肾经经穴主治一览表（表8-10）

表8-10 足少阴肾经经穴主治一览表

穴名	位置	点穴手法	针灸方法	主治病症
涌泉 （肾1）	足掌心中前 1/3 交界处	点法，揉法，搓法，掐法	直刺 0.5~1 寸 温灸 5~10 分钟	中风，中暑，癫痫，癔症，小儿惊风，下肢瘫痪
然谷 （肾2）	内踝前下方，足舟骨粗隆下方凹陷处	同上	同上	咽喉炎，膀胱炎，月经不调，尿涩，破伤风等
太溪 （肾3）	内踝尖与跟腱之间凹陷处	同上	同上	肾炎，遗尿，腰痛，神经衰弱，下肢瘫，足底痛等
大钟 （肾4）	太溪穴下 0.5 寸稍后	同上	直刺 0.3~0.5 寸 温灸 5~10 分钟	哮喘，疟疾，神衰，癔症，尿闭，咽痛，足底痛等
水泉 （肾5）	太溪穴直下 1 寸	同上	同上	闭经，子宫脱垂，近视眼等
照海 （肾6）	内踝尖直下 1 寸		直刺 0.5~1 寸 温灸 5~10 分钟	咽喉炎，扁桃体炎，癔症，神经衰弱，癫痫等
复溜 （肾7）	太溪穴直上 2 寸	点法，揉法，捏法，拿法	直刺 1~1.5 寸 温灸 5~10 分钟	肾炎，睾丸炎，尿路感染，白带过多，盗汗，腰酸等
交信 （肾8）	内踝上 2 寸，胫骨内侧缘	同上	同上	月经不调，闭经，尿闭，便秘，下肢痛等
筑宾 （肾9）	太溪穴上 5 寸，胫骨内缘后 2 寸	同上	同上	同上及癫痫，精神病，腓肠肌痉挛等
阴谷 （肾10）	腘横纹内侧端，半腱肌半膜肌之间	同上	同上	生殖泌尿系疾病及膝关节病等

续表

穴名	位置	点穴手法	针灸方法	主治病症
横骨 (肾11)	曲骨穴旁开0.5寸	点法，揉法，按法，颤法	同上	同上及疝气等
大赫 (肾12)	中极穴旁开0.5寸	同上	同上	遗精，白带过多，睾丸炎等
气穴 (肾13)	关元穴旁开0.5寸	同上	同上	同上及月经不调，遗尿，不孕，腹泻，尿路感染等
四满 (肾14)	石门穴旁开0.5寸	同上	同上	同上
中注 (肾15)	阴交穴旁开0.5寸	点法，揉法，按法，颤法	直刺1~1.5寸 温灸5~10分钟	同上及腰痛，腹痛等
肓俞 (肾16)	脐中旁开0.5寸	同上	同上	胃病，肠炎，疝气，便秘，呃逆等症
商曲 (肾17)	下脘穴开0.5寸	点法，揉法，揉法，颤法	直刺1~1.5寸 温灸5~10分钟	胃痛，疝气，腹膜炎等
石关 (肾18)	建里穴旁开0.5寸	同上	同上	同上及食管痉挛，呃逆，便秘等
阴都 (肾19)	中脘穴旁开0.5寸	同上	同上	肺气肿，胸膜炎，疟疾等
通谷 (肾20)	上脘穴旁开0.5寸	同上	直刺0.5~1寸 温灸5~10分钟	呕吐，腹泻，肋间神经痛，项强，心悸，癫痫等症
幽门 (肾21)	巨阙穴旁开0.5寸	同上	同上	急慢性胃炎，胃扩张，胃痉挛，肋间神经痛等
步廊 (肾22)	中庭穴旁开2寸，第5肋间	点法，揉法，揉法，掐法	直刺0.5~0.8寸 温灸5~10分钟	支气管炎，胸膜炎，胃炎，肋间神经痛等
神封 (肾23)	膻中穴旁开2寸，第4肋间	同上	同上	同上及乳腺炎等
灵墟 (肾24)	玉堂穴旁开2寸，第3肋间	同上	同上	同上

续表

穴名	位置	点穴手法	针灸方法	主治病症
神藏 （肾 25）	紫宫穴旁开 2 寸，第 2 肋间	同上	同上	同上
彧中 （肾 26）	华盖穴旁开 2 寸，第 1 肋间	同上	同上	同上
俞府 （肾 27）	璇玑穴旁开 2 寸，锁骨内端下缘	同上	同上	同上及呕吐，腹胀等

九、手厥阴心包经

手厥阴心包经，起于胸中属于心包络，向下过膈络上中下三焦。其分支沿胸浅出布于胁肋，上腋沿上肢内侧中间入掌至中指端。又分支从掌中沿无名指尺侧至其端（图 8-10）

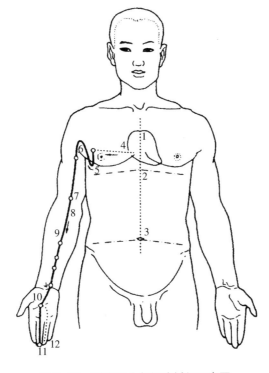

图 8-10　手厥阴心包经脉循行示意图

1. 起于胸中，出属心包络　2. 下膈　3. 历络三焦　4. 其支者，循胸　5. 出胁，下腋三寸

6. 上抵腋　7. 循臑内，行太阴少阴之间　8. 入肘中　9. 下臂，行两筋之间　10. 入掌中

11. 循中指，出其端　12. 其支者，别掌中，循小指次指，出其端

（一）手厥阴心包经经穴歌（共9穴）

九穴心包手厥阴，天池天泉曲泽深，

郄门间使内关对，大陵劳宫中冲寻。

（二）手厥阴心包经经穴主治一览表（表8-11）

表8-11　手厥阴心包经经穴主治一览表

穴名	位置	点穴手法	针灸方法	主治病症
天池 （心包1）	乳头外侧1寸，第4肋间	点法，按法，揉法，搓法	斜刺0.3~0.5寸	胸闷，心痛，腋下肿，肋间神经痛等
天泉 （心包2）	上臂前内侧腋下2寸，肱二头肌之间	点法，按法，揉法，抠法	直刺1~2寸	同上及咳喘，上臂疼痛等
曲泽 （心包3）	肘横纹中央，肱二头肌腱内侧	同上	直刺0.5~1寸 温灸5~10分钟	急性胃肠炎，心肌炎，气管炎，中暑，热病，肘臂痛等
郄门 （心包4）	腕横纹正中直上5寸两筋间	同上	直刺1~1.5寸 温灸5~10分钟	同上及乳腺炎，膈肌痉挛，癔证等
间使 （心包5）	腕横纹正中直上3寸两筋间	同上	同上	同上及疟疾，精神病等
内关 （心包6）	腕横纹正中直上2寸两筋间	同上	同上	同上及头痛，咳喘，休克等
大陵 （心包7）	腕横纹正中，两筋间	点法，按法，揉法，掐法	直刺0.3~0.5寸	同上及扁桃体炎，失眠，腕痛等
劳宫 （心包8）	掌心2、3掌骨之间，握拳中指尖点到处	同上	同上	中风，中暑，小儿惊风，癔证，精神病，口腔炎，手掌多汗等
中冲 （心包9）	中指桡侧，距指甲角0.1寸处	掐法	直刺0.1~0.2寸或点刺放血	同上及热证

十、手少阳三焦经

手少阳三焦经，起于无名指端，向上走四五掌骨间沿上肢外侧中间至肩，交于秉风会于大椎，过肩井入锁骨窝散于两乳之间，络于心包属于三焦。其分支从膻中出上锁骨，上项绕于耳后走向面颊至眼下交于颧髎。另一分支从耳后入耳中交于听宫，经上关前到目外眦（图8-11）。

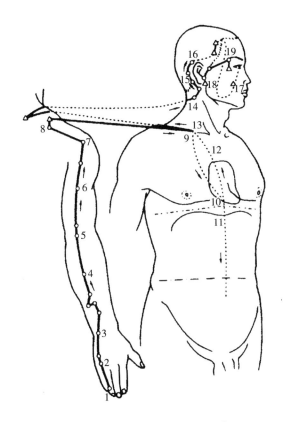

图 8-11　手少阳三焦经脉循行示意图

1. 起于小指次指之端　2. 上出两指之间　3. 循手表腕　4. 出臂外两骨之间

5. 上贯肘　6. 循臑外　7. 上肩　8. 而交出足少阳之后　9. 入缺盆

10. 布膻中，散络心包　11. 下膈，循属三焦　12. 其支者，从膻中

13. 上出缺盆　14. 上项　15. 系耳后直上　16. 出耳上角　17. 以屈下颊至颐

18. 其支者，从耳后入耳中，出走耳前，过客主人前，交颊　19. 至目锐眦

（一）手少阳三焦经经穴歌（共23穴）

二十三穴手少阳，关冲液门中渚旁，

阳池外关支沟正，会宗三阳四渎长，

天井清冷渊消泺，臑会肩髎天髎堂，

天牖翳风瘈脉青，颅息角孙耳门乡，

和髎前接丝竹空，三焦经穴此推详。

（二）手少阳三焦经经穴主治一览表（表8-12）

表8-12　手少阳三焦经经穴主治一览表

穴名	位置	点穴手法	针灸方法	主治病症
关冲 （三焦1）	无名指尺侧端，距指甲角0.1寸	掐法	直刺0.1～0.2寸或点刺放血	热病，头痛，喉炎，目赤痛等
液门 （三焦2）	手背四五指指间缝凹陷处	同上	直刺0.5～1寸，温灸5～10分钟	同上及耳聋，疟疾，手臂疼痛等
中渚 （三焦3）	手背四五掌骨间，掌指关节后凹陷处	点法，揉法，捏法，掐法	直刺0.5～1寸，温灸5～10分钟	同上及肩背痛，肋间神经痛等
阳池 （三焦4）	手四五掌骨直上，腕横纹凹陷处	同上	同上	感冒，扁桃体炎，疟疾，腕痛等
外关 （三焦5）	手背腕横纹上2寸两骨间	同上	同上	高烧，肺炎，腮腺炎，耳聋，耳鸣，疼痛，偏瘫等
支沟 （三焦6）	手背腕横纹上3寸两骨间	同上	同上	心痛，肋间神经痛，胸膜炎，乳少，便秘，肩臂痛
会宗 （三焦7）	支沟穴尺侧旁开一横指	同上	直刺0.3～0.5寸，温灸5～10分钟	耳聋，臂痛，癫痫等
三阳络 （三焦8）	支沟穴上1寸，两骨间	同上	直刺0.5～1寸，温灸5～10分钟	同上
四渎 （三焦9）	伏掌横臂肘尖下5寸两骨间	同上	同上	同上及头痛，牙痛，神经衰弱，胃炎，上肢瘫痪等
天井 （三焦10）	肘尖上方1寸凹陷处	同上	同上	头痛，扁桃体炎，荨麻疹，淋巴结结核，肘关节痛等
清冷渊 （三焦11）	天井穴上1寸	同上	同上	头痛，眼病，肩臂痛等
消泺 （三焦12）	清冷渊穴与臑会穴连线之中点	同上	同上	同上及牙痛，项背强痛，癫痫等症
臑会 （三焦13）	肩髎穴直下3寸，三角肌后缘	同上	同上	肩臂痛，甲状腺肿等

续表

穴名	位置	点穴手法	针灸方法	主治病症
肩髎 (三焦 14)	肩峰后下方, 肩髃穴后 1 寸	同上	同上	高血压, 中风, 肩周炎, 多汗症等
天髎 (三焦 15)	肩井穴与曲垣穴连线之中点	同上	同上	同上
天牖 (三焦 16)	乳突后下方, 胸锁乳肌后缘近发际处	点法, 揉法, 捏法	直刺 0.5~1 寸, 温灸 5~10 分钟	耳聋, 耳鸣, 目病, 项强, 喉痛等
翳风 (三焦 17)	耳垂后凹陷处, 乳突与下颌之间	点法, 揉法, 捏法, 掐法	同上	同上及腮腺炎, 下颌关节炎, 牙痛, 面瘫等
瘈脉 (三焦 18)	翳风与角孙间, 耳轮线中下 1/3 处	同上	直刺 0.3~0.5 寸, 温灸 3~5 分钟	头痛, 耳聋, 小儿惊风等
颅息 (三焦 19)	瘈脉穴上 1 寸	同上	同上	同上及呕吐, 中耳炎等
角孙 (三焦 20)	耳壳向前卷曲, 耳尖正上方入发际处	同上	同上	同上及牙关紧闭, 目赤, 面瘫等
耳门 (三焦 21)	耳屏上切迹前方, 张口呈凹陷中	同上	直刺 0.5~1 寸, 温灸 3~5 分钟	同上
和髎 (三焦 22)	耳门穴前上方, 鬓发后缘	同上	同上	同上
丝竹空 (三焦 23)	眉梢外侧凹陷中	同上	横刺 0.5~1 寸	同上及头晕, 牙痛, 癫痫等

十一、足少阳胆经

足少阳胆经, 起于目外眦角上过和髎到头角交头维, 下到耳后会角孙, 下颈会天容, 向后会大椎, 经秉风入锁骨窝中。从耳后分支过翳风入耳中, 出耳前经听宫过下关到目外眦。又目外眦分支向下过大迎, 颊车到颈与上支会合后下胸中, 经天池过膈络肝属胆, 沿胁里走气街绕阴毛入大转子中。另一分支从锁骨下腋, 沿胸过季胁会于章门, 下上髎下髎会于髋, 沿下肢外侧至外踝, 沿足背至四五趾间。又从足背分支经第一二跖骨间分布于大趾背上 (图 8-12)。

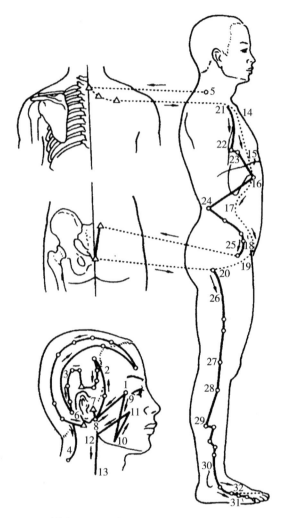

图 8-12　足少阳胆经脉循行示意图

1. 起于目锐眦　2. 上抵头角　3. 下耳后　4. 循颈行手少阳之前，至肩上却交出手少阳之后

5. 入缺盆　6. 其支者，从耳后入耳中　7. 出走耳前　8. 至目锐眦后　9. 其支者，别目锐眦

10. 下大迎　11. 合于手少阳抵于䪼　12. 下加颊车　13. 下颈合缺盆　14. 以下胸中贯膈　15. 络肝

16. 属胆　17. 循胁里　18. 出气街　19. 绕毛际　20. 横入髀厌中　21. 其直者，从缺盆

22. 下腋　23. 循胸　24. 过季胁　25. 下合髀厌中　26. 以下循髀阳　27. 出膝外廉

28. 下外辅骨之前　29. 直下抵绝骨之端　30. 下出外踝之前，循足跗上　31. 入小指次指之间

32. 其支者，别跗上，入大指之间，循大指歧骨内出其端，还贯爪甲，出三毛

（一）足少阳胆经经穴歌（共44穴）

足少阳经瞳子髎，四十四穴行迢迢，

听会上关颔厌集，悬颅悬厘曲鬓翘，

率谷天冲浮白次，窍阴完骨本神邀，

阳白临泣目窗辟，正营承灵脑空摇，

风池肩井渊腋部，辄筋日月京门标，

带脉五枢维道续，居髎环跳风市招，

中读阳关阳陵泉，阳交外丘光明宵，

阳辅悬钟丘墟外，足临泣与地五会，

侠溪窍阴四趾端，胆经腧穴细推敲。

（二）足少阳胆经经穴主治一览表（表 8-13）

表 8-13　足少阳胆经经穴主治一览表

穴名	位置	点穴手法	针灸方法	主治病症
瞳子髎 （胆 1）	眼外眦角外侧 0.5 寸	点法，掐法	横刺 0.3~0.5 寸	头痛，角膜炎，屈光不正，夜盲，视神经炎等眼病
听会 （胆 2）	听宫穴下方耳屏间切迹前凹陷处	同上	直刺 1~1.5 寸 温灸 3~5 分钟	聋哑，中耳炎，牙痛，面瘫等
上关 （胆 3）	下关穴直上，颧弓上缘	点法，揉法，抠法，掐法	直刺 0.7~1 寸 温灸 3~5 分钟	同上
颌厌 （胆 4）	头维穴至曲鬓穴分 4 折，上一折点处	同上	斜刺 0.5~1 寸 温灸 5~10 分钟	偏头痛，耳鸣，耳聋，鼻炎，癫痫，抽搐等
悬颅 （胆 5）	头维穴至曲鬓穴分 4 折，中折点处	同上	同上	头痛，牙痛，神经衰弱等
悬厘 （胆 6）	头维穴至曲鬓穴分 4 折，下一折点处	同上	同上	同上
曲鬓 （胆 7）	耳前鬓发中稍后，当耳廓根与眉梢联线上	同上	同上	同上及颞肌痉挛，三叉神经痛等
率谷 （胆 8）	耳尖直上，入发际 1.5 寸	同上	横刺 1~1.5 寸 温灸 5~10 分钟	头痛，头晕，眼病等
天冲 （胆 9）	率谷穴后 0.5 寸，耳后入发际 2 寸	同上	斜刺 0.5~1 寸 温灸 5~10 分钟	头痛，牙痛，甲状腺肿，癫痫等
浮白 （胆 10）	天冲穴后下方 1 寸	同上	同上	同上及耳鸣，耳聋，气管炎等
头窍阴 （胆 11）	浮白穴下 1 寸，乳突根部	同上	同上	同上及喉炎等
完骨 （胆 12）	乳突后缘，头窍阴穴下 0.7 寸，平风府穴	同上	同上	同上及面瘫，面肿等
本神 （胆 13）	神庭穴旁开 3 寸	同上	同上	头痛，目眩，颈项痛，胸胁痛，偏瘫，癫痫等

续表

穴名	位置	点穴手法	针灸方法	主治病症
阳白 (胆 14)	直对瞳乳，眉上 1 寸	同上	同上	眶上神经痛，面瘫，眼病，睑下垂等
头临泣 (胆 15)	阳白上入发际 0.5 寸，神庭与头维之间	同上	同上	中风，目眩，鼻塞，昏迷，疟疾，癫痫，眼病等
目窗 (胆 16)	头临泣穴上 1 寸	点法，揉法，掐法	直刺 0.5~1 寸温灸 5~10 分钟	头痛，目眩，面浮肿，牙痛，目赤，中风等
正营 (胆 17)	目窗穴后 1 寸	点法，揉法，掐法	直刺 0.5~1 寸温灸 5~10 分钟	头项强痛，眩晕，牙痛，呕吐等
承灵 (胆 18)	正营穴后 1.5 寸	同上	同上	感冒头痛，支气管炎，眼病，鼻病等
脑空 (胆 19)	承灵穴后 1.5 寸	同上	同上	同上及耳鸣，癫狂等
风池 (胆 20)	枕骨下凹陷中，斜方肌与胸锁乳突肌之间	点法，揉法，抠法，拨法	直刺 1~1.5 寸温灸 5~15 分钟	感冒，头痛，眼病，鼻炎，耳病，高血压，偏瘫，脑病
肩井 (胆 21)	大椎与肩峰连线的中点	点法，揉法，捏法，拨法	直刺 0.5~0.8 寸温灸 5~10 分钟	中风，偏瘫，乳腺炎，肩背痛，淋巴结核，子宫出血
渊腋 (胆 22)	腋中线直下 3 寸，第 5 肋间	点法，按法，揉法，搓法	斜刺 0.3~0.5 寸温灸 3~5 分钟	胸膜炎，肋间神经痛，淋巴结核，肩背痛，胸胁痛等
辄筋 (胆 23)	渊腋前 1 寸，第 5 肋间	同上	同上	同上及咳喘，吞酸等
日月 (胆 24)	期门穴直下一肋间，第 7 肋间	同上	同上	急慢性肝炎，胆囊炎，肋间神经痛，溃疡，膈肌痉挛等
京门 (胆 25)	第 12 肋骨游离端之下	同上	同上	肾炎，十二指肠溃疡，肋间神经痛，腰腿痛等
带脉 (胆 26)	章门穴直下与脐相平处	同上	直刺 1~1.5 寸温灸 5~10 分钟	子宫内膜炎，膀胱炎，白带过多，月经不调，瘫痪等
五枢 (胆 27)	髂前上棘前上方，腹侧平脐下 3 寸处	同上	同上	同上及腰痛，疝气，睾丸炎等
维道 (胆 28)	五枢穴下 0.5 寸	同上	同上	同上及附件炎，子宫下垂，便秘等

续表

穴名	位置	点穴手法	针灸方法	主治病症
居髎 (胆 29)	髂前上棘与大转子连线中点	点法，揉法，拨法，压法	斜刺 2~3 寸 温灸 5~10 分钟	同上及胃腹痛，髋关节病等
环跳 (胆 30)	大转子与尾骶骨连线的中外 1/3 处	同上	同上	腰腿痛，坐骨神经痛，髋关节病，风疹，水肿，脚气等
风市 (胆 31)	大腿外侧，膝上 7 寸，站立垂手中指尖处	同上	直刺 1.5~2.5 寸 温灸 5~10 分钟	腰腿痛，下肢麻痹，股外侧皮神经炎等
中渎 (胆 32)	风市穴直下 2 寸	点法，揉法，拨法，压法	直刺 1~2 寸 温灸 5~10 分钟	腰腿痛，下肢麻痹，股外侧皮神经炎等
膝阳关 (胆 33)	膝关节外侧，股骨外髁上方凹陷中	点法，揉法，抠法，拨法	同上	下肢瘫痪，膝关节病等
阳陵泉 (胆 34)	腓骨小头前下方凹陷处	同上	同上	同上及高血压，胆囊炎，肩周炎，胸胁痛，便秘等
阳交 (胆 35)	外踝直上 7 寸，腓骨后缘	同上	同上	头痛，肝炎，下肢瘫痪等
外丘 (胆 36)	外踝上 7 寸，腓骨后缘，阳交穴前 1 横指	同上	直刺 1~1.5 寸 温灸 5~10 分钟	同上
光明 (胆 37)	外踝直上 5 寸，腓骨前缘	同上	同上	偏头痛，白内障，夜盲，视神经萎缩，小腿疼痛等
阳辅 (胆 38)	外踝直上 4 寸，腓骨前缘	同上	同上	同上及偏瘫，淋巴结炎等
悬钟 (胆 39)	外踝直上 3 寸，腓骨前缘	同上	同上	同上及落枕，坐骨神经痛等
丘墟 (胆 40)	外踝前下方凹陷处	点法，揉法，抠法，掐法	斜刺 0.5~1 寸 温灸 5~10 分钟	胸胁痛，腋下淋巴结炎，踝关节痛等
足临泣 (胆 41)	第 4、第 5 跖骨结合部前方凹陷处	同上	直刺 0.3~0.5 寸 温灸 5~10 分钟	头痛，目赤，乳腺炎，淋巴结核，胁肋痛，足痛，退乳
地五会 (胆 42)	第 4、第 5 跖骨之间，侠溪穴上 1 寸处	同上	同上	耳鸣，腰痛，乳腺炎，足背痛等
侠溪 (胆 43)	第 4、第 5 趾间缝后 0.5 寸处	同上	同上	头痛，高血压，耳鸣，咽喉肿痛等
足窍阴 (胆 44)	第 4 趾外侧，距趾甲角 0.1 寸处	掐法	直刺 0.1 寸 温灸 3~5 分钟	同上及咳喘，结膜炎，胸膜炎等

十二、足厥阴肝经

足厥阴肝经，起于足大趾背上毛际，沿足背上至内踝前向上会于三阴交，沿下肢内侧上交于冲门、府舍，至阴毛绕阴器会于曲骨、中极、关元，走胃旁属肝络胆，上膈布于胁肋，沿气管过喉咙入咽峡连目系，上前额会于百会。其分支从目系下面颊环口唇内。又一分支从肝出过膈分布到肺（图8-13）。

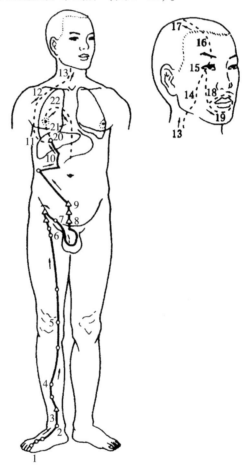

图 8-13　足厥阴肝经脉循行示意图

1. 起于大指丛毛之际　2. 上循足跗上廉　3. 去内踝1寸　4. 上踝8寸，交出太阴之后　5. 上腘内廉
　6. 循股阴　7. 入毛中　8. 过阴器　9. 抵小腹　10. 挟胃属肝络胆　11. 上贯膈　12. 布胁肋
13. 循喉咙之后　14. 上入颃颡　15. 连目系　16. 上出额　17. 与督脉会于巅　18. 其支者，从目系下颊里
　　19. 环唇内　20. 其支者，复从肝　21. 别贯膈　22. 上注肺

（一）足厥阴肝经经穴歌（共14穴）

一十四穴足厥阴，大敦行间太冲侵，

中封蠡沟中都近，膝关曲泉阴包临，

五里阴廉急脉穴，章门常对期门深。

（二）足厥阴肝经经穴主治一览表（表8-14）

表8-14 足厥阴肝经经穴主治一览表

穴名	位置	点穴手法	针灸方法	主治病症
大敦 （肝1）	足大趾外侧，距趾甲角0.1寸	掐法	直刺0.1~0.2寸，温灸3~5分钟	子宫脱垂，月经不调，疝气，遗尿，睾丸炎，崩漏，血尿等
行间 （肝2）	第1、第2趾缝间	同上	斜刺0.5~1寸，温灸3~5分钟	头痛，眼病，肋间神经痛，小儿惊风，月经不调，睾丸炎等
太冲 （肝3）	第1、第2跖骨间	同上	斜刺1~1.5寸，温灸5~10分钟	同上及高血压，失眠，肝炎，乳腺炎，四肢关节炎等
中封 （肝4）	内踝下前方1寸，舟骨结节上	点法，揉法，掐法	斜刺0.5~1寸，温灸5~10分钟	肝炎，尿闭，遗精，疝气，踝关节痛等
蠡沟 （肝5）	内踝上5寸，胫骨后缘	点法，揉法，捏法	斜刺0.5~1寸，温灸5~10分钟	月经不调，子宫内膜炎，尿闭，疝气，睾丸炎，性功能亢进等
中都 （肝6）	内踝上7寸，胫骨后缘	同上	斜刺1~1.5寸，温灸5~10分钟	崩漏，肝炎，下肢麻痹等
膝关 （肝7）	阴陵泉穴后1寸	同上	同上	痛风，膝关节病等
曲泉 （肝8）	膝内侧横纹头凹陷	同上	同上	子宫下垂，前列腺炎，肾炎，疝气，阳痿，遗精，膝关节病
阴包 （肝9）	曲泉穴上4寸	点法，揉法，拨法	直刺1.5~3寸，温灸5~10分钟	月经不调，尿闭，尿失禁，腰腿痛等
足五里 （肝10）	大腿内侧阴廉穴下1寸处	同上	同上	同上及阴囊湿疹，嗜睡，股内侧痛等
阴廉 （肝11）	腹股沟气冲穴直下2寸	同上	直刺1~1.5寸，温灸5~10分钟	月经不调，疝气，股内侧痛
急脉 （肝12）	耻骨联合下，正中线旁开2.5寸	同上	同上	子宫下垂，疝气，股内侧痛
章门 （肝13）	第11肋端	同上	直刺0.5~0.8寸，温灸5~10分钟	肝脾大，肝炎，肠炎，呕吐，腹胀，胸肋疼痛等
期门 （肝14）	巨阙旁开3.5寸，第6肋间内端	同上	同上	同上及肋间神经痛，胃神经官能症等

第三节　奇经八脉

奇经八脉与十二经脉不同，它不直接统属五脏六腑，但与奇恒之腑有着密切关系，故称"奇经"。它包括有督脉、任脉、冲脉、带脉、阴跷脉、阳跷脉、阴维脉、阳维脉八条经脉，故称为"八脉"。惟任督二脉在针灸学上常与十二经脉相提并论，合称"十四经"。

一、督脉

督脉的分布路线有四条：

1. 起于少腹下会阴部，循脊柱向上至项后风府穴，入脑上巅沿头额下达鼻柱。

2. 起于少腹胞中，下抵阴器至会阴，出尾闾端斜绕臀部，从股内后廉与足少阴、足太阳经会合，再回来贯脊入属于肾。

3. 与足太阳经同起于目内眦，上额会于头顶入络于脑，分别下颈项沿脊柱下至腰中系肾。

4. 从少腹直上过脐贯心入喉咙，上颊环口唇达目下中央（图 8-14）

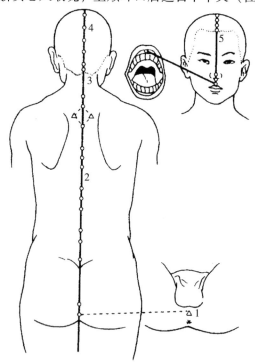

图 8-14　督脉循行示意图

1. 起于下极之腧　2. 并于脊里　3. 上至风府，入脑　4. 上巅　5. 循额，至鼻柱

（一）督脉经穴歌（共 28 穴）

督脉廿八行于脊，长强腰俞阳关密，

命门悬枢接脊中，中枢筋缩至阳逸，

灵台神道身柱长，陶道大椎平肩列，

哑门风府上脑户，强间后顶百会率，

前顶囟会下上星，神庭素髎水沟系，

兑端开口唇中央，龈交唇内齿缝间。

（二）督脉经穴主治一览表（表 8-15）

表 8-15　督脉经穴主治一览表

穴名	位置	点穴手法	针灸方法	主治病症
长强 （督 1）	尾骨与肛门之间	点法，揉法，抠法	直刺 0.5~寸 温灸 5~15 分钟	痔疮，脱肛，阴囊湿疹，腹泻，难产，阳痿，癫狂等
腰俞 （督 2）	第 4 骶骨下，骶骨裂孔中	点法，揉法，抠法，按法	同上	同上及腰痛，月经不调，尿失禁等
腰阳关 （督 3）	第 4 腰椎棘突下	同上	同上	腰腿痛，下肢麻痹，月经不调，遗精，阳痿，慢性肠炎
命门 （督 4）	第 2 腰椎棘突下	同上	同上	白带，盆腔炎，子宫内膜炎，肾炎，脊柱炎，小儿麻痹等
悬枢 （督 5）	第 1 腰椎棘突下	同上	斜刺 0.5~1 寸 温灸 5~10 分钟	腰背痛，腹痛，腹泻，脱肛，瘫痪等
脊中 （督 6）	第 11 胸椎棘突下	同上	同上	肝炎，痢疾，腰背痛等
中枢 （督 7）	第 10 胸椎棘突下	同上	同上	胃炎，胆囊炎，视力下降，腰背痛
筋缩 （督 8）	第 9 胸椎棘突下	同上	同上	胆囊炎，胸膜炎，肋间神经痛，癫狂，癔症等
至阳 （督 9）	第 7 胸椎棘突下	同上	同上	同上及胃痛，气管炎，疟疾等
灵台 （督 10）	第 6 胸椎棘突下	同上	同上	同上
神道 （督 11）	第 5 胸椎棘突下	同上	同上	热病，心脏病，疟疾，癫狂，肋间神经痛等

穴名	位置	点穴手法	针灸方法	主治病症
身柱 （督 12）	第 3 胸椎棘突下	同上	同上	肺炎，气管炎，肺结核，胸背痛，瘪症，癫狂等
陶道 （督 13）	第 1 胸椎棘突下	同上	斜刺 1~1.5 寸 温灸 5~15 分钟	发热，疟疾，头痛，颈项强痛，肺结核，癫狂等
大椎 （督 14）	第 7 颈椎棘突下	点法，揉法，掐法，按法	斜刺 1~1.5 寸 温灸 5~15 分钟	中暑，气管炎，肺气肿，肝炎，湿疹，血液病，瘫痪等
哑门 （督 15）	后发际上 0.5 寸，第 1 颈椎棘突下	点法，揉法，掐法，按法	直刺 0.5~1 寸	头痛，聋哑，脑瘫，瘪症，癫狂等
风府 （督 16）	后发际上 1 寸，枕骨粗隆下缘凹陷处	点法，揉法，掐法，按法	直刺 0.5~0.8 寸	头痛，颈项强痛，感冒，中风，四肢麻木，精神病等
脑户 （督 17）	风府穴直上 1.5 寸，枕骨粗隆上缘	同上	斜刺 0.5~0.8 寸 温灸 3~5 分钟	头痛，项强，失眠，癫痫等
强间 （督 18）	脑户穴上 1.5 寸	同上	同上	同上
后顶 （督 19）	百会穴后 1.5 寸	同上	同上	偏头痛，感冒，失眠，癫痫等
百会 （督 20）	头顶正中线与两耳尖连线的交叉点上	同上	同上	头痛，眩晕，休克，高血压，失眠，癫痫，脱肛等
前顶 （督 21）	百会穴前 1.5 寸	同上	同上	同上及小儿惊风等
囟门 （督 22）	百会穴前 3 寸	同上	同上	同上及鼻炎等
上星 （督 23）	头中线入前发际 1 寸处	同上	同上	头痛，鼻炎，鼻衄，目眩，目痛，癫痫，热证，汗不出
神庭 （督 24）	头中线入前发际 0.5 寸	同上	同上	同上
素髎 （督 25）	鼻尖正中	同上	斜刺 0.5 寸	同上及低血压，休克，心动过缓等
人中 （督 26）	人中沟中上 1/3 处	同上	同上	中风，中暑，昏厥，癫痫，瘪症，腰扭伤，口鼻眼病等

续表

穴名	位置	点穴手法	针灸方法	主治病症
兑端 (督27)	上唇中央之尖端	捏法，掐法	斜刺0.2～0.3寸	呕吐，鼻塞，口腔炎，癫痫等
龈交 (督28)	上唇系带中央	点法，掐法	同上	急性腰扭伤，鼻息肉，牙痛，龈肿，出血，精神病等

二、任脉

任脉的分布路线有两条：

1. 起于少腹中极下，沿腹胸正中线上达喉咙，再上至面颊进入眼中。

2. 由胞中贯脊，向上循行于背（图8-15）

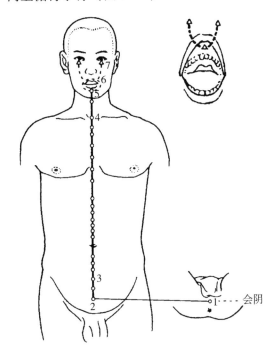

图8-15　任脉循行示意图

1. 起于中极之下　2. 以上毛际　3. 循腹里 上关元　4. 至咽喉　5. 上颐　6. 循面　7. 入目

（一）任脉经穴歌（共24穴）

任脉廿四起会阴，曲骨中极关元针，

石门气海阴交至，神阙一寸上水分，

下脘建里中上脘，巨阙鸠尾步中庭，

膻中玉堂连紫宫，华盖璇玑天突逢，

廉泉承浆任脉终。

（二）任脉经穴主治一览表（表8-16）

表8-16 任脉经穴主治一览表

穴名	位置	点穴手法	针灸方法	主治病症
会阴 （任1）	肛门与阴器之间	慎用手法	直刺1~1.5寸 温灸10~20分钟	尿道炎，前列腺炎，月经不调，昏厥，溺水窒息等
曲骨 （任2）	腹中线脐下5寸，耻骨联合上缘	慎用手法	同上	月经不调，子宫下垂，膀胱炎，睾丸炎等
中极 （任3）	腹中线脐下4寸	点法，按法，揉法，颤法	同上	阳痿，早泄，白带多，痛经，不孕，肾炎，尿路感染等
关元 （任4）	腹中线脐下3寸	点法，按法，揉法，颤法	直刺1~1.5寸 温灸10~20分钟	同上及腹痛，腹泻，遗精，遗尿，痢疾，尿闭等
石门 （任5）	腹中线脐下2寸	同上	同上	崩漏，闭经，水肿，尿闭，乳腺炎等
气海 （任6）	腹中线脐下1.5寸	同上	同上	腹痛，痛经，遗尿，尿闭，阳痿，遗精，神经衰弱等
阴交 （任7）	腹中线脐下1寸	同上	同上	崩漏，带下，月经不调，水肿，疝气，子宫下垂等
神阙 （任8）	肚脐正中	同上	禁针 温灸10~20分钟	肠炎，痢疾，肠结核，水肿，脱肛，休克，中暑，中风等
水分 （任9）	腹中线脐上1寸	同上	直刺1~1.5寸 温灸5~15分钟	腹痛，呕吐，腹泻，肾炎，腹水等
下脘 （任10）	腹中线脐上2寸	同上	同上	胃痛，胃下垂，消化不良，腹泻等
建里 （任11）	腹中线脐上3寸	同上	同上	同上及急慢性胃炎，心绞痛，腹痛等
中脘 （任12）	腹中线脐上4寸	同上	同上	同上及胃溃疡，肠梗阻等
上脘 （任13）	腹中线脐上5寸	同上	同上	同上及幽门痉挛，贲门痉挛等
巨阙 （任14）	腹中线脐上6寸，鸠尾穴下1寸	同上	同上	同上及癫痫，精神病等

续表

穴名	位置	点穴手法	针灸方法	主治病症
鸠尾 (任15)	剑突下 0.5 寸,脐上7寸	同上	同上	呃逆,心绞痛,癫痫,精神病,咳喘等
中庭 (任16)	膻中穴下 1.6 寸,平第 5 肋间	点法,按法,推法,揉法	斜刺 0.5~1 寸温灸 5~15 分钟	咳喘,呕吐,噎塞等
膻中 (任17)	两乳头之间,胸正中线上	同上	同上	同上及胸痛,乳腺炎,肋间神经痛等
玉堂 (任18)	膻中穴上 1.6 寸,平第 3 肋间	同上	同上	同上
紫宫 (任19)	玉堂穴上 1.6 寸,平第 2 肋间	同上	同上	支气管扩张,咳喘,肺结核,肋间神经痛等
华盖 (任20)	璇玑穴下 1 寸,平第 1 肋间	同上	同上	同上及食管痉挛,幽门痉挛等
璇玑 (任21)	天突穴下 1 寸,第 1 胸肋关节之间	点法,按法,推法,揉法	直刺 0.3~0.5 寸温灸 5~15 分钟	同上
天突 (任22)	胸骨切迹上缘正中凹陷中	同上	同上	哮喘,咽喉炎,甲状腺肿,膈肌痉挛,呕吐,声带病等
廉泉 (任23)	结喉上方,舌骨下缘凹陷处	同上	斜刺 1~1.5 寸	支气管炎,咽喉炎,扁桃体炎,舌肌麻痹,失音等症
承浆 (任24)	下颌正中,下唇下方凹陷中	点按,揉掐	斜刺 0.3~0.5 寸温灸 5~10 分钟	牙痛,面瘫,口腔炎,流涎,中风,偏瘫等

第四节 经外奇穴

经外奇穴,即分布在十四正经之外的腧穴。奇有奇零之义,因为它们大多是在十四经腧穴确定之后,而逐步发现的。后世医家未能全部将其列入经络系统,又因这些腧穴对于某些疾病有着奇特的治疗效果,故称其为"奇穴"或"经外奇穴"。

经外奇穴,虽不属十四正经,但与经络系统有着密切关系。如印堂穴与督脉,肘尖穴与三焦经等。有的奇穴虽不在正经路线上,却仍在其络脉之上,终不离十二皮部之中,故与经络系统总有千丝万缕的联系。

在历代文献中可以看出,有若干经穴就是将经外奇穴陆续归入正经的。经外奇穴的数量很多，而且各家传说出入很大，现将《经穴部位文献考与解剖》中华人民共和国国家标准——《经穴部位》编制说明中收藏的经外奇穴，以及临床比较常用的经外奇穴，按其分布部位分别介绍于下：

一、头面部奇穴

头面部奇穴见表 8-17。

表 8-17　头面部奇穴表

穴名	位置	点穴手法	针灸方法	主治病症
太阳	眉梢与外眼角，向后 1 寸处	点法，揉法，推运，运法，掐法，挤法	直刺 0.5～1 寸或点刺放血	感冒，头痛，面瘫，三叉神经痛，眼病等
印堂	两眉头连线中点	同上	横刺 0.5～1 寸	同上及高血压，鼻炎，失眠，小儿惊风
鱼腰	眉毛正中，下对瞳孔	同上	同上	同上及眶上神经痛，面瘫等
鼻通	鼻唇沟上端，鼻骨下缘两侧	同上	横刺 0.3～0.5 寸	各种鼻炎，鼻塞，鼻息肉等
金津、玉液	舌下系带两侧，紫脉中	同上	直刺 0.3～0.5 寸或点刺放血	舌强，舌缩，舌运动不利，言语不清，口舌溃疡等
夹承浆	承浆穴旁开 1 寸，地仓穴下	同上	直刺 0.3～0.5 寸	面瘫，三叉神经痛，面肌痉挛等
颏三角	承浆穴下 1 寸，颏三角中	同上	直刺 0.2～0.3 寸	恶心，呕吐，昏厥，脑炎后遗症
翳明	翳风穴向后 1 寸	同上	直刺 0.5～1 寸	各种眼病，耳鸣，头痛，失眠等
安眠	翳风穴与风池穴之间	同上	同上	头痛，头晕，失眠，心悸，精神病
安眠 1	翳风穴与翳明穴之间	点法，揉法	直刺 0.5～1 寸	同上及耳鸣等
安眠 2	翳明穴与风池穴之间	同上	同上	同上及高血压等
上廉泉	颌下正中，舌骨与下颌缘之间	同上	同上	声哑，流涎，言语不清，口腔炎，咽炎等
扁桃体	下颌角下缘	同上	同上	扁桃体炎，咽喉炎，口腔干燥等

穴名	位置	点穴手法	针灸方法	主治病症
耳下	耳垂下 0.5 寸、下颌后中凹陷处	同上	同上	同上
颞中	颞肌中央, 头维下 1 寸	同上	同上	偏头痛, 头晕, 牙痛等
池上	风池穴上一横指	同上	同上	同上及神经衰弱, 失眠, 脑炎后遗症, 大脑发育不全等
颈臂	锁骨中内 1/3 胸锁乳突肌后缘	同上	同上	肩及上肢麻木, 偏瘫, 癔症, 癫痫, 精神病等
四神聪	百会穴前后左右各 1 寸处	点法, 按法, 掐法	斜刺 0.3~0.5 寸	头痛, 头晕, 癫痫, 癔症, 精神病

二、胸腹部奇穴

胸腹部奇穴见表 8-18。

表 8-18 胸腹部奇穴表

穴名	位置	点穴手法	针灸方法	主治病症
锁骨上	锁骨中点上方	按压法	—	胸闷气短, 食欲不振, 消化不良, 腹痛, 腹泻等
安胃	腋前纹头上 1 寸, 内 1 寸	同上	—	胃脘痛, 胃痉挛, 胆道蛔虫症等
胃上	下脘穴旁开 4 寸	推揉法	横刺 2~3 寸向天枢穴	胃下垂, 腹胀等
天大	脐旁 3 寸, 天枢穴与大横穴之间	推揉法, 拿揉法	直刺 1~2 寸温灸 5~10 分钟	腹痛, 消化不良, 二便失禁, 月经不调, 遗尿等
气门	关元穴旁开 3 寸	同上	同上	同上及疝气崩漏等
提托	关元穴旁开 4 寸	推揉, 拿揉, 提托	直刺 1~2 寸温灸 5~10 分钟	下腹痛, 疝气, 子宫下垂等
止泻	脐下 2.5 寸	点法, 揉法, 颤法	直刺 1~1.5 寸	肠炎, 肠道蛔虫症, 遗尿, 尿闭等
夜尿	中极穴旁开 1 寸	同上	同上	夜尿症等
止尿	髂前上棘与髂前下棘之间内缘	抠法	同上	遗尿, 夜尿症, 外伤后尿失禁等

三、腰背部奇穴

腰背部奇穴见表 8-19。

表 8-19　腰背部奇穴表

穴名	位置	点穴手法	针灸方法	主治病症
定喘	第 7 颈椎旁开 0.5 寸	点法，按法，揉法，压法	直刺 0.5～1 寸温灸 5～15 分钟	咳喘，气管炎，荨麻疹，落枕等
冈中	肩胛冈中点下缘	点法，压法，抠法，拨法	直刺 0.5～0.8 寸温灸 5～10 分钟	落枕，肩周炎，上肢麻木等
胛角	肩胛下角内侧缘	同上	同上	心慌，胸闷，中暑急救等
安胃四点	第 7 胸椎旁开 2 寸，及正方形之四个点	同上	同上	胃脘痛，胃痉挛，恶心，呕吐，急慢性胃炎等
腰眼	第 4、第 5 腰椎两侧凹陷处	同上	直刺 0.5～1 寸温灸 5～15 分钟	腰痛，劳损及妇科病
棘中	髂前上棘与髂前下棘之间	同上	同上	腰腿痛，坐骨神经痛，下肢已瘫痪
髂凹	髂前上棘后侧凹陷中	同上	同上	同上
华佗夹脊	第 1 颈至第 5 腰椎棘突旁开 0.5～1 寸，共 48 穴	点法，揉法，压法，拨法	直刺 1～1.5 寸温灸 5～15 分钟	主治颈肩腰背及其相关联的内脏的各有关疾病

四、上肢部奇穴

上肢部奇穴见表 8-20。

表 8-20　上肢部奇穴表

穴名	位置	点穴手法	针灸方法	主治病症
肩后	腋后纹头直上 2 寸	点法，按法，抠法，揉法	直刺 0.5～1 寸温灸 5～10 分钟	肩痛，肩周炎，上肢麻痹等
腋前	腋前纹头	同上	同上	同上
腋后	腋后纹头	同上	同上	同上
举臂	肩峰前下方 3.5 寸	同上	同上	同上
臂后	腋后穴外开 2 寸	同上	同上	同上
肢麻	腋窝中点向臂下 1 寸	抠法，拨法	同上	同上及高血压，头痛等
臂内	上臂内侧中点	同上	同上	同上
髁上	肱骨内上髁上 1 寸	同上	直刺 0.3～0.5 寸	头昏，目暗，失明，上肢麻木等

续表

穴名	位置	点穴手法	针灸方法	主治病症
肘下	桡骨小头下1寸	同上	同上	肘痛，上肢麻木，网球肘
八邪	手掌骨小头之间双手共8个穴	掐法	同上	头项强痛，头晕，恶心，外感发热，上肢麻痹等
十王	手指甲根部王字纹处	同上	斜刺0.1寸或点刺放血	同上及昏厥，休克，中风，中暑等

五、下肢部奇穴

下肢部奇穴见表8-21。

表8-21　下肢部奇穴表

穴名	位置	点穴手法	针灸方法	主治病症
股前	股骨前侧中央	点法，按法，揉法，拿法	直刺1~2寸，温灸5~10分钟	下肢麻痹，瘫痪等症
股后	股骨后侧中央	同上	同上	同上及坐骨神经痛，下肢麻木无力等
股外上	股骨外侧中上1/3处	同上	同上	同上
股外下	股骨外侧中下1/3处	同上	同上	同上
股内上	股骨内侧中上1/3处	同上	同上	同上
股内下	股骨内侧中下1/3处	同上	同上	同上
髌八卦	髌骨上、下、内、外、内上、内下、外上、外下	点法，揉法，抠法，刮法	斜刺0.5~0.8寸，温灸5~10分钟	骨性关节病，髌周病，髌下滑膜炎，膝关节积液
二里半	足三里穴下0.5寸	点法，揉法，抠法、掐法	直刺1~2寸，温灸5~10分钟	胃痛，腹痛，肠炎等症
阑尾穴	足三里穴下2寸压痛点	同上	同上	急慢性阑尾炎，腹痛等症
跟腱	足跟上1寸处	捏法，捻法，提法	—	腰腿痛，跟腱炎等
八风	足跖骨头之间八个趾间缝中	掐法，揉法，捏法	—	脚气，下肢麻痹等
趾甲根	足趾甲根处	掐法	—	中风，昏厥，头晕，呕吐，下肢麻痹等

附：脊柱及夹脊穴主治病症参考表（表8-22）。

表8-22　脊柱及夹脊穴主治病症参考表

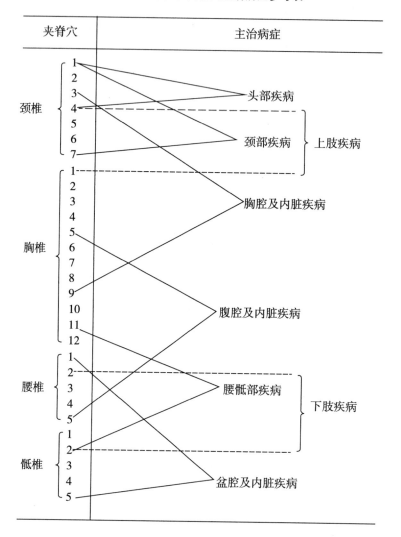

第九章 推拿按摩辨证施术规律

各种不同的推拿按摩手法，犹如各种不同的单味中草药，即可单独运用，又可相互配合施用。药物的配伍规律，有君臣佐使；手法的配合规律，有刚柔缓急。药物依据对疾病的辨证用药规律，而形成配方；手法依据对病伤的辨证施术规律，而形成"手法套路"。

药物配方经过反复使用，选其显效者而成为协定处方；手法套路经过反复使用，选其显效者而形成"手法常规"。这些都是在中医辨证施治的理论指导下，经过反复的临床实践，而逐渐形成逐步完善起来的。

手法套路的设计是否合理有效，这与术者的医学知识水平、临床辨证能力、对手法的掌握程度、施术水平，以及术者的手法功底、手法穴位的熟练程度、手法力度的控制掌握，都有着一定的关系。

推拿按摩常用的辨证方法，主要有"阴阳八纲辨证""脏腑经络辨证""皮脉肌筋骨辨证"等。当然每个具体手法套路之中，都有其独特的指导思想和辨证依据。

一、阴阳八纲辨证施术方法

阴阳八纲辨证施术方法，是依据阴阳八纲（即阴阳、表里、寒热、虚实）的辨证结果，来选用各种适当的手法，进行有机的配合，而组合成治疗该种病伤的手法套路，从而达到治愈该证的目的。

（一）阴阳辨证施术法

阴阳辨证，主要是依据患者的阴阳偏盛偏衰，而选用与其相对应的手法，来进行调节阴阳盛衰，使其达到相对的平衡，从而治愈各种疾病和损伤。如阴盛阳虚之证，多选用一些阳刚性手法，配合助阳的治疗部位或穴位，组合成手法套路进行治疗，以助其阳而抑其阴。而对阳盛阴虚之证，则应选用一些阴柔性手法，配合养阴制阳的治疗部位或穴位，组合成手法套路进行治疗，以制其阳而济其阴。正如《黄帝内经》所载："谨调阴阳，以平为期"。调节阴阳，以期达到相对平衡状态。这是辨证治疗的总纲，起着很重要的指导意义。阴阳两纲，是指导临床各种辨证治疗的总纲，起着总的大方向的指导意义。

（二）表里辨证施术法

表里辨证，主要是依据病伤之证的部位，是在表或在里，或处于表里之间，而选用其或浮或沉或中和的手法，配合成手法套路进行治疗。或取其由里出表，或取其由表达里，或取其和解表里的手法，组合成手法套路来进行治疗的辨证施术方法。

（三）寒热辨证施术法

寒热辨证，主要依据"寒则热之，热则寒之"的治疗原则，对寒证选用一些能促使温暖发热的手法和穴位，对热证则选用一些能促使其泻火清热的手法和穴位，配合组成手法套路，来进行治疗的辨证方法。如"烧山火与透天凉"的手法，即是用于"寒则热之，热则寒之"的手法典范。

（四）虚实辨证施术法

虚实辨证，主要是依据"补虚泻实，补不足损有余"的治疗原则。对正虚采用扶正的手法，对邪实采用祛邪的手法，配合成手法套路，来进行治疗的辨证方法。如对于虚证，多选用一些具有补益作用的手法和穴位，配合成手法套路来进行治疗。当然，还要分清阴虚养阴，阳虚助阳；血虚养血，气虚补气；心虚养心，肾虚补肾等原则。如对于实证，多选用一些具有清热泻火，祛除病邪的手法和穴位，配合成手法套路来进行治疗。同时，也要分清热胜清热，寒实驱寒，风胜散风，水胜利水，血实活血，气实行气等原则。

二、脏腑经络辨证施术方法

脏腑经络辨证施术方法，是依据辨证之病在何脏何腑，通向何条经络，而选用某些治疗部位或脏腑经络穴位，作为施术部位，并依病情之寒热虚实不同，选用一些与其相适应的手法，配合组成手法套路，进行针对性的辨证施术的方法，要求达到以下三应：即：治疗手法与病伤症状相应，手法套路与施术部位相应，施术部位与脏腑经络穴位相应。如：肾阳虚者搓命门，以温其肾阳；肾阴虚者揉肾俞，以养其肾精。说明其手法部位不同，其治疗效果各异。心肝脾肺肾、胆胃大肠小肠膀胱三焦，五脏六腑配合十二经十五络、奇经八脉、三百六十一穴，再与数百种手法的相互搭配，便形成了各式各样的手法套路，而治疗各种复杂的疾病和损伤。只要经过认真辨证、细心组合的手法套路，就可取得预期的效果。

当然，脏腑经络配合五行生克制化作用，也是脏腑经络辨证施术的主要内容，如用培土生金法，即使用强健脾胃之手法来治疗肺虚之病的例子，本属于五行辨证施术的方法，由于五行辨证在其某些主要内容上，还是属于脏腑经络辨证的范畴，故对五行辨证不再专题介绍。

以上八纲辨证与脏腑经络辨证，均与中医内科的辨证方法相同，不再赘述，此仅就有关推拿按摩手法的辨证治疗做一概括介绍。中医用草药，针灸用针艾，推拿按摩用手法，但其基础理论和辨证治疗方法始终都是统一的。

三、皮脉肌筋骨辨证施术方法

皮脉肌筋骨辨证施术方法，是根据推拿按摩手法专科的特点，而提出来的一种辨证施治方法。是在表里辨证的基础上，将人体划分为皮脉肌筋骨五个不同层次，它贯穿于推拿按摩手法诊治过程的始终，更适合于推拿按摩的实际临床应用。

各种疾病或损伤，都将存在于人体组织的不同层次之中，或在表在里，或深或浅。从推拿按摩角度认为，运用皮脉肌筋骨五体，划分为由浅入深的五个层次（比较确切实用），疾病或损伤在皮毛，在血脉，在肌肉，在筋腱，在骨髓；手法之用力也划分为五等，轻度手法达于皮毛，较轻手法至于血脉，中度手法至肌肉，重度手法至筋腱，特重手法至骨髓。依据五体分属五脏的理论，肺主皮毛，心主血脉，脾主肌肉，肝主筋，肾主骨的相互关系，辨清病伤之所在深浅，选用可达于相应层次的手法，用以治疗五脏五体之病伤。五体分属五脏，五脏分属于五行，皮脉肌筋骨辨证即合于五行辨证，也合于五脏辨证。

（一）皮毛

皮毛在人体的最表层，是人体之外卫，轻轻用力即可触及皮毛，故皮毛之病，可用轻度用力的手法治疗。再者肺主皮毛，作用于皮毛的手法，也有宣肺作用，可治疗肺脏的疾病，并可诱邪外出，由里出表。

（二）血脉

血脉在人体的皮里肉外，故用较轻度用力的手法（比轻度略重，比中度又轻）即可触及血脉，治疗血脉之病。心主血脉，故较轻度手法作用于血脉，也有调理心脏功能的作用。

（三）肌肉

肌肉居于人体之中层，中度用力，即可触及肌肉，治疗肌肉之病伤。脾主肌肉，故作用于肌肉的手法，也有调理脾胃功能的作用。

（四）筋

筋在人体骨肉之间，筋劲而韧，其居较深，重度用力手法才可作用于筋。治疗筋腱之病伤，则需重度用力之手法直达病伤之所在。肝主筋，喜条达，故作用于筋的手法，也有调理肝脏功能的作用。

（五）骨

骨在人体的最深层，组成人体的支架，故需特重用力的手法，才可作用于骨。如整复骨折脱位、骨错缝等，均需特重用力手法才可达到成功。肾主骨，肾藏精，特重用力的手法，也有调理肾脏功能的作用。

皮脉肌筋骨辨证，在某种意义上讲，也属于五行五脏辨证方法，即五行分属五脏，五脏所主五体。根据五行生克制化关系，来调理五脏之功能。推拿按摩手法作用于五体，而调理五脏，从而达到治疗脏腑病症的医疗作用。其辨证配属关系如（表9-1）。

表9-1 按摩力度深度与五体五脏五行关系

力度：	轻度	较轻	中度	重度	特重
	↓	↓	↓	↓	↓
深度：	浅	较浅	中层	较深	最深
	↓	↓	↓	↓	↓
五体：	皮毛	血脉	肌肉	筋腱	骨髓
	↓	↓	↓	↓	↓
五脏：	肺	心	脾	肝	肾
	↓	↓	↓	↓	↓
五行：	金	火	土	木	水

四、一般手法的施术规律

一般手法的施术套路，都是先以比较轻柔的手法，如点、按、抚、摩等轻手法刺激施术部位，使其产生一种舒适柔和之感，促使患者产生一种良好的思想准备，解除其精神紧张，缓解其皮肤血脉、肌肉之痉挛，使其气血疏通流畅，肌肉放松。然后，再用某些直达病所，祛除病邪的手法，解决病伤之根本。最后，再用一些轻柔的手法，以调其气血，使其平复。这就是一般手法施术套路的常用配伍规律，即两头轻，中间解除病伤之根的施术规律（图9-1）。

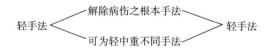

图9-1 手法施术套路常用配伍规律

至于医疗保健手法，则基本上是完全使用轻柔舒适的手法，中度手法也只用于清脑醒目，放松肌肉，解除疲劳，舒气活血，使其产生轻松舒适柔和安逸之感。

第十章　推拿按摩手法套路

　　推拿按摩手法套路，是依据临床辨证结果而选用某些与辨证相适应的治疗手法，作用其治疗部位或穴位上，相配合而组成的治疗某种疾病或损伤的处方，经过反复多次的临床实践应用，证实确实有效而逐渐形成的。各种手法之间，以及手法与治疗部位之间的有机结合，具有一定熟练技巧程度的手法配合规律，称谓手法套路。

　　某种疾病的治疗手法套路，对于治疗该种疾病，从其手法及其治疗部位或穴位都有较强的针对性，故此多能取得较好的效果。所以，不同的手法套路，治疗不同的疾病。

　　对于某种疾病或损伤，每位推拿按摩医生都有自己的手法套路。由于每位医生所选用的手法不同，手法力度大小的不同，作用方向的不同，手法的熟练程度和应用技巧的不同，作用部位和刺激穴位的不同，手法配合规律的不同，组成的手法套路也各不相同，所以治疗效果各异。即使手法套路相同，不同的医生使用，也会产生不同的效果。

　　现将我们在临床治疗当中，逐渐形成的比较常用的十五种疾病的治疗手法套路分别介绍于下，以供参考。

一、头痛治疗手法套路

【患者姿势】

　　患者先坐于治疗凳上（或俯卧于治疗床上），做完颈部治疗手法之后，取仰卧姿势，以便进行头面部的治疗手法。

【手法步骤】

　　①患者坐位，术者左手按于患者头部固定，右手反复拿揉颈部两侧肌肉3~5遍（图10-1），在风府、风池、天柱穴处进行重点拿揉，拇指与其余四指相对着力拿揉大杼、肩井、缺盆穴，各3~5遍（图10-2）。②患者仰卧位，术者坐于患者头顶前方，双手中指点揉两风池穴，两拇指点揉两太阳穴2~3分钟（图10-3）。③两中指按压两风池穴，向枕骨粗隆方向用力，使麻胀感沿枕大神经放散至头顶部。④双拇指按压对挤两太阳穴，各1~2分钟。使酸胀之感放散至颅脑之中，以同样手法点压两头维、阳白、率谷穴（图10-4）。⑤双拇指点揉两攒竹穴、鱼腰穴、瞳子髎、丝竹空穴各反复3~5遍（图10-5），持续按压各约1分钟，使酸胀之感放散至额头、头顶或颅脑之中。

⑥双手四指指尖掐点两侧眉弓，边掐点边向两侧移动，反复3~5遍（图10-6）。⑦中指指尖点揉睛明、阳白、印堂、神庭、上星、本神穴，反复3~5遍。⑧双手拇指指尖从印堂穴开始，交替沿中线督脉向上划动，经神庭、上星、囟会、前顶穴直至百会穴，反复3~5遍（图10-7）。⑨双拇指自印堂穴向外抿动3~5遍，中指向两侧分抹，沿眉弓，经攒竹、鱼腰、丝竹空等穴至太阳穴（图10-8）。自前额中央开始，向两侧分抹，沿额横纹，经阳白至悬颅穴；自神庭穴开始，沿前发际边向两侧分抹，经眉冲、曲差、临泣、本神穴至头维穴。⑩双拇指抿法，交替自印堂穴抿向百会穴，反复3~5遍；自阳白穴，经临泣、目窗穴抿向正营穴，各反复3~5遍。若系一侧偏头痛，加拇指点揉患侧颔厌、率谷、悬厘、曲鬓穴，反复3~5遍。⑪双手呈佛手掌敲打额头头顶及两侧颞部；合掌击打法敲打以上部位（图10-9）。⑫双手呈龙爪掌，十指指尖反复交替划动颤点头皮约2分钟（图10-10）。十指将头发理顺，四指由前向后将头发抿至平复，双手四指由鬓角向两侧面颊部反复擦动3~5遍。⑬双手反复捻动两耳轮、两耳垂（图10-11），向下牵拉两耳垂，反复3~5遍。⑭拇指抠拨曲池穴，中指抠拨小海穴，反复3~5次，指尖掐内关、合谷穴（图10-12）；按压列缺穴，顺序牵拔五指。两侧做完，手法结束。

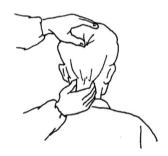

图10-1　拿揉颈部两侧肌肉

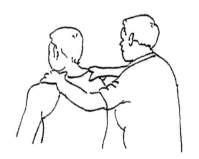

图10-2　点揉肩井、缺盆穴

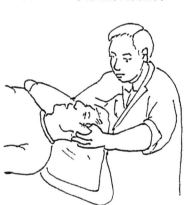

图10-3　点风池、揉太阳

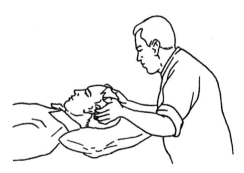

图10-4　拇指点压头维穴

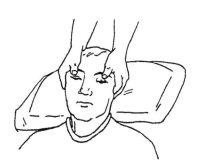

图 10-5　拇指点揉攒竹穴

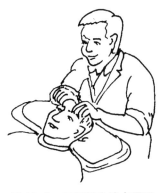

图 10-6　四指指尖掐点眉弓

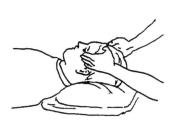

图 10-7　拇指划印堂至百会

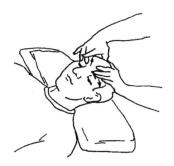

图 10-8　中指分抹眉弓

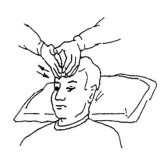

图 10-9　合掌击打前额部

（童子拜佛）

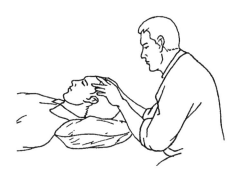

图 10-10　十指颤点头皮

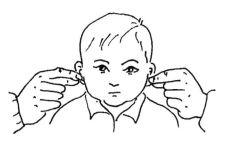

图 10-11　捻动两耳轮、耳垂

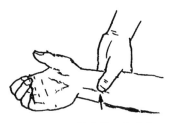

图 10-12　掐内关、合谷穴

【治疗作用】

刺激穴位，疏通经络，调和气血，放松肌肉，缓解痉挛，清醒大脑，解除疲劳，解痉镇静止痛，调节神经的兴奋与抑制过程。

【主治病症】

主要治疗内伤外感引起的头痛，神经血管性头痛，神经衰弱，神经官能症，头晕，头昏，失眠，以及眼、耳、鼻、喉等疾患引起的头痛。

二、牙痛治疗手法套路

【患者姿势】

患者坐于诊疗凳上或仰卧于治疗床上，头偏向健侧。

【手法步骤】

①术者手掌按摩患侧面颊及耳后皮肤，中指反复点揉耳后翳风穴及耳前耳门、听宫、听会穴，力度由轻逐渐加重，使之产生较强的酸胀感；点揉下关、颊车、丝竹空、颧髎、巨髎、地仓、大迎、人中、承浆穴（图10-13）。②痛牙附近的穴位，要重点点揉或弹拨，使之产生较强烈的酸胀感，若能放射到所痛之牙根，效果最佳。③拇指指尖掐双侧合谷穴（图10-14），使其酸胀感沿上肢向上传导，再揉按之，手法结束。

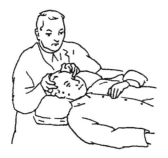

图10-13　掐揉下关、颊车穴

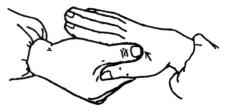

图10-14　拇指指尖掐合谷穴

【治疗作用】

刺激穴位，疏通经络，清热泻火，镇静止痛，消肿消炎。

【主治病症】

主要用于治疗各种牙痛，牙龈肿痛，牙根疼痛症。

三、眼病治疗手法套路

【患者姿势】

患者仰卧于治疗床上，全身放松。

【手法步骤】

①术者坐于患者头顶前方，双手中指点揉患者两风池穴，同时双手拇指点揉两太阳穴（图10-15），反复点揉约2分钟，中指按压风池穴约1分钟；两拇指按压对挤两太阳穴约1分钟，使其酸胀感放射至头脑之中及两眼附近。②双手食指点揉睛明、攒竹、四白、瞳子髎穴（图10-16），各约1分钟。双手四指掐点两眉弓，边掐点边向两侧移动（图10-17）。③双手拇指由眉头沿眉弓向两侧分抹，各反复3~5遍。双手拇指沿上下睑眼轮匝肌，由鼻侧向外反复摩动3~5遍（图10-18）。双手反复捻揉两耳垂，约1分钟。④拇指掐内关、合谷、二间、三间、少商穴，各约半分钟，手法结束。

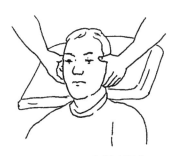

图10-15　点揉太阳穴

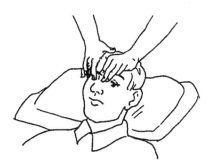

图10-16　点揉攒竹穴

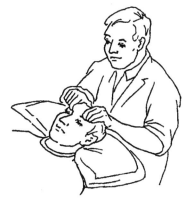

图10-17　掐点眉弓

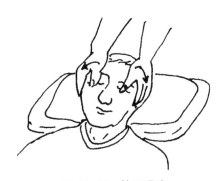

图10-18　抹双眼睑

【治疗作用】

刺激穴位，疏通经络，醒脑明目，清热泻火，放松肌肉，缓解痉挛，解痉镇静。

【主治病症】

主要用于治疗各种眼部疾患，如近视眼、视力下降、视物昏花等眼病。

四、鼻炎治疗手法套路

【患者姿势】

患者仰卧于治疗床上，全身放松。

【手法步骤】

①术者坐于患者头顶前方，双手中指点揉患者风府穴及双侧风池穴，点揉之后进行按压，使其酸胀之感放射至头顶或前额。双手拇指指腹交叉交替反复抹鼻子两侧，由鼻翼至鼻梁，由迎香经睛明至印堂十余次（图10-19）。②双手拇指指尖自印堂穴开始，沿头中线经神庭、上星、前顶至百会穴，反复划动3~5遍（图10-20）。拇指指尖掐人中穴，使其酸胀之感窜至脑中。③双手拇指推鼻侧至迎香穴，拇指指尖用力反复点揉迎香穴（图10-21），至其鼻子、眼睛发酸泪出为止。④双手拇指指腹着力，自鼻梁向两侧面部分抹5~7遍（图10-22），拇指点揉列缺穴，揉合谷穴，掐少商穴，手法结束。

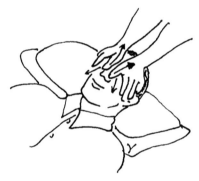

图10-19 抹鼻两侧

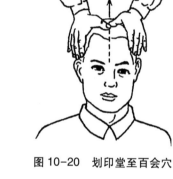

图10-20 划印堂至百会穴

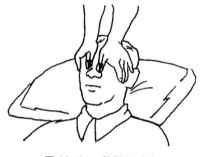

图10-21 推揉迎香穴

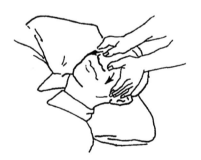

图10-22 分抹鼻梁两侧

【治疗作用】

刺激穴位，疏通经络，理气活血，通鼻窍，散风寒，消肿消炎。

【主治病症】

主要用于治疗各种急慢性鼻炎、鼻窦炎、鼻塞、流涕等症。

五、耳病治疗手法套路

【患者姿势】

患者端坐于治疗凳上。

【手法步骤】

①术者立于患者面前，双手掌按揉患者面部及耳前耳后。②术者立于患者左侧，左手按于患者头顶固定，右手反复拿揉颈部两侧肌肉，反复3~5遍（图10-23），拇指和食指点揉风府、风池、翳风、耳门、听宫、听会穴，对耳周四穴要用力点揉，促其酸胀之感放射至耳中，以同样方法做对侧。③术者立于患者前面做鸣天鼓手法，即以双手掌抱于患者两耳，并使两耳壳前屈，覆盖住两耳道压紧，勿使其透气。以双手食指压在中指背上，食中二指交叉相对用力，食指滑落之时，弹打在后头枕骨粗隆完骨穴处（图10-24），反复30~40次，使头脑中产生轰鸣感。④将双手掌向前提拉，至双手中指按压住双耳背上，盖紧双耳道，以食指压在中指背上，食中二指用交叉剪力，使食指滑落反复弹打耳背3~5次（图10-25），促使加重双耳中产生的轰鸣声，放开双耳。双手掌心严密盖住双耳道，用力压紧（使耳内压力增高），猛然放开（使耳内产生短暂的负压）、压紧、放开3~5次（图10-26），以振动鼓膜，纠正鼓膜下陷。⑤拇指尖点揉外关、合谷、中渚穴，手法结束。

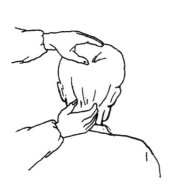

图 10-23　拿揉颈部肌肉

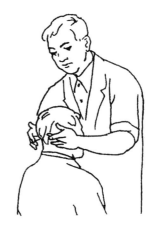

图 10-24　弹打枕后完骨穴

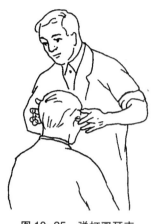

图 10-25　弹打双耳壳

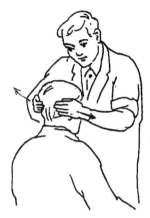

图 10-26　压放双耳道

【治疗作用】

刺激穴位，疏通经络，调和气血，疏通耳窍，振动鼓膜，恢复听力。

【主治病症】

主要用于治疗耳聋、耳鸣、重听、幻听等耳部疾病。

六、颈椎病治疗手法套路

【患者姿势】

患者端坐于治疗凳上，全身放松。

【手法步骤】

①术者立于患者左侧，左手按于患者头顶固定，右手反复拿揉颈部两侧肌肉，使其放松。拇指及食中指反复点揉风府、风池、天柱、大杼、肩井穴（图 10-27），中指抠拨缺盆穴，拇指按压大杼穴（图 10-28），使其酸胀感放射至手及上肢，并以同样手法做对侧。②术者立于患者身后，双手拿揉双肩，重点拿揉肩井、肩外俞、秉风、曲垣、天宗、肩贞、云门穴 3~5 次，以充分放松肩部肌肉。③双手抱住患者头部两侧，向上端提牵拉颈椎，在牵引力下做颈椎的前屈、后伸、左右侧屈和左右旋转摇动（图10-29），各反复 3~5 遍。④左手按住头顶，右手托住下颌，做向右旋转摇颈活动 3~5圈（图 10-30）；左右两手交换位置，做向左旋转摇颈活动 3~5 圈。在旋转摇颈活动的最后一次，用爆发寸劲扳转颈椎，使其发出清脆的关节松动的弹响声。如无响动，也不必勉强，以免发生意外。⑤术者立于患者前方，一手握住患者右手腕提起上肢，另一手反复捏揉上肢肌肉促使其放松。一手中指反复抠拨极泉、青灵穴（用右手抠右侧，左手掐左侧臂丛神经腋路）（图 10-31）3~5 次，使其产生电击感放射至手部。⑥换一手握腕部，另一手按肘部，拇指抠拨曲池穴，同时中指抠拨小海穴，使其酸麻胀感放

射至手指（图10-32），拇指尖掐内关、外关、合谷穴，各约半分钟。⑦左手握住患者右手食中环三指，提起右臂屈肘反转，肘部压于患者肘窝，使其屈肘牵拉，同时右手按于患者右肩头固定，两手协同用力折屈牵拉右上肢（图10-33）。⑧当左肘脱离开患者肘窝时，顺势用力牵拉右手及前臂，经内向下绕至前外方牵拉至伸直位，并抖动之（为上肢折屈拔伸法）。左右手交换位置以同样方法做对侧上肢。⑨术者双手握住患者手部做上肢牵抖法3~5次（图10-34），双手交替捋荡双上肢，各反复3~5次。⑩左手握住患者腕部，右手握成钳形拳，用拔指法，顺序牵拔十指（图10-35）。⑪拍子拍打颈肩部及上肢。⑫双手大鱼际反复搓揉两侧颈肩部（图10-36），由内向外反复3~5遍，揉至两肩头变手掌推法，顺势沿上肢推向下方，手法结束。

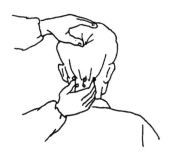

图10-27　点揉风池、天柱穴

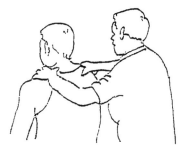

图10-28　抠拨缺盆、按压大杼穴

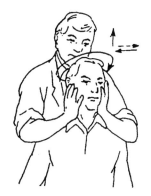

图10-29　屈伸摆摇颈椎

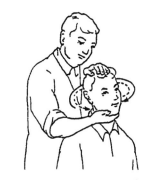

图10-30　左右旋摇颈椎

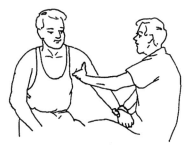

图10-31　抠拨极泉穴

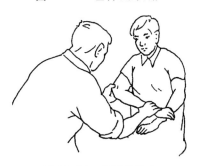

图10-32　抠拨曲池穴

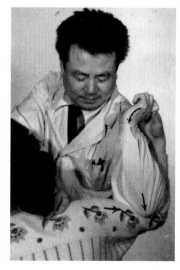

图 10-33 上肢折屈拔伸法

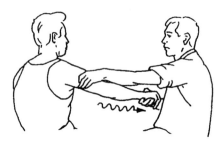

图 10-34 上肢牵抖法

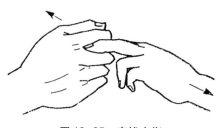

图 10-35 牵拔十指

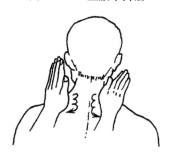

图 10-36 擦揉颈肩部

【治疗作用】

刺激穴位，疏通经络，放松肌肉，活动关节，改善颈肩及上肢血液循环，解痉止痛。

【主治病症】

主要适合用于治疗各种类型的颈椎病、落枕、颈肩部扭挫伤、颈椎半脱位、颈椎小关节紊乱，及其所引起的颈肩及上肢疼痛麻木。

七、肩周炎治疗手法套路

（一）坐式手法套路

【患者姿势】

患者端坐于治疗凳上。

【手法步骤】

①术者站于患者身后，双手反复拿揉患者肩关节周围及上肢肌肉，反复 3～5 遍，

促使肩及上肢肌肉放松。②拇指点揉大椎、肩井、肩髃、肩贞、巨骨、云门、秉风、曲垣、天宗穴（图 10-37），拇指抠拨缺盆穴并按压 1 分钟，使酸麻胀感放射至手部，抠拨极泉、青灵、曲池、小海穴（图 10-38），使电击感放射传导至手指部。③若属前屈抬举活动受限者，抠拨点揉天宗、肩贞穴，拨离大小圆肌的粘连。④若属后伸活动受限者，抠拨点揉云门穴及肱二头肌短头肌腱附着点（图 10-39）。⑤若属外展活动受限者，抠拨点揉肩井、肩髃穴，拨离冈上肌腱及肱二头肌长头肌腱及肱骨头的结节间沟处，解除其粘连和痉挛。⑥一手由患肢腋下绕过与另一手十指交叉合按于患肩头上，将患侧上肢架于前臂之上，进行肩关节前屈、抬举、外展、后伸及前后旋转的摇肩活动（图 10-40），以撕开粘连之筋膜。注意控制在正常肩关节的活动范围之内。⑦前屈内收引伸法、后背引伸法、外展抬举引伸法活动肩关节。一手扶于患者肩部，另一手握住患肢腕部，引导患肢前屈内收触摸到对侧肩头（图 10-41），引导患肢后伸后背至手背触及胸椎第 10 棘突（图 10-42），引导患肢外展抬举屈肘使前臂横于头顶上方，手可触及对侧耳朵，以促其粘连拉开，而缓解肩关节的活动受限。⑧合掌搓揉肩及上肢肌肉，拿揉肩及上肢肌肉，拍子拍打肩部及上肢四面 3~5 遍（图 10-43），手法结束。

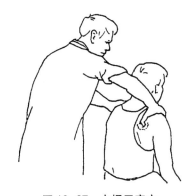

图 10-37　点揉天宗穴

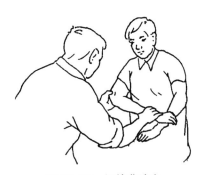

图 10-38　抠拨曲池穴

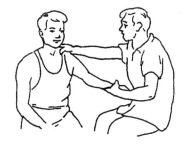

图 10-39　抠拨云门穴

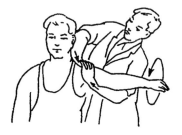

图 10-40　盘肩摇动肩部

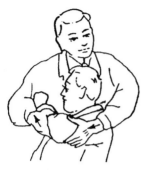

图 10-41　内收摸肩头

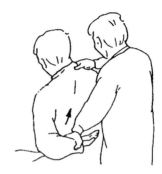

图 10-42　后伸触棘突

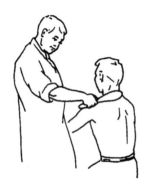

图 10-43　拍打肩部及上肢

【治疗作用】

刺激穴位，疏通经络，放松肌肉，活动关节，解除肌肉筋膜粘连，解痉镇静止痛。

【主治病症】

主要用于治疗肩关节周围炎、肩袖损伤、肱二头肌腱炎等肩部及上肢部的损伤。

（二）卧式手法套路

【患者姿势】

患者侧卧于治疗床上，患侧在上。

【手法步骤】

①术者站于患者前方，双手反复拿揉患侧肩部及上肢肌肉，以促使其肌肉放松。拇指点揉肩井、肩髃、肩贞、肩外俞、秉风、曲垣、巨骨、天宗、云门、臑俞、臂臑、臑会穴；中指抠拨缺盆穴，按压 1 分钟，使酸麻胀感放散至手指，抠拨极泉、青灵、曲池、小海穴，使产生之电击感放散至手指。②摇橹式抬举引伸法，一手握住患肢腕部，另一手握住肘部，先前屈旋摇活动肩关节数圈，牵拉至抬举伸直位（以解除前屈抬举受限）（图 10-44）。③摇橹式外展引伸法：引导患肢屈肘外展旋摇活动肩关节数圈，旋摇至外展 90 度以上（以解除外展活动受限）（图 10-45）。④摇橹式后背引伸法：引导上肢后伸后背，使手背触及胸 10 椎棘突，以解除后伸受限（图 10-46）。

⑤双手拿揉肩及上肢肌肉，虚拳拍打肩部及上肢四面，手法结束。

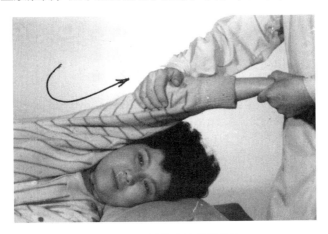

图 10-44　摇橹式抬举引伸法

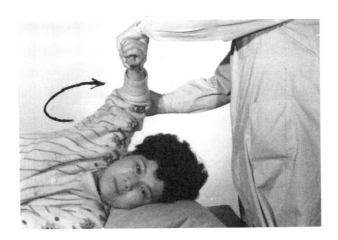

图 10-45　摇橹式外展引伸法

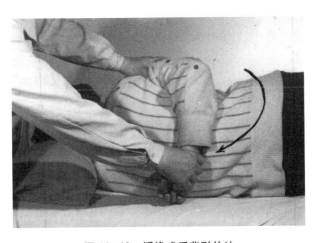

图 10-46　摇橹式后背引伸法

【治疗作用】【主治病症】

同上坐式手法套路。

注：活动肩关节的手法，要根据情况量力而行，不可勉强从事。对患有高血压、冠心病者，更应慎重，以防意外。

八、肘部治疗手法套路

【患者姿势】

患者端坐于治疗凳上或仰卧于治疗床上，全身放松。

【手法步骤】

①术者一手握住患肢腕部，另一手捏揉上肢肌肉 3~5 遍，放松肌肉。拇指点揉尺泽、曲泽、曲池、肘髎、天井、小海、手三里穴（图 10-47），拇指抠拨曲池、手三里穴，中指抠拨小海穴。②左手托住患肢肘部，右手握住腕部，先做肘关节的屈伸活动 3~5 次（图 10-48）。③做向内旋转摇肘和向外旋转摇肘活动各 3~5 圈（图 10-49）。左手握住患者腕部，换出右手握成钳形拳，顺序牵拔五指。④捏揉上肢肌肉，并用一手握住上臂，另一手握住手部，两手协同用力，牵拉抖动上肢 3~5 遍（图 10-50）。⑤双手分别握住大小鱼际，双拇指分推手背 3~5 遍，手法结束。

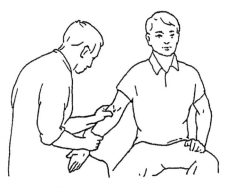

图 10-47 点揉曲泽穴

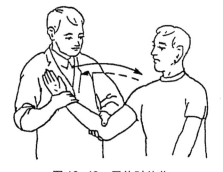

图 10-48 屈伸肘关节

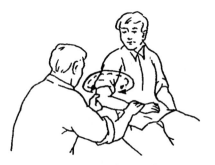

图 10-49 内外摇肘

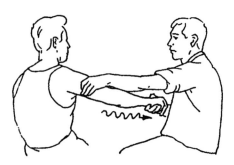

图 10-50 牵引抖动上肢

【治疗作用】

刺激穴位，疏通经络，放松肌肉，活动关节，活血消肿，消炎止痛，缓解痉挛。

【主治病症】

主要适用于治疗肱骨内上髁炎、肱骨外上髁炎、肘部扭挫伤、肘部肿胀疼痛等症。

九、腕部治疗手法套路

【患者姿势】

患者端坐于治疗凳上或仰卧于治疗床上，全身放松。

【手法步骤】

①术者一手握住患侧食中环三指，另一手反复捏揉上肢前臂及腕部肌肉，使其放松。②拇指点揉阳溪、阳池、阳谷、大陵、神门、太渊、内外关、合谷穴（图10-51）。③双手分别握住手掌大小鱼际，反复做掌屈（图10-52）、背伸（图10-53）、尺偏（图10-54）、桡偏活动（图10-55）。④左手握住腕部，右手握住手部，两手协同用力，做向内旋转摇腕和向外旋转摇腕活动，各反复3~5遍（图10-56）。⑤双手拇指分推腕背活动3~5遍（图10-57）。⑥左手握住腕部，右手握钳形拳，顺序牵拔五指（图10-58），手法结束。

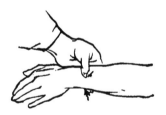

图 10-51　掐揉内关、外关穴

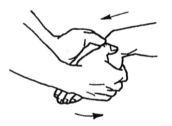

图 10-52　掌屈活动

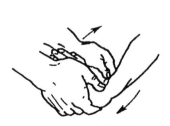

图 10-53　背伸活动

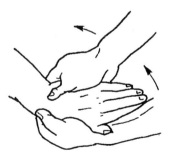

图 10-54　尺偏活动

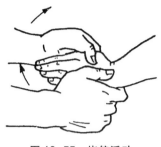

图 10-55　桡偏活动

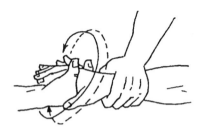

图 10-56　摇腕活动

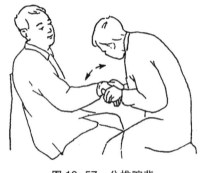

图 10-57　分推腕背

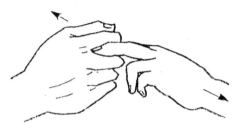

图 10-58　牵拔五指

【治疗作用】

刺激穴位，疏通经络，放松肌肉，活动关节，缓解痉挛，镇静止痛。

【主治病症】

主要适用于治疗腕关节扭挫伤、腕关节劳损、腱鞘炎、腕凸症、腕部骨折后遗症等。

十、胸部治疗手法套路

【患者姿势】

患者先仰卧于治疗床上，以便于前胸施术；患者后侧卧于治疗床上，以便于侧胸施术。

【手法步骤】

①患者仰卧，术者用手掌抚摸胸部病伤之处，除外胸肋骨折之后，方可使用手法。一般胸壁扭挫等软组织损伤或咳喘之胸肺诸症，可平掌由上向下沿任脉及肾经和胃经摩擦3~5遍（图10-59），以理气活血。②双手拇指由胸部中线（任脉）向两侧沿肋间隙分抹，边抹边向下方移动位置，反复3~5遍（图10-60）。③右手呈佛手掌式，轻度反复敲击胸部，沿任脉和胃经由上向下，边敲击边移动3~5遍。④中指点揉璇玑、华

盖、玉堂、膻中、中庭穴（图10-61），点揉两侧肾经俞府、或中、灵墟、神封、步廊穴，两侧胃经气户、库房、屋翳、膺窗、乳中穴和脾经周荣、胸乡、天溪、食窦穴。以上穴位要根据不同病情灵活选用。⑤平掌摩擦胸部，由上向下反复3~5遍（图10-62）。⑥患者侧卧，患侧在上，右手平掌由上向下轻推胸侧部3~5遍，由后向前沿肋间隙横推胸部，边推边向下移动位置，反复3~5遍。中指点揉渊腋、辄筋、日月、京门、章门、大包穴。右手掌反复摩擦侧胸肋3~5遍。若胸部两侧损伤，同样方法再做对侧，手法结束。

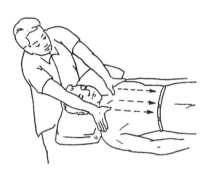

图 10-59　摩擦任脉、肾经、胃经

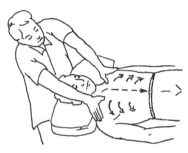

图 10-60　分推胸肋

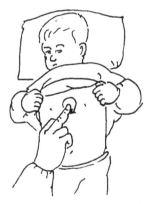

图 10-61　中指点揉膻中穴

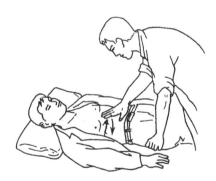

图 10-62　平掌摩擦胸部

【治疗作用】
刺激穴位，疏通经络，理气宽胸，镇静止痛，止咳平喘，顺气化痰，清热消炎。

【主治病症】
主要适用于胸闷、胸痛、咳喘、胸部扭挫伤、胸廓挤压伤等疾患。

十一、腹部治疗手法套路

【患者姿势】

患者仰卧于治疗床上，双腿屈膝，放松腹肌。

【手法步骤】

①术者双手掌平按于患者腹部，轻度摩擦，由上向下移动，反复3~5遍（图10-63）。②而右手平掌沿腹直肌由上向下推荡3~5遍（图10-64）。③骈指点颤巨阙、上脘、中脘、下脘、水分、气海、关元穴（图10-65）。④双手拿揉腹直肌，重点拿揉梁门、天枢、大巨穴，反复3~5遍。在气海、关元穴处，将腹直肌抓提而起放下，即三抓三提三放（图10-66）。⑤平掌顺时针摩腹5~7圈，逆时针摩腹5~7圈。⑥平掌从右向左，从左向右，环形绕脐推揉腹部5~7次（图10-67）。⑦双手中指叠按压于脐左旁5分（左肓俞穴）处，持续按压2~3分钟，随患者呼吸，呼进吸退，放开之时可有热气流放散至小腹或左大腿根处。⑧双手拇指持续按压两锁骨中段（足阳明胃经经过之处）约3分钟，以使胃气下降。⑨中指按压足三里，掐太冲、内庭穴（图10-68），手法结束。

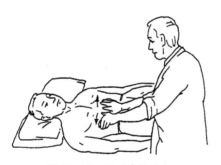

图 10-63　双手摩擦腹部

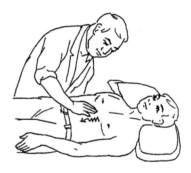

图 10-64　平掌推荡腹部

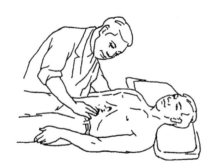

图 10-65　中指点揉三脘穴

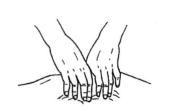

图 10-66　三抓三提三放腹直肌

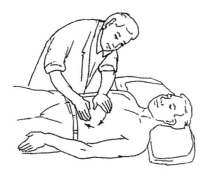

图 10-67　环形绕脐推揉腹部

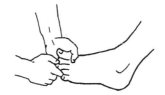

图 10-68　掐太冲内庭穴

【治疗作用】

刺激穴位，疏通经络，调理脾胃，理顺胃肠，导气下行，健脾和胃，帮助消化。

【主治病症】

主要适用于治疗各种急慢性胃肠疾患，急慢性胃炎、肠炎、消化不良、胃肠功能紊乱等症。

十二、背部治疗手法套路

【患者姿势】

患者俯卧于治疗床上，全身放松。

【手法步骤】

①术者双手平掌揉按背部脊柱两侧肌肉 3~5 遍（图 10-69），掌根揉按背部肌肉 3~5 遍。②双手拇指点揉脊柱两侧华佗夹脊穴（图 10-70），自上而下反复 3~5 遍。③双拳滚压脊柱两侧华佗夹脊穴（图 10-71），自上而下反复 3~5 遍。④双拳按压胸椎 1-12，由上而下，边按压边移动，反复 2~3 遍。以上手法由轻而逐渐加重。⑤若有胸椎小关节紊乱，可在患处用双掌叠压法（图 10-72）或双拳按压法，猛然寸劲按压两三下，触及响动即可得到纠正。若尚未纠正，也可用扳肩法（图 10-73）或扳肩膝顶法予以纠正。若属背肌扭挫伤，可用拇指点揉法或四指抠拨法或跪指推揉法（图 10-74），抠拨推揉 3~5 遍，掌指滚揉法（图 10-75）滚揉胸椎两侧肌肉 3~5 遍，以缓解肌肉痉挛。若属心肺脾胃脏腑病症，可在背部相应腧穴揉按或点拨。双掌自上向下，顺推背部两侧肌肉 3~5 遍（图 10-76）。⑥反复由脊柱向两侧八字分推（图 10-77），边分推边向下方移动位置。佛手掌敲打背部脊柱两侧，或用拍子拍打腰背部 3~5 遍（图 10-78），手法结束。

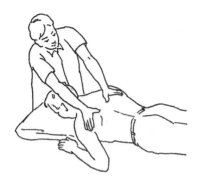

图 10-69　揉按脊柱两侧肌肉

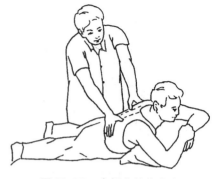

图 10-70　点揉华佗夹脊穴

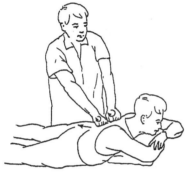

图 10-71　擦压华佗夹脊穴

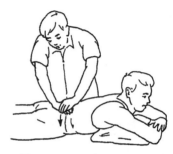

图 10-72　双掌叠压腰背部

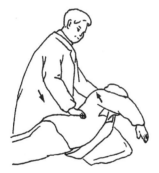

图 10-73　扳肩活动胸椎

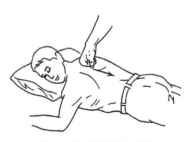

图 10-74　跪指推揉背部

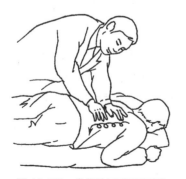

图 10-75　掌指擦压脊柱两侧

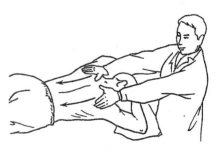

图 10-76　双掌顺推脊柱两侧

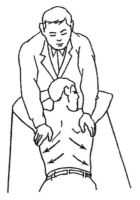

图 10-77　八字分推背部

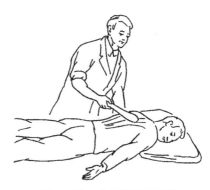

图 10-78　拍子拍打腰背部

【治疗作用】

刺激穴位，疏通经络，放松肌肉，松动关节，调节脏腑，消肿消炎，镇静止痛。

【主治病症】

主要适用于治疗背部扭挫伤、胸椎小关节紊乱、心肺脾胃脏腑疾病。

十三、腰部治疗手法套路

【患者姿势】

患者俯卧于治疗床上，全身放松。

【手法步骤】

①术者双手掌揉按腰背脊柱两侧肌肉 3~5 遍（图 10-79），掌根反复揉按腰背部肌肉 3~5 遍。②双手拇指点揉腰背脊柱两侧华佗夹脊穴（图 10-80），由上到下反复 3~5遍。③双拳擦压华佗夹脊穴，由上到下反复 3~5 遍。身体壮实者用肘点揉脊柱两侧穴位及大肠俞、腰阳关、上髎、次髎、环跳、委中穴（图 10-81），再拿揉腰椎两侧肌肉。④若属腰部急性扭伤或腰椎间盘突出症，可用腰部斜扳法扳动腰椎（图 10-82），患者侧卧，双手协同用力，侧扳腰椎（图 10-83），以活动腰椎大小关节。⑤若属腰椎小关节紊乱或错位，用叠掌或双拳压法，促使关节恢复正常位置。⑥若属肾虚腰痛，手掌按揉两肾俞穴（图 10-84）。肾阳虚者，手掌搓揉命门穴及八髎穴，至皮肤发红发热为度（图 10-85）。双手掌反复顺推腰背脊柱两侧肌肉（图 10-86），反复 3~5 遍。⑦若合并坐骨神经痛的症状，加做下肢手法。如拿揉或捏揉下肢肌肉，反复 3~5 遍（图 10-87），肘尖点揉环跳、承扶、殷门、委中、承山、风市穴（图 10-88），拇指点揉委中、阳陵泉、足三里、昆仑、太溪穴（图 10-89）。各反复 3~5 次。下肢引伸法活动下肢各关节。⑧虚拳拍打腰背及下肢，自上到下反复 3~5 遍，手法结束。

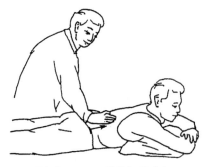

图 10-79　平掌按揉腰背部

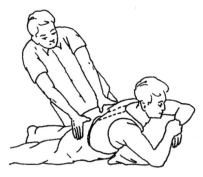

图 10-80　点揉华佗夹脊穴

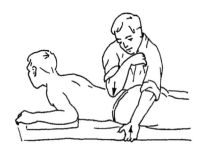

图 10-81　肘尖点压腰腿穴位

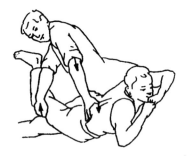

图 10-82　斜扳法扳腰椎

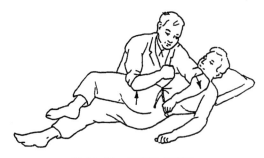

图 10-83　侧扳法扳腰椎

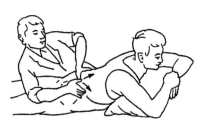

图 10-84　搓揉肾俞穴

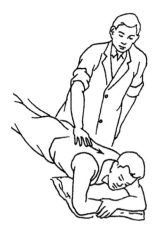

图 10-85　平掌搓八髎、命门穴

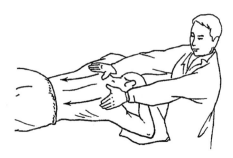

图 10-86　顺推脊柱两侧肌肉

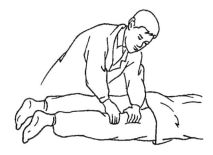

图 10-87 拿揉下肢后侧肌肉

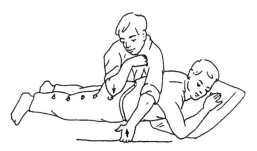

图 10-88 肘尖点揉环跳穴

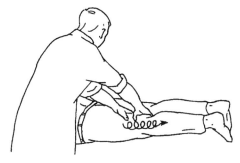

图 10-89 点揉委中、阳陵泉穴

【治疗作用】

刺激穴位，疏通经络，放松肌肉，活动关节，理气活血，调补脏腑，镇痉止痛。

【主治病症】

主要适用于治疗各种急慢性腰痛、腰肌扭伤、腰椎间盘病变、腰椎间盘突出症、腰椎小关节紊乱错位、腰椎滑膜嵌顿、腰背筋膜炎、腰肌劳损等症。

十四、膝部治疗手法套路

【患者姿势】

患者先取仰卧位，后取俯卧位，卧于治疗床上。

【手法步骤】

①患者仰卧位，术者拿揉下肢肌肉 3~5 遍。拇指点揉风市、血海、阳陵泉、阴陵泉、足三里穴（图 10-90），拇指指尖刮髌八卦穴（即髌骨缘的上下、内外、内上、外上、内下、外下六个位置）（图 10-91）。②实拳捶击髌骨上下缘（图 10-92），频率由慢到快，由轻到重，再由重到轻，由快变慢，直到停止。③手掌大鱼际按压腹股沟股动脉处（冲门穴），约 3 分钟（放开时有热流感传导至足踝部）。④一手扶膝一手握踝，做下肢的屈膝屈髋和向内旋转摇膝、向外旋转摇膝活动，各反复 3~5 次（图 10-93）。

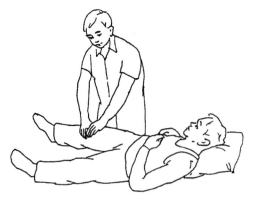

图 10-90　点揉风市、足三里穴

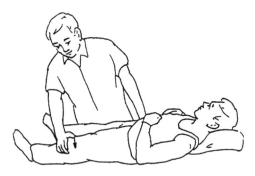

图 10-91　拇指刮髌八卦穴

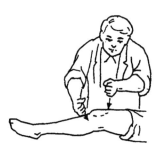

图 10-92　捶击髌骨上下缘

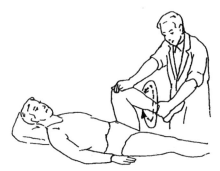

图 10-93　向内向外摇膝

⑤患者俯卧，术者拿揉下肢后侧肌肉 3~5 遍，肘尖点揉环跳、承扶、殷门、委中、承山穴（图 10-94）3~5 遍，屈伸膝关节 3~5 遍（图 10-95），向内旋转摇膝和向外旋转摇膝 3~5 遍（图 10-96），平掌由上向下推揉下肢后侧肌肉 3~5 遍（图 10-97）。⑥仰卧，拍子拍打敲击下肢四周肌肉（图 10-98），各 3~5 遍，手法结束。

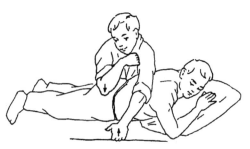

图 10-94　肘尖点揉环跳穴

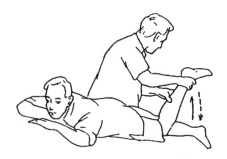

图 10-95　伸屈膝关节

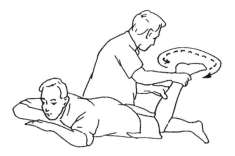

图 10-96　向内向外摇膝关节

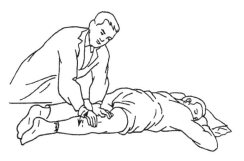

图 10-97　推揉下肢后侧肌肉

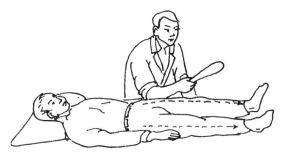

图 10-98　拍打下肢肌肉

【治疗作用】

刺激穴位，疏通经络，放松肌肉，活动关节，调理气血，镇静止痛。

【主治病症】

主要治疗膝关节各种扭挫伤、肿胀、疼痛等症，以及髌骨软化、膝关节积液、髌下滑膜炎、膝关节侧副韧带损伤、半月板损伤。

十五、踝部治疗手法套路

【患者姿势】

患者仰卧或靠坐于治疗床上。

【手法步骤】

①一手托起伤肢足跟部，另一手拿揉小腿及足踝部肌肉，反复 3~5 遍（图 10-99）。②拇中指指尖相对，掐悬钟及三阴交。③中指尖抠揉太溪、昆仑、解溪穴（图 10-100）。④拇指指点揉丘墟、解溪、商丘穴。⑤拇指反复掐揉太冲、然谷、涌泉穴（图 10-101）。⑥右手握住足部，与左手协同用力，反复做踝关节的跖屈、背伸（图 10-102）和内翻、外翻活动，各反复 3~5 遍。⑦向内和向外旋转摇踝，各反复 3~5 遍（图 10-103）。⑧从踇趾开始，顺序拔伸五趾（图 10-104），反复旋摇五趾。⑨双拇指分推足背，同时分掰足底 3~5 遍，以恢复足弓（图 10-105），手法结束。

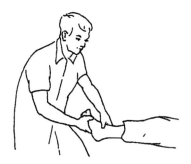

图 10-99　拿揉小腿及踝部肌肉

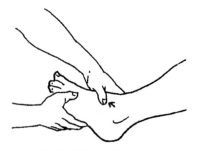

图 10-100　抠揉解溪穴

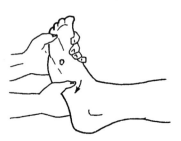

图 10-101　掐涌泉穴

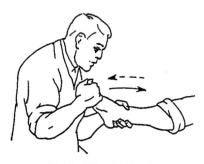

图 10-102　屈伸踝部

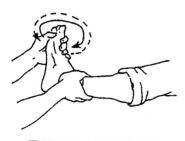

图 10-103　向内向外摇踝

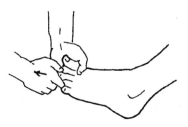

图 10-104　拔伸五趾

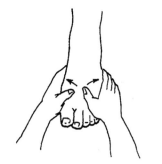

图 10-105　分推足背、分掰足底

【治疗作用】

刺激穴位，疏通经络，放松肌肉，活动关节，调理气血，镇静止痛。

【主治病症】

主要适用于治疗各种急慢性踝关节扭挫伤、踝关节半脱位、踝关节错缝及踝部骨折后遗症等足踝及足趾部疾患。

第十一章 推拿按摩手法常规

　　推拿按摩手法常规，是在手法套路的基础上，发展总结整理出来的，是推拿按摩手法套路经过临床反复运用和实践，取其治疗作用广泛、疗效比较显著的手法合理筛选，有机组合，重新组成的具有一定规律性的、行之有效的手法套路，作为某一部位的推拿按摩手法常规。

　　推拿按摩手法常规，是治疗某部位病伤的常规手法套路，对某些特殊的病情，应辨证施治，选用相应的特殊手法和特定穴位，临证加减配伍。

　　现根据临床运用手法治疗的经验，将各种手法套路整理总结归纳为八大手法常规，即头面部手法常规、颈肩部手法常规、上肢部手法常规、胸腹部手法常规、腰背部手法常规、下肢部手法常规、足踝部手法常规、全身保健手法常规，介绍于下，以供同道参考。

一、头面部手法常规

【患者姿势】

患者仰卧于治疗床上，全身放松。

【手法步骤】

①患者仰卧，术者双手分别放于患者头面部两侧，按摩面部两侧皮肤肌肉（图11-1）。②双手四指按揉颈部两侧肌肉、穴位，重点按揉风府、风池、天柱穴，同时两拇指反复按揉两太阳穴（图11-2）1~2分钟。③双拇指分别反复按揉两太阳穴，两中指反复按揉两风池穴（图11-3），对挤两太阳穴，抠揉两风池穴，由轻逐渐加重，约两三分钟（使酸胀感窜入颅脑之中；风池穴酸胀感放散至头顶，甚至达到额部）。④双手中指指尖点揉两攒竹穴（图11-4），四指指尖掐点两眉弓（图11-5），边掐点边向两侧移动，反复5~7遍。双手中指点揉两睛明穴（图11-6）约半分钟。⑤食指指尖点揉四白、迎香、耳门、翳风、颧髎、颊车穴（图11-7）各约半分钟（促使泪涕及唾液分泌，令耳聪目明，恢复听觉、视觉、嗅觉、味觉功能）。⑥双手拇指指尖交替自印堂穴经神庭、上星至百会穴，划动数遍（图11-8）。双拇指指腹自印堂穴向两侧经眉弓至眉梢抹动数遍（图11-9）；经太阳穴转向下推，沿面颊经地仓至承浆穴合拢两指（图11-10）；自印堂穴，沿前额经阳白至额角，转向下推，经曲鬓、耳门、听宫、听会、颊车穴至下颏合拢；再自神庭穴，沿前发际向两侧分抹，经曲差、眉冲、本神穴至头维穴转向下推，经角孙、率谷至耳后完骨、翳风穴，沿下颌缘至下颏角合拢（图11-

10），各反复 3~5 遍。⑦双手呈佛手掌，用尺侧轻度敲打前额头顶及两颞侧部，十指弹打前额及头部（图 11-11），合掌击打前额头顶及两颞部（图 11-12）。⑧十指划动颤点刺激头皮及发根（图 11-13），约两三分钟，梳理法理顺头发（图 11-14）。⑨双手拇指抿平头发（图 11-15），四指由鬓角经面颊向下擦动 3~5 遍。⑩双手拇食二指捻揉双耳（图 11-16），沿大耳轮由上而下，至耳垂时向下牵拉 3~5 遍（图 11-17）。双手食指指端插入两耳孔中，沿耳中凹陷沟窝旋转揉按 3~5 遍。⑪双手掌心按紧双耳道快速放开，使耳中产生暂时的负压而推动鼓膜 3~5 次（图 11-18）。拇指指尖掐揉双侧内关、合谷、列缺穴各约半分钟（图 11-19），手法结束。

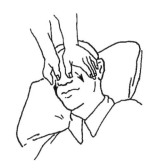

图 11-1　按摩面部皮肤肌肉

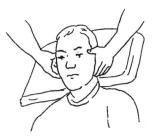

图 11-2　按揉风池、天柱、太阳穴

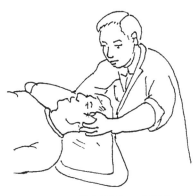

图 11-3　按揉风池、太阳穴

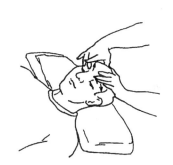

图 11-4　中指点揉攒竹穴

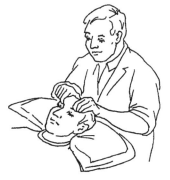

图 11-5　四指掐点眉弓

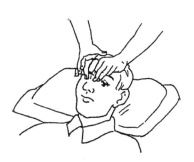

图 11-6　中指点揉睛明穴

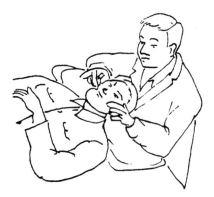

图 11-7　食指点揉颧髎穴

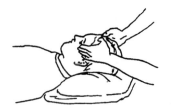

图 11-8　印堂划至百会穴

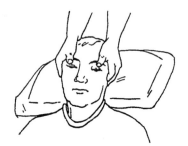

图 11-9　印堂抹至眉梢

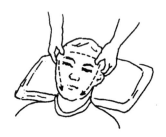

图 11-10　太阳推向地仓、承浆穴

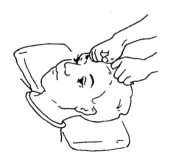

图 11-11　十指弹打前额

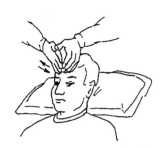

图 11-12　合掌击打额颞部

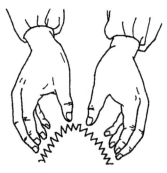

图 11-13　十指颤点划动头皮

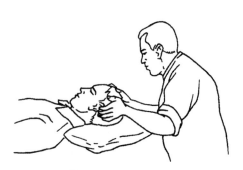

图 11-14　理顺头发

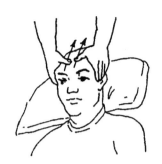

图 11-15　抿平头发

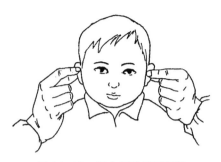

图 11-16　拇食指捻揉双耳轮

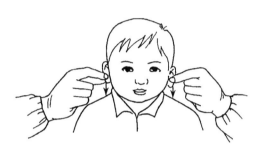

图 11-17　向下牵拉耳垂

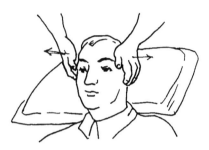

图 11-18　掌捂双耳

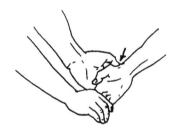

图 11-19　掐揉内关、合谷、列缺穴

【治疗作用】

刺激穴位，疏通经络，兴奋神经，清醒大脑，放松肌肉，缓解痉挛，调和气血，镇静止痛，醒五官，开七窍，调节神经兴奋与抑制过程，刺激腺体分泌，促进恢复五官功能。

【主治病症】

主要治疗头面部各种病症，如头痛、头晕、目眩、耳鸣、鼻塞、流涕、口喎、面瘫，五官疾病，七窍不聪。还可治疗神经衰弱、失眠、多梦等症。

二、颈肩部手法常规

【患者姿势】

患者端坐于治疗凳上，全身放松。

【手法步骤】

①患者端坐，术者立于患者身后偏左，左手按扶患者头顶固定，右手反复捏揉颈部两侧皮肤肌肉，由上而下逐渐加大用力（图11-20），反复3~5遍。②拇指和中指指尖反复点揉风府、风池、天柱、大椎、大杼穴，各约半分钟（图11-21）。③双手掌抱住患者头部两侧面颊，向上端提牵拉（图11-22），在牵拉作用力下，做颈椎的缓慢前屈后伸、左右侧屈及左右旋转活动（图11-23），各反复3~5遍。④一手托住头枕部，一手托住下颌，两手协同，做颈椎的牵拉前屈后仰和左右旋摇活动（图11-24），各反复3~5遍（充分活动颈椎各关节）。用力要持续均匀，动作要缓慢柔和，旋摇颈椎要在其正常活动范围之内，切不可猛力勉强旋扭扳转，以免发生意外。⑤双手拇指点揉肩井、肩髃、肩贞、天宗穴各约半分钟（图11-25）；拇指指尖抠拨云门、缺盆穴（图11-26），中指抠拨极泉、青灵穴，各反复3~5次（图11-27）；拳尖点拨天宗穴。⑥手掌搓肩背两侧，由大椎向肩髃，由内向外反复7~8遍（图11-28）。⑦虚拳敲打两侧肩背（图11-29）；拍子拍打两侧肩部（图11-30），各3~5遍。⑧双手大鱼际㨰揉两侧颈肩部，由内向外（图11-31），反复3~5遍。㨰揉至肩头，顺势以双手掌由上向下抹动两上肢至肘部，手法结束。⑨若属于卧床不起或精神紧张的患者，可采用仰卧位进行治疗，如双手四指按揉颈椎两侧肌肉，中指尖点揉风府、风池、天柱穴（图11-32）。牵引拔伸颈椎时，一手托住患者头枕部，另一手勾住下颌部，两手协同用力牵拉，在牵拉的作用力下进行左右扳转摇动（图11-33），再做肩及上肢的手法。

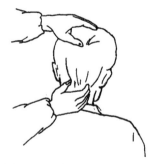

图11-20　捏揉颈部两侧肌肉

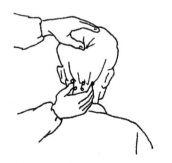

图11-21　点揉风府、风池穴

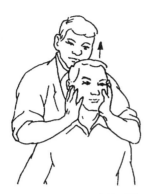

图 11-22　端提牵拉颈椎

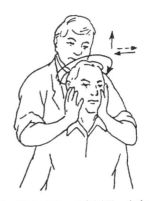

图 11-23　前屈后伸、左右侧屈、左右旋摇颈部

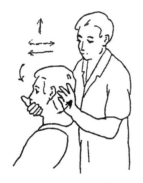

图 11-24　屈伸旋摇颈椎

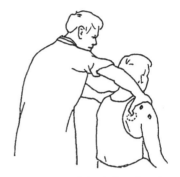

图 11-25　点揉肩井、肩髃穴

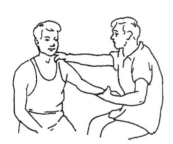

图 11-26　抠拨云门、缺盆穴

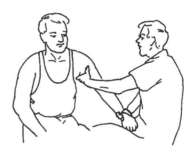

图 11-27　抠拨极泉、青灵穴

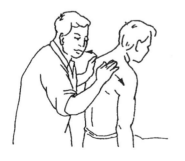

图 11-28　双手搓揉肩背部

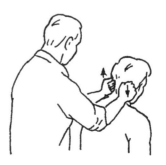

图 11-29　虚拳敲打肩背部

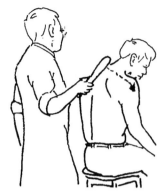

图 11-30　拍子拍打肩背部

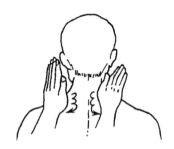

图 11-31　大鱼际擦揉肩背部

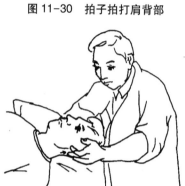

图 11-32　点揉风府、风池穴

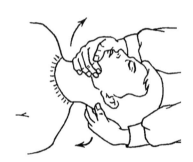

图 11-33　牵引扳转摇动颈椎

【治疗作用】

刺激穴位，疏通经络，放松肌肉，活血化瘀，缓解痉挛，散风祛寒，镇静止痛。

【主治病症】

主要治疗颈肩部酸胀疼痛、颈部扭挫伤、颈椎半脱位、寰枢椎半脱位、落枕、颈肋综合征、各种类型的颈椎病、颈肩综合征。

三、上肢部手法常规

【患者姿势】

患者端坐或仰卧于治疗床上，侧卧也可。

【手法步骤】

①患者端坐，术者立于患者一侧，一手握住患者腕部提起，一手按摩捏揉上肢肌肉（图 11-34），用力由轻逐渐加大，反复 3~5 遍。②牵抖上肢，放松肌肉（图 11-35）。③拇指指尖点揉大椎、大杼、肩贞穴（图 11-36），中指指尖抠拨缺盆穴（酸麻胀感可窜到整个上肢及手部或窜及胸部）。④右手按揉肩部周围肌肉，拇指指尖反复抠

拨天宗穴（图 11-37）。⑤中指抠拨极泉、青灵穴（酸麻胀或电击感放散至手指端）（图 11-38）。⑥双手捏揉肩部及上肢皮肤肌肉（图 11-39），拇指指尖点揉大椎、肩中俞、肩井、肩髃、肩髎、天府、云门、臂臑、臑会穴，各约半分钟。⑦右手握住腕部，左手拇指指尖反复抠拨曲池、尺泽、手三里穴（图 11-40），中指尖抠拨少海、小海穴，拇中指相对掐揉内外关穴（图 11-41）、合谷穴。⑧一手按住患者肩头固定，一手握住腕部，向前旋转摇肩和向后旋转摇肩，各 3～5 圈（图 11-42）。⑨左手握住肘部，右手握住腕部，屈伸肘关节，反复 3～5 次（图 11-43）。向内和向外旋摇肘关节（图 11-44），各反复 3～5 遍。⑩双手握住患者大小鱼际，掌屈活动腕关节（图 11-45）。背伸活动腕关节（图 11-46），尺偏活动腕关节（图 11-47），各反复 3～5 遍。桡偏活动腕关节（图 11-48），向内及向外旋转摇腕活动（图 11-49），各反复 3～5 遍。⑪双拇指分推手腕背部 3～5 遍（图 11-50），拇食二指指尖相对逐指对掐甲根（图 11-51）。⑫左手握住腕部固定，右手拇食二指夹住患者手指逐个旋摇五指（图 11-52）。右手改握钳形拳，由拇指开始顺序逐个牵拔五指（图 11-53）（会发出清脆的响声，以充分活动手指各个小关节）。⑬右手拿揉患侧上肢肌肉，由肩部至腕部反复 3～5 遍。⑭拍子拍打上肢四周（图 11-54）或虚拳拍打上肢四周及手掌手背，由上向下反复 3～5 遍。⑮捋上肢，由肩头迅速捋向腕部（图 11-55），反复 3～5 遍，手法结束。

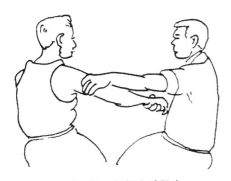

图 11-34　捏揉上肢肌肉

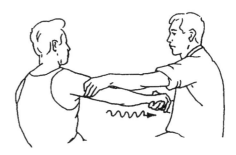

图 11-35　牵抖上肢

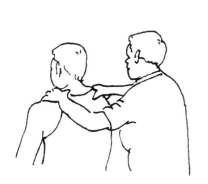

图 11-36　点揉大椎、大杼穴

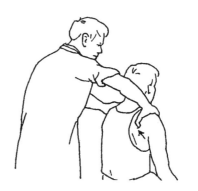

图 11-37　抠拨天宗、天髎穴

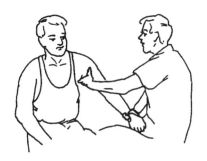

图 11-38　抠拨极泉、青灵穴

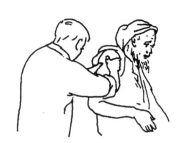

图 11-39　捏揉上肢肌肉

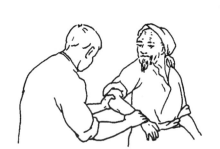

图 11-40　抠拨曲池、尺泽穴

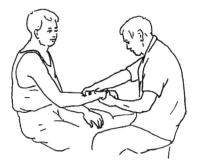

图 11-41　掐揉内关、外关穴

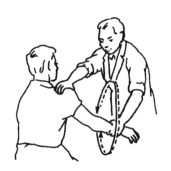

图 11-42　旋摇肩关节

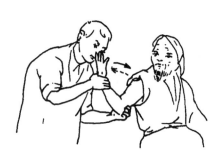

图 11-43　伸屈肘关节

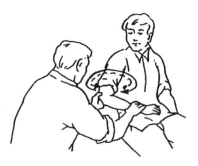

图 11-44　旋摇肘关节

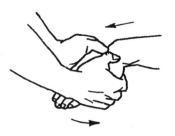

图 11-45　掌屈活动腕关节

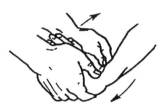

图 11-46　背伸活动腕关节

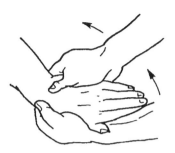

图 11-47　尺偏活动腕关节

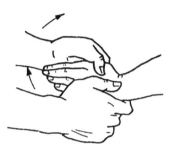

图 11-48　桡偏活动腕关节

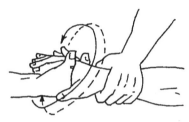

图 11-49　旋转摇腕

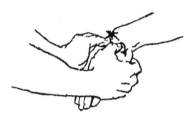

图 11-50　分推手腕背部

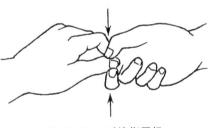

图 11-51　对掐指甲根

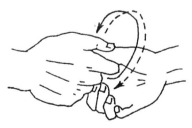

图 11-52　悬摇五指

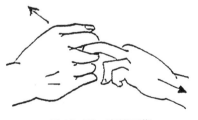

图 11-53　牵拔五指

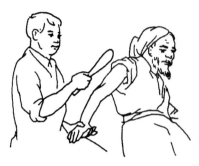

图 11-54　拍打上肢

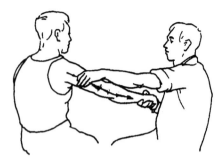

图 11-55　捋上肢

附：解除粘连方法

若肩关节周围炎患者肩关节已经发生粘连不能伸屈、抬举，应运用以下手法，以促使粘连解除而恢复活动功能。

1. 端坐位手法　①患者端坐于治疗凳上，术者双手反复捏揉肩关节及其周围的肌肉、筋腱，以及重点穴位，并剥离其粘连结节（图 11-56），充分放松肩关节周围肌肉后，进行促使肩关节功能活动恢复的引伸手法。②前屈抬举引伸活动（图 11-57），内收摸对肩引伸活动（俗称怀中抱月，图 11-58），抬举屈肘引伸活动（图 11-59），后伸屈肘引伸活动（图 11-60），反折屈肘拔伸活动（图 11-61），盘肩旋摇活动（图 11-62），反复 3~5 遍（以解除肩关节粘连，恢复肩关节的功能）。③双手摇肩活动（图 11-63），恢复期可做肩关节抢摇活动（图 11-64）（充分活动肩关节，防止肩关节再次粘连），双手掌摩双肩（图 11-65）。④拍子拍打肩及上肢（图 11-66），手法结束。注意锻炼肩关节功能，以恢复保持其活动功能。

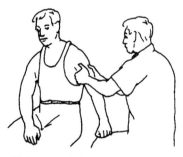

图 11-56　捏揉肩关节周围肌肉

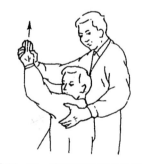

图 11-57　肩关节抬举引伸活动

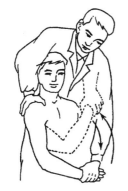

图 11-58　内收摸对肩活动

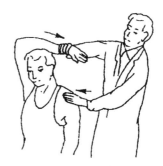

图 11-59　抬举屈肘引伸活动

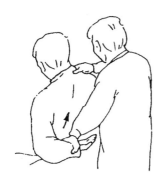

图 11-60　后伸屈肘引伸活动

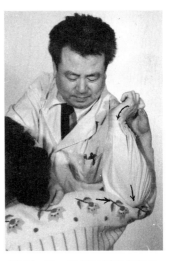

图 11-61　反折屈肘拔伸活动

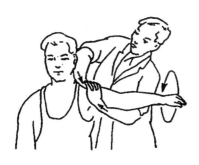

图 11-62　盘肩旋摇活动

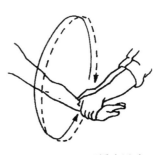

图 11-63　双手摇肩活动

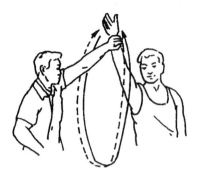

图 11-64　肩关节抡摇活动

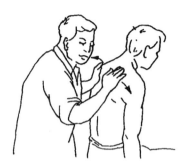

图 11-65　双手掌摩双肩

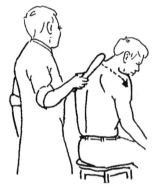

图 11-66　拍打肩及上肢

2. 侧卧位手法（摇橹式治疗手法）　　患者侧卧于治疗床上，伤肢在上，术者双手反复捏揉患部肩周肌肉、韧带，点揉重点穴位，促使肌肉放松。①摇橹式前屈抬举摇动肩关节：一手握住患肢腕部，一手握定患肢肘部，两手协同摇橹式活动肩关节，乘其不备用力牵拉至直举伸直位（图 11-67），拉开肩关节粘连。因患者可有较剧烈的疼痛，故应控制好所用力度。高血压、冠心病患者慎用。②摇橹式屈肘外展摇动肩关节（图 11-68），解除肩关节外展活动受限。③摇橹式屈肘后伸摇动肩关节（图 11-69），解除肩关节后伸活动受限。每次手法应循序渐进，逐渐拉开，且不可一次用力过猛，以免引起不良后果。

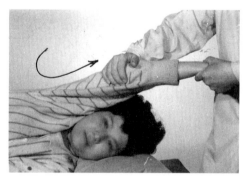

图 11-67　摇橹式前屈抬举摇动

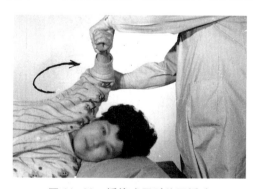

图 11-68　摇橹式屈肘外展摇动

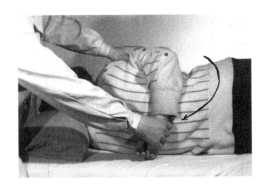

图 11-69　摇橹式屈肘后伸摇动

【治疗作用】

刺激穴位，疏通经络，解除粘连，活动关节，缓解痉挛，镇静止痛。

【主治病症】

主要治疗上肢各种疾患和损伤，如肩周炎、肱二头肌肌腱炎、肩部扭挫伤、冈上肌肌腱炎、肩袖损伤、肘部扭挫伤、肱骨内上髁炎、肱骨外上髁炎、腕关节扭挫伤、腕关节劳损、腱鞘炎等，以及颈椎病、小儿麻痹、半身不遂、上肢麻痹、肌肉萎缩等病症。

四、胸腹部手法常规

【治疗作用】

患者仰卧于治疗床上，全身放松。

【手法步骤】

①患者仰卧，术者站于患者体侧，双手掌按摩胸腹中线（任脉），由膻中至关元穴；按摩胸腹两旁侧线（足阳明胃经）（图 11-70），由上至下。②从任脉向两侧沿肋间隙分推，从天突至鸠尾边推边向下移动（图 11-71），各反复 3~5 遍。从鸠尾穴向两侧分推（图 11-72），边分推边向下移动至脐中，反复 3~5 遍。③中指点揉膻中、鸠尾、上中下三脘、气海、关元穴，各约半分钟（图 11-73）。④左手拇指按住鸠尾穴（以防气逆），右手中指持续按压上中下三脘穴（图 11-74），随患者呼吸（呼进吸退）逐渐用力按压两分钟，按压水分、气海、关元穴各两分钟，用颤点法加强刺激。⑤双手中指叠压左侧脐旁 5 分处（肓俞穴）（图 11-75）约两三分钟（使热流感传导至少腹）。⑥双手拿揉腹部两侧线（足阳明胃经），重点拿揉天枢穴，双手掌绕脐周顺时针和逆时针环形推揉各 3~5 遍（图 11-76），顺为泻，逆为补，顺逆交替为调。⑦从上至下拿揉抓提腹直肌 2~3 遍（图 11-77），重点抓提气海、关元穴处 3~5 下（以提升中

气）。⑧四指颤点上脘、中脘、下脘穴（图 11-78），各约 1 分钟（促使脾胃之气运散）。⑨平掌由上向下顺推胸腹部 5~7 遍，从膻中至中极由中线任脉向两侧八字分推胸腹部，边推边向下移动 3~5 遍。⑩双手拇指持续均匀用力按压两锁骨中段（足阳明胃经经过之处）3~5 分钟（使酸沉麻胀之感向下放散至足），按压足三里两三分钟（图 11-79，使酸胀之感散于足背，以促其胃气下降），手法结束。

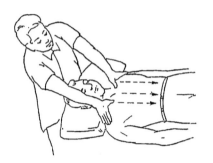
图 11-70　按摩任脉及胃经

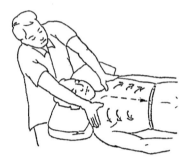
图 11-71　沿肋间隙分推

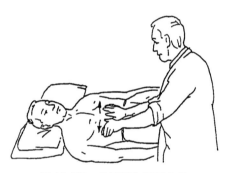
图 11-72　从鸠尾向两侧分推

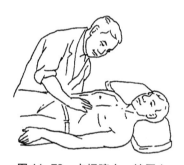
图 11-73　点揉膻中、鸠尾穴

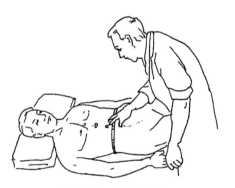
图 11-74　按压三脘穴

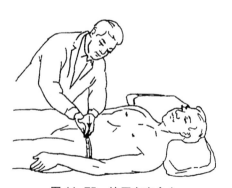
图 11-75　按压左肓俞穴

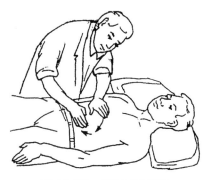

图 11-76　绕脐环形揉按

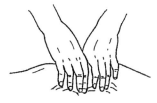

图 11-77　拿揉抓提腹直肌

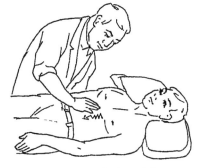

图 11-78　颤点三脘穴

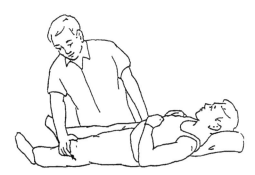

图 11-79　按压足三里穴

【治疗作用】

刺激穴位，疏通经络，健脾和胃，降气止呕，镇静止痛，消食化积，提升中气。

【主治病症】

主要治疗各种胸腹疼痛、胃肠疾患等，如各种急慢性胃炎、肠炎等病症。

五、腰背部手法常规

【患者姿势】

患者俯卧于治疗床上，全身放松。

【手法步骤】

①患者俯卧，术者站于患者体侧，平掌反复按揉脊柱两侧肌肉（图 11-80），由上至下边揉边向下移动 3~5 遍，由轻逐渐加重用力。②掌根推揉脊柱两侧肌肉（图 11-81）由上至下 3~5 遍。③跪指由上至下推揉棘上韧带、棘间韧带和脊柱两侧肌肉（图 11-82）3~5 遍。④右手拇指按于脊柱旁，左手掌按于右手拇指上，用力搓揉，边搓揉边移动，如擀面皮之势（图 11-83），由上至下反复 3~5 遍。⑤双手拇指点揉脊柱两侧华佗夹脊穴（图 11-84），由上至下 3~5 遍。⑥双拳搓压脊柱两侧华佗夹脊穴（图 11-85），由上至下 3~5 遍。⑦双手叠掌逐个按压脊柱颈 7 至骶 1 棘突 3~5 遍（图 11-

86）。⑧双拳按压脊柱两侧（图11-87），由上至下3~5遍（放松腰背脊柱两侧肌肉，纠正胸腰椎小关节紊乱）。⑨若胸椎小关节错位，用扳肩法（图11-88）或扳肩膝顶法（图11-89）纠正错位。腰椎小关节错位、滑膜嵌顿、腰椎间盘突出或急性腰扭伤，用斜扳法（图11-90）、侧扳法（图11-91）及旋转复位法（图11-92）纠正。腰骶或骶髂损伤或关节紊乱，用双手拇指搓揉两骶髂部和腰骶部肌肉（图11-93）。骶髂关节前屈性损伤，用牵踝推髂复位法（图11-94）促其复位。骶髂关节后伸性损伤，用盘腿推髂复位法（图11-95）促其复位。耻骨联合分离症，用臂肘压髂复位法（图11-96）促其复位。⑩腰背顺推法（图11-97）、八字分推法（图11-98）及掌根顺推腰背脊柱两侧肌肉3~5遍（图11-99）。⑪肘尖点点压腰背两侧肌肉（图11-100），双手拿揉腰部肌肉（图11-101），重点拿揉腰背部穴位。⑫前臂揉压腰背部（图11-102），反复牵抖腰背及下肢（图11-103，促使肌肉放松，关节活动，活血化瘀，纠正错位及小关节紊乱）。⑬拍子拍打腰背脊柱及其两侧（图11-104），由上至下3~5遍，或虚拳或佛手掌反复拍打腰背部（图11-105），或掌拳交替拍打腰背部（图11-106），手法结束。

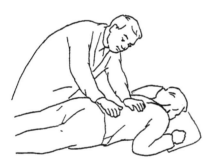

图11-80　按揉脊柱两侧肌肉

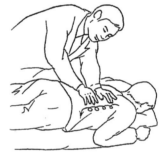

图11-81　推揉脊柱两侧肌肉

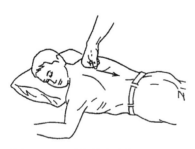

图11-82　跪指推揉脊柱两侧肌肉

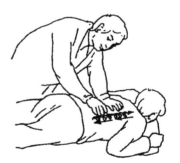

图11-83　掌指揉揉脊柱两侧

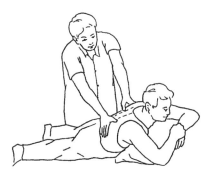

图 11-84　点揉华佗夹脊穴

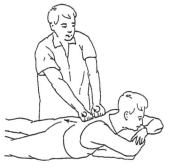

图 11-85　擦压华佗夹脊穴

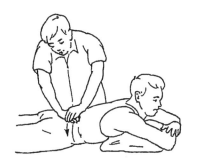

图 11-86　叠掌按压脊柱

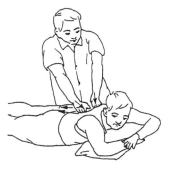

图 11-87　双拳按压脊柱两侧

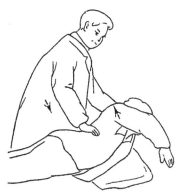

图 11-88　扳肩法纠正错位

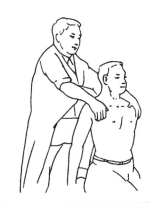

图 11-89　扳肩膝顶法纠正错位

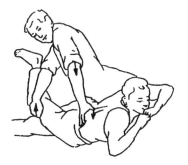

图 11-90　斜扳法纠正错位

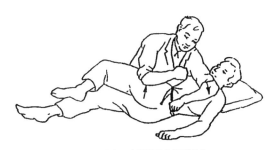

图 11-91　侧扳法纠正错位

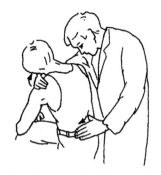

图 11-92　旋转法纠正错位

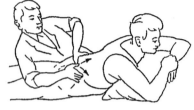

图 11-93　搓揉骶髂部

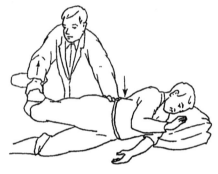

图 11-94　牵踝推髂复位法

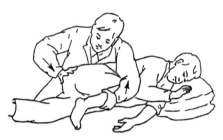

图 11-95　盘腿推髂复位法

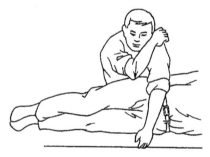

图 11-96　臂肘压髂复位法

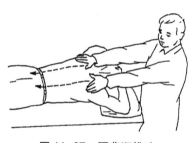

图 11-97　腰背顺推法

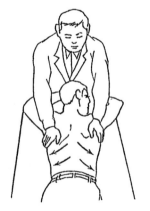

图 11-98　八字分推法

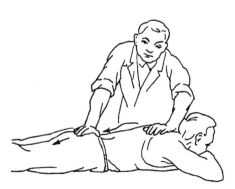

图 11-99　掌根顺推法

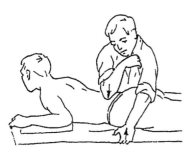

图 11-100　肘点脊柱两侧穴位

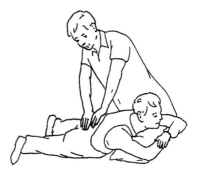

图 11-101　双手拿揉腰部肌肉

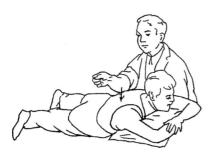

图 11-102　前臂擦压腰背部

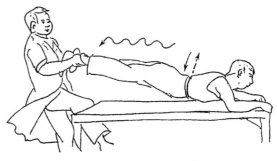

图 11-103　牵抖腰背部

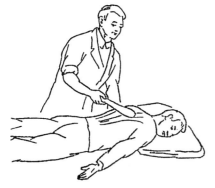

图 11-104　拍打脊柱及其两侧

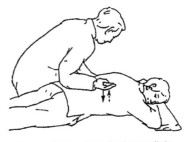

图 11-105　佛手掌敲打腰背部

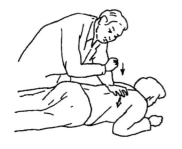

图 11-106　拳掌交替拍打腰背部

【治疗作用】

刺激穴位，疏通经络，调和气血，放松肌肉，活动关节，纠正错位，镇静止痛。

【主治病症】

主要治疗各种急慢性腰背损伤等疾患，如胸椎小关节紊乱、背肌扭伤、腰扭伤、滑膜嵌顿、腰肌劳损、腰椎间盘突出症、急慢性腰痛、慢性脏腑疾病等。

六、下肢部手法常规

【患者姿势】

患者先俯卧于治疗床上，后改为侧卧，再改为仰卧。

【手法步骤】

①患者俯卧，术者双手拿揉患者下肢后侧肌肉（图11-107），由上至下3~5遍。②平掌由臀部向下沿大腿后侧顺推至足跟3~5遍（图11-108）。③肘尖点揉环跳、承扶、殷门、委中、承山穴3~5遍（图11-109）。④掌根揉环跳、承扶、殷门、委中、承山穴及下肢后侧肌肉3~5遍（图11-110）。⑤屈伸活动膝关节5~7次（图11-111）。⑥向内向外旋摇膝关节（图11-112）各反复3~5遍。⑦拍子拍打下肢后侧肌肉，由上至下3~5遍（图11-113）。⑧患者侧卧，下腿屈曲，上腿伸直，双手拿揉下肢外侧肌肉，由上向下。平掌由臀部向下沿下肢外侧直推至外踝3~5遍，肘尖由上而向下划动下肢外侧肌肉3~5遍（图11-114）。⑨肘尖点揉居髎、环跳、风市、阳陵泉穴，各约半分钟（图11-115）。掌根按揉居髎、环跳、风市、阳陵泉穴及下肢外侧肌肉。⑩拍子拍打臀部及下肢外侧肌肉3~5遍（图11-116）。或以同样手法做对侧。⑪患者仰卧，术者双手拿揉下肢前侧及内侧肌肉，由上至下3~5遍（图11-117），重点拿揉伏兔、阴廉、风市、阴市、血海、五里、阴陵泉、阳陵泉、足三里、绝骨、三阴交穴。拇指指尖抠拨刮动髌八卦（图11-118）。⑫实拳捶击髌骨上下缘（图11-119），频率由慢逐渐加快，用力由轻渐重（使其产生酸胀热痛之感），逐渐减轻放慢至停止。⑬一手扶膝，一手握踝，提起下肢，屈膝屈髋，屈伸活动髋关节的3~5次（图11-120），向内、向外旋转摇髋3~5圈（图11-121）。⑭屈伸活动膝关节和内收外展活动髋关节及膝关节（图11-122），各3~5次。⑮向内和向外旋转摇膝各3~5圈（图11-123）。下肢平伸，一手大鱼际按压股动脉处（冲门穴）（图11-124）约两三分钟放开（有热流放散至足踝部）。⑯拍子拍打下肢前及内侧面3~5遍（图11-125），手法结束。

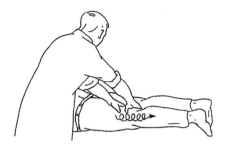

图 11-107　双手拿揉下肢肌肉

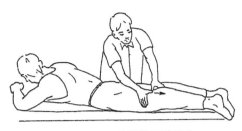

图 11-108　平掌推下肢肌肉

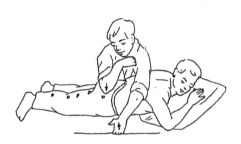

图 11-109　肘尖点揉下肢穴位

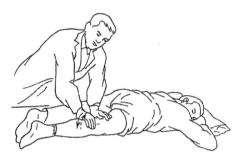

图 11-110　掌根揉下肢肌肉

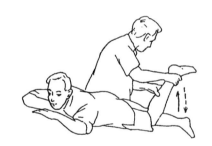

图 11-111　屈伸膝关节

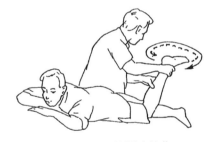

图 11-112　旋摇膝关节

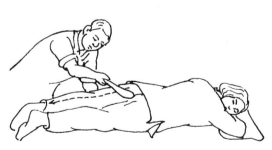

图 11-113　拍打下肢肌肉

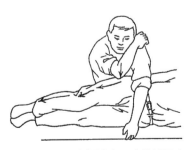

图 11-114　肘尖划动下肢外侧肌肉

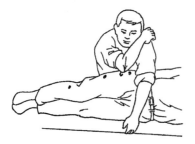

图 11-115　肘尖点揉下肢外侧穴位

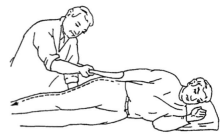

图 11-116　拍子拍打下肢外侧肌肉

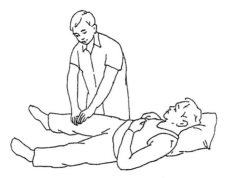

图 11-117　双手拿揉下肢肌肉

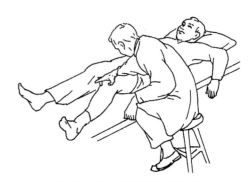

图 11-118　抠拨刮动髌八卦

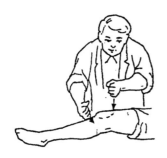

图 11-119　实拳捶击髌骨上下缘

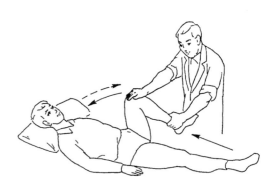

图 11-120　屈伸活动髋关节

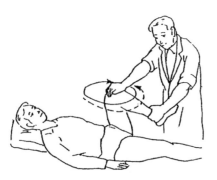

图 11-121　旋转摇髋活动

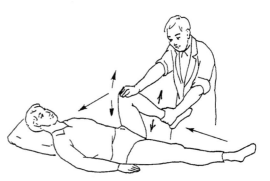

图 11-122　屈伸髋、膝关节

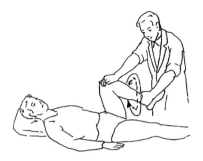

图 11-123　旋转摇膝活动

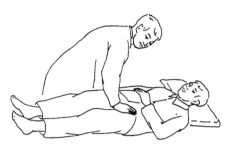

图 11-124　按压冲门穴

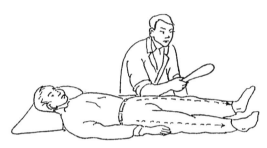

图 11-125　拍打下肢肌肉

【治疗作用】

刺激穴位，疏通经络，调和气血，改善末梢循环，放松肌肉，活动关节，缓解痉挛，舒展筋腱，镇静止痛，消肿消炎。

【主治病症】

主要治疗下肢部各种疾患和损伤，以及腰椎间盘突出症，坐骨神经根受压引起的下肢疼痛等症状，如梨状肌损伤、坐骨神经痛、臀上皮神经损伤、股外侧皮神经损伤、下肢肌肉萎缩，膝关节损伤，侧副韧带损伤，半月板损伤，髌周病，膝关节骨性关节病，膝关节积液，髌骨软化症等。

七、足踝部手法常规

【患者姿势】

患者仰卧或靠坐于治疗床上。

【手法步骤】

①患者仰卧，术者左手握住患者足部，右手反复捏揉小腿及足踝部肌肉 3~5 遍，右手拇指按揉踝关节周围肌、肉韧带及周围穴位（图 11-126）各约半分钟。②拇指与中指指尖相对相对掐揉绝骨与三阴交穴（图 11-127）约半分钟；拇指与中指指尖相对

抠揉昆仑、太溪穴，各约半分钟（图11-128）；拇指尖反复点揉丘墟、解溪、商丘穴（图11-129），各约1分钟；拇指指尖反复划按太冲穴（图11-130），同时揉按足心及涌泉穴（图11-131）。③右手呈钳形拳，顺序逐个牵拔旋摇五趾（图11-132）；④右手握紧五趾，屈曲趾间关节（有时可出现弹响）。⑤右手握住足掌（足跖趾关节部），跖屈、背伸活动踝关节7~8次（图11-133），向内及向外旋摇踝关节3~5次（图11-134）。⑥双手拇指分推踝部及足背，分掰足底7~8次（图11-135）。⑦手掌搓揉足心及涌泉穴，以摩擦生热（图11-136），手法结束。

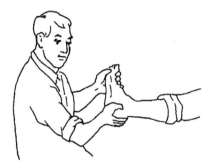

图11-126　按揉踝部肌肉

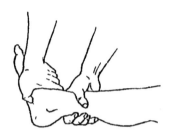

图11-127　对掐绝骨、三阴交穴

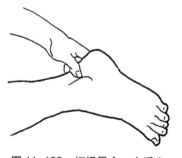

图11-128　抠揉昆仑、太溪穴

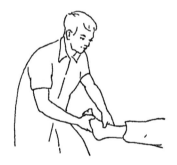

图11-129　点揉丘墟、解溪穴

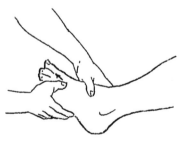

图11-130　拇指划按太冲穴

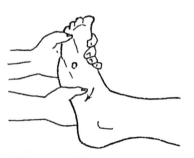

图11-131　揉按足心及涌泉穴

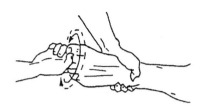

图 11-132　牵拔旋摇五趾

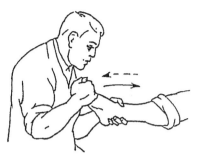

图 11-133　跖屈、背伸踝关节

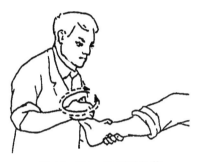

图 11-134　旋摇踝关节

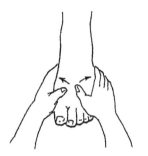

图 11-135　拇指分推踝及足背

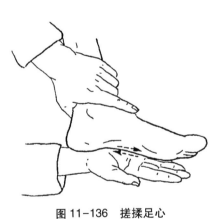

图 11-136　搓揉足心

【治疗作用】

刺激穴位，疏通经络，放松肌肉，活动关节，纠正小关节骨错缝，缓解痉挛，镇静止痛。

【主治病症】

主要治疗各种足踝部急慢性疾患和损伤，如踝关节扭挫伤、足跖趾关节扭挫伤，以及足踝部骨折后遗症等。

八、全身保健手法常规

【患者姿势】

患者先仰卧于治疗床上，后根据情况改换为侧卧位或俯卧位。

【手法步骤】

①患者仰卧，术者先做头面部、胸腹部和上肢部常规手法，以及下肢部常规手法的前侧面及内侧面的手法。②患者俯卧位，术者先做颈肩部、腰背部、下肢部常规手法的后侧面手法。③患者侧卧位，术者做胸胯及下肢外侧面手法，患者翻身做对侧面手法。④患者仰卧位，术者做足踝部常规手法，手法结束。⑤常规手法可以灵活选用，以轻松舒适柔和为主。大部分选用比较轻柔的手法。若有某些疾病和损伤，可选用有针对性的手法和穴位配合治疗，全部手法需约1小时做完。

【保健作用】

疏通经络，调和气血，放松肌肉，镇静安神；健脾胃，和脏腑，润肌肤，利关节，美容颜，抗衰老；强壮身体，预防疾病。

各种推拿按摩手法的套路，只是治疗该部位疾病的基本套路，临床还应根据具体病症和具体症状选择手法和穴位。只有根据辨证结果，采取灵活的手法和对应的穴位，才能达到理想的治疗效果。推拿按摩手法用之得当，疗效可立竿见影。

第十二章　软组织损伤和病症

第一节　软组织损伤的修复和治疗

　　人体的任何一部分遭到创伤后，除局部红肿、充血、疼痛、发热反应外，还会引起全身性的病理改变，这种全身性的病理反应，常因损伤程度不同而异。一般严重创伤患者（广泛的大面积软组织损伤或多发性骨折）机体反应明显，轻度创伤者反应不明显。了解创伤反应对诊断和治疗创伤有一定的意义。

　　中医学很早就重视人体对创伤的整体反应，如有所谓：外伤皮肉筋骨，内动经络脏腑，"肢体损于外，则气血伤于内，营卫有所不贯，脏腑由之不和，岂可纯任手法，而不求之脉理。审其虚实，以施补泻哉"（《正体类要》）。所以我们在处理各种伤病患者时，不可只重视创伤的局部，而忽视创伤引起的体整反应。

　　中医学认为创伤后营卫不贯，气血凝滞，阻塞经络，故而出现疼痛。故古人有不通则痛，痛则不通的说法，即指经络气血不得通畅而言。

一、软组织损伤的修复

　　人体受到损伤后，就会发生一系列与损伤做斗争的过程，如消除外因，清除坏死组织，细胞再生，出现新生组织的生长和功能的恢复。这些积极斗争的过程，总称为修复。

　　一般开放性损伤的愈合，都要通过结缔组织的修复、创口收缩和上皮再生来完成，而闭合性损伤的修复，则要视皮肤损伤的程度、损伤部位的深浅和面积的大小不同等而有别。

　　（一）结缔组织的修复

　　损伤后，损伤部位即出现炎症（或无菌性炎症）反应，使毛细血管扩张，其渗出物增加，淋巴组织渗出液与流出的血液凝结成血块充满创口，或积于皮下形成瘀血肿胀或血肿。渗出液内的白细胞、吞噬细胞和抗体通过吞噬和酶的溶解作用，开始清除坏死组织和细菌，此时的特点是以细胞和体液的渗出为主，故称为渗出期。一般发生在三五天之内，随着细胞和体液的渗出，创伤处的内部逐渐出现很多成纤维细胞，从创伤边缘沿着血凝块（或血肿）的纤维蛋白网向创伤部位中央生长伸入。同时周围的毛细血管、内皮细胞也向血凝块（或血肿）内部生长，形成新的毛细血管。增生的成纤维细胞和新生的毛细血管一起组成了容易出血的肉芽组织。

肉芽组织中成纤维细胞能够合成胶原纤维，使肉芽组织的张力逐渐增加，日趋坚固，随着胶原纤维的增多，成纤维细胞逐渐减少，肉芽组织便逐渐成熟为坚硬的瘢痕组织，称为瘢痕形成期。如系闭合性损伤多能逐渐机化吸收而不留瘢痕，若损伤在两三块肌肉之间，而且其肌膜均有所破坏时可能会形成粘连。如属开放性损伤则多为有瘢痕组织增生，若瘢痕组织增生过渡，形成瘢痕疙瘩，称为瘢痕体质，开放性损伤还有创口收缩和上皮再生的过程。

（二）创口收缩

创口收缩在伤后 1~2 日开始，随着结缔组织的修复，创面组织全层自创缘四周向创口中心移动，创口逐渐缩小。创口收缩有利于创口的加速愈合。

（三）上皮再生

创口内腔逐渐被肉芽组织所填满的同时，上皮细胞由创沿向创口中心不断生长，至整个创口表面被上皮细胞覆盖完毕，形成上皮再生，创口即完全愈合。愈合瘢痕内没有毛囊，汗腺和皮脂腺。

二、软组织损伤的治疗

推拿按摩手法，对闭合性软组织损伤的治疗有着独特之处。对开放性损伤或骨折，在临床愈合后也颇有帮助，可使患者迅速恢复功能。对一些损伤后遗症，更是具有独到之处。

（一）闭合性软组织损伤的治疗

患者受伤以后，经过检查，明确诊断，即可进行相应的手法治疗。损伤局部肿胀和血肿者，中医学称之为气血凝滞，推拿按摩手法可活血化瘀，通经活络，促使积聚气血消散，达到肿散痛减之目的。如筋腱移位、痉挛或粘连挛缩之结节，用捏揉、抠拨、刮压等手法，可使之恢复正常位置，解除粘连、挛缩之结节，而达到治愈之目的。

（二）开放性软组织损伤的治疗

损伤创口，应按西医学的无菌观念进行清创消毒处理。清创处理后，可在创口四周施行轻柔的捏揉手法，促使气血畅通，以加速创口的愈合。创口愈合后，施以推拿按摩手法，以加快其功能之恢复。

（三）骨关节和软组织损伤后遗症的治疗

临床对骨关节和软组织的各种慢性炎症、劳损等，以及小儿麻痹后遗症、脑出血后遗症、骨折后遗症、肩周炎、腰肌劳损、风湿性关节炎等的治疗颇感棘手，但应用推拿按摩手法治疗多能取得较满意之效果。因为推拿按摩手法，具有舒筋理筋，疏通经络，调和气血，宣通营卫的作用，所以用它来治疗骨关节和软组织损伤后遗症，可消除肿胀，活血散瘀，解痉止痛，缓解挛缩，解除粘连，促进损伤的修复和功能的早日恢复。

第二节 头颈部软组织病伤

一、颞颌关节炎

颞颌关节炎，又称下颌关节炎，是指颞骨与下颌骨关节处，肌肉韧带及神经的慢性损伤性炎症，可引起其活动功能失调，发生弹响或疼痛，又称颞颌关节弹响症、颞颌关节紊乱、下颌关节综合征等。

【治疗方法】

治法：点穴止痛法。

操作步骤：①患者仰卧于治疗床上，术者坐其床头前方。双手拇指或中指按揉患者面部两侧颞颌关节周围肌肉韧带，中指或食指指端点揉太阳、丝竹空、上关穴，重点点揉下关、颊车、地仓、耳门、听宫穴，各约半分钟（图12-1），手法由轻逐渐加重，使局部产生酸胀之感。②手掌搓揉运摩两侧颞颌关节周围。

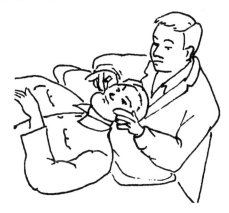

图 12-1 点揉下关、颊车穴

二、颈部扭伤

颈部扭伤，是指颈部肌肉扭伤。颈部位于头颅与胸部之间，既要承重又要做频繁的多方向的活动。颈肌依其所在位置分为颈浅肌群、舌骨上肌群、舌骨下肌群和颈深肌群。其解剖较为复杂，也是容易遭受扭挫伤的部位。

【治疗方法】

治法：捏揉舒筋法。

操作步骤：①患者坐于凳上，术者站其身旁。右手捏揉颈项两侧肌肉韧带，重点捏揉损伤肌肉韧带，捏揉两侧风池、天柱穴，点揉风府、大椎、肩井穴，各约半分钟。②拿揉颈肩部及上肢肌肉，重点拿揉肩井、肩髃、天宗穴处。③双手大鱼际擦揉两侧颈肩部，自大椎穴向两侧擦揉至肩头3~5遍（图12-2）。④双手半握拳拍打捶击两侧肩部两侧（图12-3）。一般治疗两三次可愈。

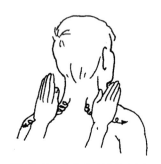

图 12-2 大鱼际擦揉颈肩部

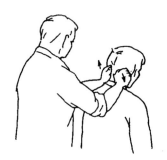

图 12-3 半握拳拍打颈肩部

三、落枕

落枕，又称失枕、失颈、项强等。是指无明显外伤史，而出现颈项部肌肉痉挛、强直、酸痛，颈项部转动失灵等症状。好发于青壮年，以冬春季多见。

【治疗方法】

治法：点穴捏揉舒筋法。

操作步骤：①患者坐于凳上，术者站其身旁。右手捏揉颈项两侧肌肉韧带，重点反复捏揉患处肌肉痉挛结节（使其痉挛缓解，肌肉放松）。右手拇指点揉风府、风池、天柱、大椎、肩井穴。右手拿揉肩井、天宗穴及肩部肌肉（图12-4）。右手拇指指尖点揉患侧天宗穴，逐渐加大用力（促使肌肉痉挛得到缓解）。在点揉的同时用力点拨（使其产生较强烈的酸麻胀感），并令患者左右摇头旋转颈部（图12-5），至疼痛缓解，转动灵活为止。②双手呈半握拳，拍打患者颈肩部。开始手法要轻，逐渐加大用力。③手掌按揉颈项及肩部肌肉。④拍子拍打颈肩左右侧线3~5遍（图12-6）（以调整其气血）。

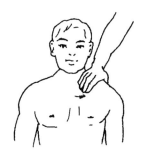

图 12-4 拿揉肩部肌肉

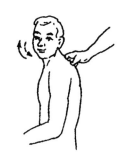

图 12-5 点揉天宗令其摇头

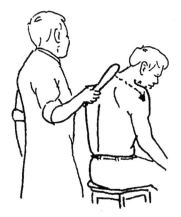

图 12-6 拍打颈肩左右侧线

四、颈椎病

颈椎病，又称颈椎综合征，是指颈椎退行性改变引起的颈肩臂疼痛、眩晕等颈部神经、血管受压的症状，临床上以肩臂疼痛多见，故又称颈肩综合征或颈肩臂综合征。依据其发病原因和症状，临床分为六种类型。

【治疗方法】

颈椎病的治疗，主要在于恢复颈椎的正常生理曲度，扩大椎间隙和椎间孔，缓解其对神经、血管的压迫刺激症状，改善局部血液循环，促进病变组织修复，提高和增强人体的适应能力和代偿能力。

治法之一：颈型——捏揉扳转法。

操作步骤：①患者坐于凳上，术者一手按于患者头顶固定，一手与其余四指相对，捏揉颈项部两侧肌肉，风池、天柱穴重点捏揉 3~5 遍（图 12-7）。拇指点揉风府、哑门及大椎穴。双手捏揉两侧颈肩部并拿揉两肩井穴（图 12-8）。②一手按于头顶，一手托住下颌，双手协同旋摇头颈部数次后，用爆发寸劲扳转颈椎。双手交换位置，以同样方法向对侧扳转（图 12-9）。扳转手法应慎重，不可用力过猛，更不能勉强用力扳拧，以免发生意外。③放松手法捏揉颈肩部。④拍子反复拍打颈肩左右侧线及上肢四面（图 12-10）。

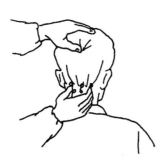

图 12-7　捏揉风池、天柱穴

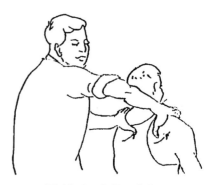

图 12-8　拿揉两肩井穴

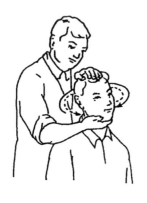

图 12-9　旋摇扳转颈椎

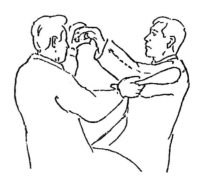

图 12-10　拍子拍打颈肩及上肢

治法之二：根型——点揉镇痛法。

操作步骤：①患者坐于凳上，术者站其身旁，手捏揉颈项两侧肌肉 3~5 遍（促使肌肉放松）。②拇指点揉风府、风池、天柱、大杼、大椎、天宗、曲垣、风门、肺俞穴（图 12-11），拇指点揉缺盆、肩井、云门、肩髃穴（图 12-12）。③中指抠拨腋窝极泉、青灵穴。④拇指抠拨曲池、曲泽穴，同时中指抠拨小海穴，各约半分钟。⑤拇中指相对掐揉内外关、合谷穴，捏揉颈肩及上肢肌肉 3~5 遍（促使肌肉放松）。⑥双手合抱患者面颊部，向上端提牵拉颈椎，前屈、后仰、左右侧屈和左右旋转摇动颈椎 3~5 遍（图 12-13）。⑦拍子拍打颈肩左右侧线及上肢四周，反复 3~5 遍。

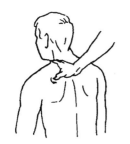

图 12-11　点揉天宗穴

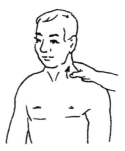

图 12-12　点揉缺盆穴

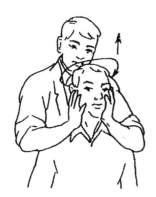

图 12-13　端提旋摇颈椎

　　治法之三：椎动脉型——活血法。

　　操作步骤：①患者坐于凳上，术者按治法之二按揉颈肩及上肢肌肉和穴位。②患者俯卧于治疗床上，术者双手掌按揉患者腰背及下肢部足太阳膀胱经，自颈部至足部都顺序按揉，五脏六腑腧穴处重点揉按 3~5 遍（图 12-14）。③患者翻身仰卧，术者坐于床前方，双手中指指尖揉按风池穴，拇指揉按太阳（图 12-15）、攒竹、印堂穴，各约半分钟。④双手拇指指尖交替自印堂划向神庭穴，从上星穴、前顶穴，沿督脉一直划向百会穴 3~5 遍（图 12-16）。重点划动百会穴数次。⑤双手食中二指点揉两迎香、睛明穴，搓抹鼻之两侧，各 1 分钟（图 12-17）。⑥双手四指颤点两眉弓，边颤点边向两侧移动位置 3~5 遍（图 12-18）。⑦双手拇指自印堂穴向两侧抹动，边抹动边向上移动位置，抹遍前额及前发际边，自前额抹动至两眉梢转向下推至下颌处合拢（图 12-19），边推边改变位置，前额及面部各抹 3~5 遍。⑧一手托住头枕部，一手勾住下颌，逐渐用力牵拉颈椎，左右转动（图 12-20）。⑨翻身俯卧，拍子拍打腰背三条线及下肢四周 3~5 遍（图 12-21）。

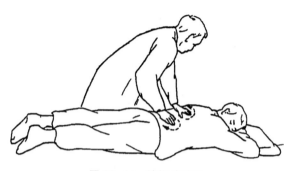

图 12-14　按揉膀胱经

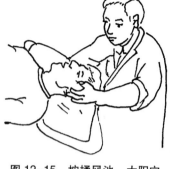

图 12-15　按揉风池、太阳穴

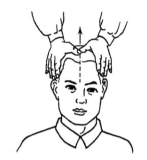

图 12-16　拇指划动印堂至百会穴

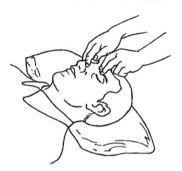

图 12-17　点揉迎香、睛明穴

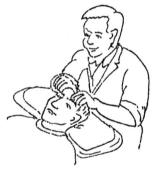

图 12-18　四指颤点眉弓

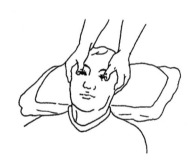

图 12-19　抹动两眉及面部

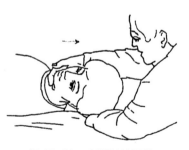

图 12-20　牵引扳转颈椎

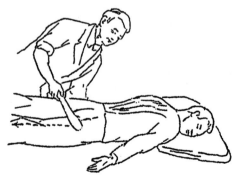

图 12-21　拍打腰背及下肢

治法之四：交感神经型——镇静法。

操作步骤：①患者坐于凳上，术者按治法之二按揉颈肩及上肢肌肉穴位。②患者俯卧于床上，术者双手拇指按揉患者腰背部膀胱经五脏六腑腧穴和华佗夹脊穴 3~5 遍（图 12-22）。合并心慌、心跳、气短者，重点按揉心俞、肺俞、膈俞、天宗穴，各 1~2 分钟（图 12-23）。③患者翻身仰卧，中指按压颤点鸠尾穴 3~5 分钟（图 12-24），双手拇指自鸠尾穴沿肋腹际向两侧分推 3~5 遍，中指按压颤点中脘穴，手掌按压推揉三脘部。④有头部及眼部症状者，按治法之三的头部手法和拇中指相对掐揉内关、外关穴（图 12-25），掐列缺、神门、合谷穴，各 1~2 分钟（图 12-26）。

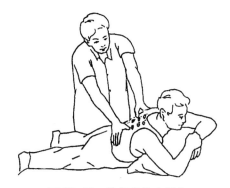

图 12-22 按揉华佗夹脊穴

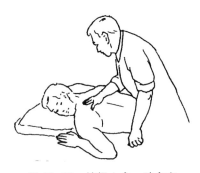

图 12-23 按揉心俞、肺俞穴

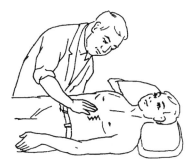

图 12-24 按压颤点鸠尾穴

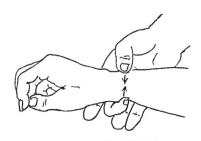

图 12-25 掐内外关穴

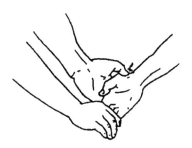

图 12-26 掐列缺、合谷穴

治法之五：髓型——拿揉康复法。

操作步骤：①患者端坐于凳上，术者按治法之二按揉颈肩及上肢肌肉、穴位。②一手按于患者头顶，一手托住下颌，两手协同做头颈部旋摇活动（图12-27），左右旋摇各7~8圈。拍子拍打颈肩左右侧线3~5遍（图12-28）。③患者俯卧于治疗床上，术者手掌按揉患者腰背及下肢的足太阳膀胱经，重点按揉五脏六腑腧穴及下肢后侧穴位。双手拇指点揉脊柱两侧华佗夹脊穴（图12-29），双手拿揉下肢后侧肌肉和穴位3~5遍。④拍打腰背三条线及下肢四周3~5遍（图12-30）。

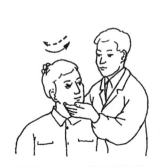

图12-27　旋摇扳转颈椎

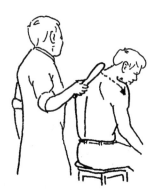

图12-28　拍打颈肩左右侧线

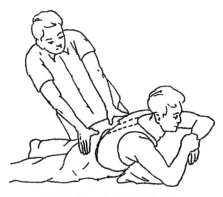

图12-29　点揉华佗夹脊穴

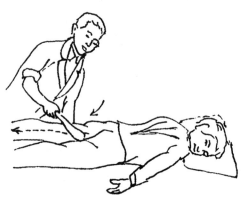

图12-30　拍打腰背下肢

治疗之六：颈前刺激型——捏揉法。

操作步骤：①患者坐于凳上，术者按治法之二按揉颈肩及上肢肌肉穴位。②患者仰卧于床上，术者右手拇指与中指相对捏揉人迎、水突、扶突、天鼎穴，各1~2分钟（图12-31）（治疗颈前刺激症状，如食道发堵、吞咽不畅、咳嗽、声哑）。③拇指掐揉内关、外关穴，推列缺穴，掐合谷穴（图12-32）。

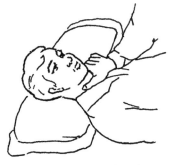

图 12-31　捏揉人迎穴

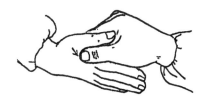

图 12-32　掐揉合谷穴

有兼症的混合型颈椎病患者，以上各型手法相互配合穿插使用，多能取得较好的效果。

五、前斜角肌综合征

前斜角肌综合征，又称阿狄森综合征，是指前斜角肌与中后斜角肌间隙中，所通过的臂丛神经与锁骨下动脉，由于肌肉痉挛、肥大或前斜角肌附着点后移遭受压迫，出现的肩臂疼痛，感觉异常，肌力下降，血运障碍等症状。本病好发于 30 岁以上的人，女性多于男性。

【治疗方法】

治法之一：捏揉点穴通络法。

操作步骤：①患者坐于凳上，术者一手握住患肢腕部固定，一手反复捏揉颈肩及上肢部肌肉放松（图 12-33），反复 3~5 遍。②右手拇指点揉天鼎、扶突、缺盆穴，各约半分钟（图 12-34），用力由小逐渐加大。中指抠拨患肢极泉、青灵穴（图 12-35），拇指点揉抠拨曲池、曲泽穴（图 12-36），同时中指抠拨小海、少海穴，掐揉内关、外关、合谷、中渚穴，各 3~5 次。③捏揉颈肩及上肢肌肉，顺序牵拔五指（图 12-37）。④拍打颈肩及上肢肌肉（图 12-38）。

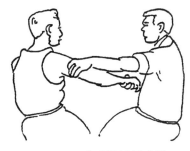

图 12-33　捏揉颈肩及上肢

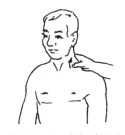

图 12-34　点揉缺盆穴

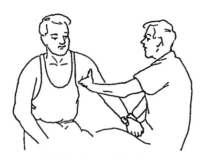

图 12-35　抠拨极泉穴

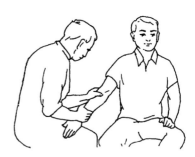

图 12-36　点揉抠拨曲池穴

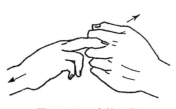

图 12-37　牵拔五指

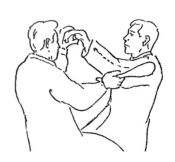

图 12-38　拍打颈肩及上肢

治法之二： 捏揉拿桥弓法。

操作步骤：①患者坐于凳上，术者双手捏揉颈肩及上肢肌肉 3~5 遍（使其放松）。②一手握住患肢固定，另一手反复捏揉患侧胸锁乳突肌，并逐渐用力自上向下反复拿揉 3~5 遍称为拿桥弓（图 12-39）。拿揉颈部前斜角肌，重点拿揉天鼎、扶突、水突穴处，反复 3~5 遍。③拇指自扶突穴向下沿胸锁乳突肌后缘推揉至锁骨窝中，自水突沿胸锁乳突肌前缘推揉至胸锁关节处，按揉缺盆、肩井穴，各反复 3~5 遍（图 12-40）。④双手掌相对合挟持于患肢两侧交叉搓揉，边搓揉边向下端移动，反复 3~5 遍（图 12-41）。⑤左手握住腕部持定，右手拇食指相对，顺序逐个捻动牵拔五指（图 12-42）。⑥拍打颈肩及上肢四周 3~5 遍。

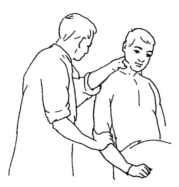

图 12-39　拿桥弓

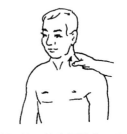

图 12-40　按拿揉缺盆、肩井穴

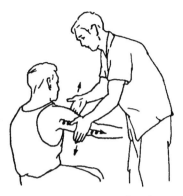

图 12-41 搓揉上肢肌肉

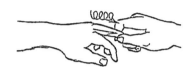

图 12-42 捻动牵拔五指

六、颈肋综合征

颈肋综合征，是指第 7 颈椎的先天性畸形——颈肋，压迫邻近的臂丛神经和锁骨下动脉引起一系列症状。其症状与前斜角肌综合征相似，故有人将其视为同一种病症，但颈肋综合征病因明确，故单独介绍。

【治疗方法】

治法：捏揉颈肩法。

操作步骤：①患者坐于凳上，术者双手捏揉两侧颈肩部肌肉（图 12-43）。②拇指点揉大椎穴，拿揉肩井穴，抠拨缺盆穴，反复 3~5 次。③双手大鱼际搽揉两侧颈肩部 3~5 分钟（图 12-44）（放松肌肉，改善局部血液循环）。④双手中指分别着力，按压两侧缺盆穴（使较强烈的酸麻胀感放散至手指）。⑤中指抠拨极泉、青灵、小海穴 3~5 次（使酸麻胀感放散至手指）。⑤拇指抠拨曲泽、曲池穴，掐内关、外关、合谷穴（图 12-45）。⑥拍子拍打颈肩左右侧线及上肢四周（图 12-46）。

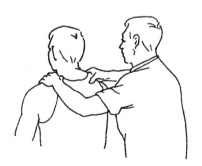

图 12-43 捏揉颈肩部肌肉

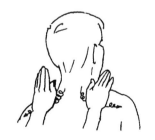

图 12-44 大鱼际搽揉颈肩部

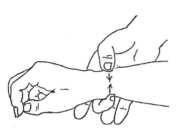

图 12-45　掐内关、外关穴

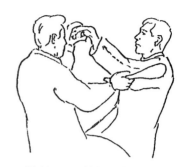

图 12-46　拍打颈肩及上肢

第三节　躯干部软组织病伤

一、肩胛周围肌肉损伤

　　肩胛周围肌肉损伤，是指肩胛骨周围附着的肌肉、筋膜、肌腱、韧带，因遭受外力强烈收缩或被外力牵拉，引起的急性损伤；或长期反复的肌肉疲劳，引起的慢性劳损。

【治疗方法】

　　治法之一：急性——散瘀止痛法。

　　操作步骤：①患者俯卧于治疗床上，术者站其身旁，手掌轻柔按摩伤侧肩胛周围，并向四周推揉（图 12-47）（促使其瘀血消散）。②拇指推揉肩胛内缘，点揉天宗、曲垣、风门、肺俞穴，各约半分钟（图 12-48）。③轻揉慢推损伤之处，缓缓图之。④牵拉上肢外展（促使肩胛骨活动，防止粘连），掐揉内关、合谷穴（图 12-49）。⑤拍打颈肩左右侧线及肩胛部 3~5 遍（图 12-50）（活血镇痛）。

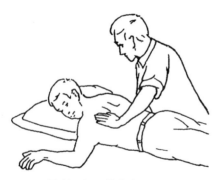

图 12-47　按摩肩胛周围

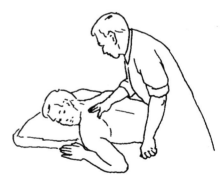

图 12-48　点揉天宗穴

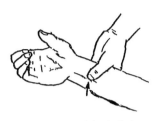

图 12-49　掐揉内关穴

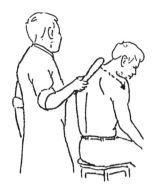

图 12-50　拍打颈肩及肩胛部

治法之二：慢性——舒筋活血法。

操作步骤：①患者坐于凳上，术者右手拇指按揉点拨天宗、肩井、曲垣、风门、肺俞穴及其肩胛周围软组织损伤处，手法由轻逐渐加重，粘连结节之处用力点拨（以解除其粘连）。②反复捏揉伤侧上肢肌肉（促使其放松），双手握住伤肢腕部，抬举上肢向上，突发寸劲向抬起之上方用力牵拉，充分活动肩胛胸壁关节（图 12-51）。

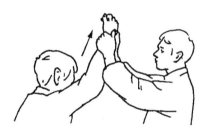

图 12-51　牵拉抬举上肢

二、胸部肌肉拉伤

胸部肌肉拉伤好发生于胸大肌，故又称胸大肌拉伤。可见于体操、单双杠、吊环及投掷运动员以及战士、体力劳动者。

【治疗方法】

治法：按揉理气活血法。

操作步骤：①患者仰卧于治疗床上，术者站其身旁，捏揉胸大肌损伤处及其四周，捏揉胸大肌肌腱（图 12-52），开始手法要轻，逐渐加大用力。②右手拇指点揉中府、云门穴，各约半分钟（图 12-53）。③捏揉伤侧上肢肌肉，拿揉肩井及肩周诸穴，掐揉支沟、内关、外关、合谷穴（图 12-54）。④轻轻活动肩关节，以防粘连。

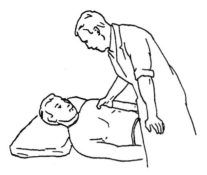

图 12-52　捏揉胸大肌肌腱

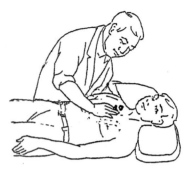

图 12-53　按揉胸部肌肉

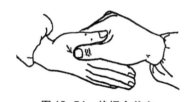

图 12-54　掐揉合谷穴

三、胸壁挫伤

胸壁挫伤，是指胸壁在外力作用下引起的损伤，大多发生在劳动或运动时用力过猛或不慎扭转闪挫。

【治疗方法】

治法：搓摩镇痛法。

操作步骤：①患者坐于凳上，术者一手提起伤侧上肢呈抬举姿势，一手轻按于胸壁挫伤之处，由上向下搓摩 7~8 分钟（图 12-55）。②手掌沿肋间隙往返横向搓摩 7~8 遍（图 12-56）。量其忍受程度而行。③拇指揉掐支沟、内关、外关、合谷穴（图 12-57），各约 1 分钟。

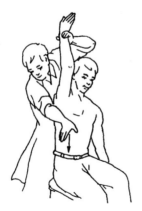

图 12-55　搓摩胸壁伤处

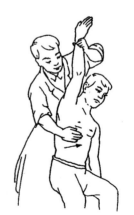

图 12-56　横向搓摩胸壁

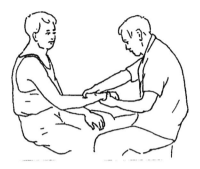

图 12-57 掐揉支沟、合谷穴

四、胸部迸伤

胸部迸伤，是指胸壁软组织和肺脏受到外力的作用下，所引起的一种损伤，多见于重体力劳动者，俗称岔气。

【治疗方法】

治法之一：伤气型——宽胸顺气止痛法。

操作步骤：①患者仰卧于治疗床上，术者站其床头前方，双手掌按摩推揉胸部自上向下，反复 7~8 遍（图 12-58）。②双手拇指沿任脉、肾经、胃经经脉，自上向下推揉 3~5 遍。③双手五指沿肋间隙自中线任脉向两侧反复分推（图 12-59），边推边向下移动位置，反复 3~5 遍。④拇指点揉中府、云门、膻中、中脘穴，各约 1 分钟（图12-60）。⑤双手拇指分推膻中穴，分推腹阴阳（图 12-61），各 7~8 次。⑥拇指指尖掐揉内关、支沟，点揉大包穴，各反复 3~5 次。

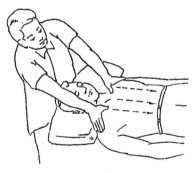

图 12-58 推揉胸部

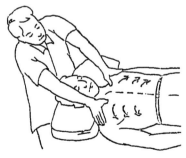

图 12-59 分推肋间隙

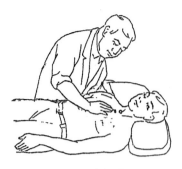

图 12-60　点揉膻中穴

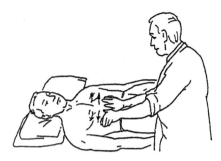

图 12-61　分推膻中、腹阴阳

治法之二：气血俱伤型——理气活血止痛法。

操作步骤：①患者仰卧治疗床上，术者手掌按揉胸部受伤之处及其四周 5~10 分钟，手法开始宜轻，逐渐酌情加大用力。②中指点揉中府、云门、膻中、大包穴，各约 1 分钟（图 12-62）。③拇中指相对掐揉内关、外关、支沟、合谷穴，各约半分钟（图 12-63）。④患者翻身俯卧，术者沿两侧肋间隙向两旁八字分推，边推边向下移动位置，3~5 遍（图 12-64）。⑤双手拿揉肩井、大杼穴，拇指点揉风门、肺俞、膈俞、肝俞穴（图 12-65）。⑥拇指按揉两委中、承山穴 3~5 次（图 12-66）。

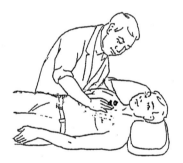

图 12-62　点揉中府、云门穴

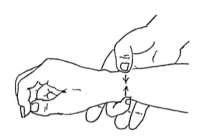

图 12-63　点揉内关、外关穴

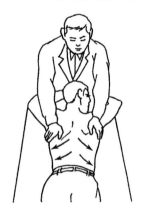

图 12-64　八字分推脊背部

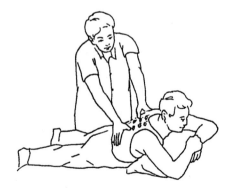

图 12-65　点揉风门、肺俞穴

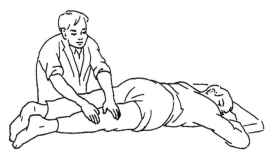

图 12-66 按揉委中、承山穴

五、剑突综合征

剑突综合征，指剑突及周围软组织的疼痛性疾病，又称过敏性剑突或剑突疼痛综合征。

【治疗方法】

治法：按摩止痛法。

操作步骤：①患者仰卧于治疗床上，术者站其身旁，右手四指反复按摩剑突及其周围软组织（图 12-67），手法开始宜轻，逐渐酌情加大用力，使其逐步适应，约 10~15 分钟。②双手拇指自剑突下鸠尾穴，沿肋腹际向两侧分推十余次，即分推腹阴阳（图 12-68）。③拇指点揉膻中、中脘、章门穴（图 12-69），掐揉内关、合谷、阳陵泉、足三里穴 3~5 次（图 12-70）。

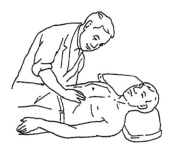

图 12-67 按摩剑突鸠尾

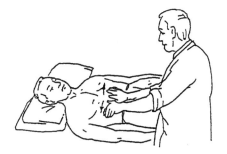

图 12-68 分推肋腹际

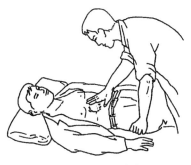

图 12-69 点揉膻中穴

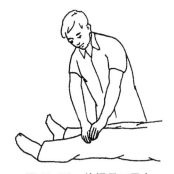

图 12-70 掐揉足三里穴

六、肋骨尖端综合征

肋骨尖端综合征，是指肋骨前端与肋软骨的结合部，因活动量增加或胸部挤压、磕碰、扭挫，引起肋骨前端与肋软骨错缝所致的局部疼痛之症，又称为肋骨滑脱。

【治疗方法】

治法：按压复位法。

操作步骤：①患者仰卧于治疗床上，术者站其身旁，右手掌按于患侧 8~10 肋骨前端的脱胯移位之处（图 12-71），轻轻按而揉之，稍加力按压，即可触及"咔嗒"之响声，疼痛当即缓解（说明已经复位）。②壮骨膏或医用胶布贴牢固定，每周治疗 1~2 次，一般数次可愈。移位发生时，疼痛明显，治疗复位后，疼痛即可缓解，固定一段时间可愈。

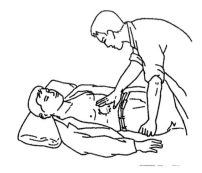

图 12-71　按揉肋骨前端

七、肋软骨炎

肋软骨炎，是一种非化脓性炎症，又称为泰齐症。常见于青壮年患者，以第 2-7 胸肋软骨交接处多见。

【治疗方法】

治法：点穴消炎止痛法。

操作步骤：①患者俯卧治疗床上，术者双手拇指点揉背部风门、肺俞、厥阴俞、心俞穴，各约半分钟（图 12-72）。②手掌揉按背部脊柱两侧，并自脊柱向两侧反复分推数遍（图 12-73）。③患者翻身仰卧，中指点揉天突、华盖、璇玑、膻中穴及肋软骨炎疼痛之处，各约半分钟（图 12-74），手法开始宜轻，逐渐酌情加大用力。④大鱼际或小鱼际按揉疼痛之处，双手拇指分推搓擦胸部（图 12-75）（促使局部充血发热，理气活血）。⑤胸肋关节错位者，令患者仰卧位扩胸吸气，同时术者手掌按压使其复位。

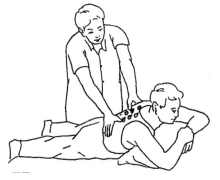

图 12-72　点揉风门、肺俞穴

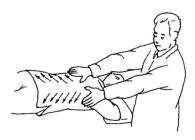

图 12-73　分推腰背部

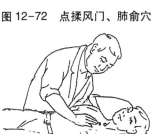

图 12-74　点揉膻中穴

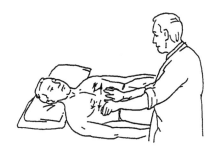

图 12-75　分推搓擦胸部

八、腹部肌肉拉伤

腹部肌肉拉伤，多发生于腹直肌、腹外斜肌和腹内斜肌，尤以腹直肌拉伤较为多见。常因突然猛烈挺腹、收腹动作引起，如在做体操、跳远、跳水等运动中发生。

【治疗方法】

治法：行气活血止痛法。

操作步骤：①患者仰卧治疗床上（若患者腹肌因疼痛而痉挛紧张，可令其双腿屈膝，自由呼吸，缓解其腹肌的疼痛痉挛），术者手掌着力，轻轻推揉按摩腹部肌肉 5 ~ 10 分钟，手法由轻酌情慢慢加重，重点按揉三脘、气海、关元、天枢穴处 3 ~ 5 遍（图 12-76）。②双手抓提腹肌，边抓提边移动位置（图 12-77），反复 7 ~ 8 次。③拇指或中指点揉足三里、三阴交穴。反复 3 ~ 5 次。

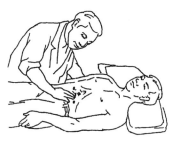

图 12-76　按揉三脘、天枢穴

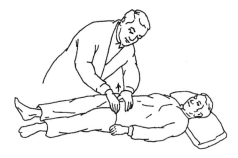

图 12-77　抓提腹肌

九、耻骨炎综合征

耻骨炎综合征，是指耻骨联合处疼痛和压痛明显，单侧或双侧耻骨骨质吸收破坏，病程有限，并能自愈。本病为一种良性非化脓性炎症，又称为耻骨骨膜炎、耻骨软骨炎、非化脓性耻骨骨炎、骨盆神经痛、痛性骨炎、耻骨联合骨关节病等。

【治疗方法】

治法：理气活血止痛法。

操作步骤：①患者仰卧治疗床上，术者手掌按揉耻骨联合及其两侧，重点揉按曲骨、横骨、气冲穴处（图12-78），手法由轻逐渐加重。②手掌大鱼际按揉耻骨联合及其下腹部。③双手交替捏揉大腿内侧肌肉，以及五里、阴廉、急脉穴，各约半分钟（图12-79）。

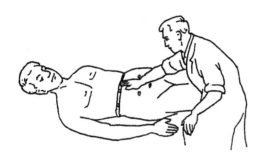　　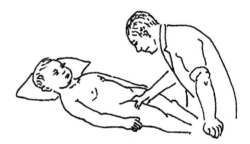

图 12-78　按揉曲骨、气冲穴　　　　　图 12-79　捏揉大腿内侧肌肉及穴位

十、背部软组织损伤

背部软组织损伤，主要是指背阔肌、肩胛提肌，以及附着于颈胸椎棘上韧带的菱形肌、斜方肌的损伤或劳损。

【治疗方法】

治法之一：理筋舒络止痛法。

操作步骤：①患者端坐凳上，术者站其身后，双手拿揉双肩。拇指点揉大椎、大杼、天宗、风门、肺俞穴，各3~5次（图12-80），受伤之处重点拿揉。②手掌沿背部脊柱两侧自大椎穴向下推揉（图12-81），损伤之处重点多推揉数次。③虚拳拍打颈肩左右侧线及背部3~5遍。

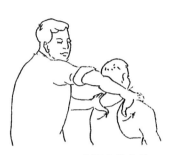

图 12-80　拿揉肩背穴位

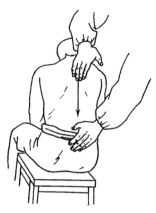

图 12-81　手掌推揉背部

治法之二：按揉点穴止痛法。

操作步骤：①患者俯卧床上，术者右手按揉肩背损伤之处的软组织 5~10 分钟（图 12-82）。②拇指点揉大椎、大杼、风门、肺俞、天宗穴，各约半分钟（图 12-83），损伤结节之处重点点揉（缓解症状）。③拍打肩背脊柱及其两侧肌肉（图 12-84），反复 3~5 遍。

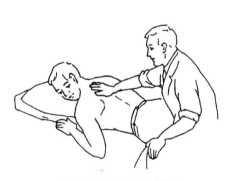

图 12-82　按揉肩背部

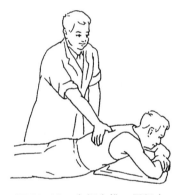

图 12-83　点揉大椎、风门穴

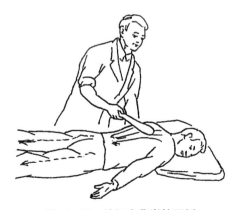

图 12-84　拍打肩背脊柱两侧

十一、棘上韧带损伤

棘上韧带损伤，是指棘上韧带遭受直接暴力引起的棘上韧带急性损伤，或为慢性积累性暴力损伤引起的慢性劳损。

【治疗方法】

治法：点穴搓揉止痛法。

操作步骤：①患者俯卧于治疗床上，术者双手拇指点揉棘上韧带及棘突两侧的华佗夹脊穴3~5遍（图12-85），右手拇指重点揉按损伤之处（图12-86）。②单拳搓揉棘上韧带及其两侧肌肉3~5遍（图12-87）。③手掌顺推和揉按脊柱及其两侧肌肉（图12-88），自上而下反复3~5遍，损伤之处重点多揉数次。④拇指指尖点揉两委中穴7~8次（图12-89）。⑤拍子拍打腰背三条线，反复3~5遍（图12-90）。

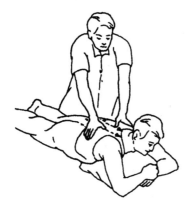

图12-85　点揉华佗夹脊穴

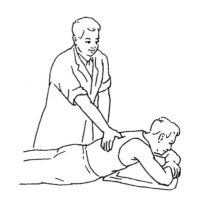

图12-86　重点揉按损伤处

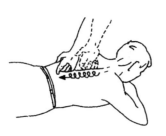

图12-87　单拳搓揉棘上韧带

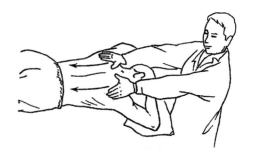

图12-88　顺推脊柱两侧肌肉

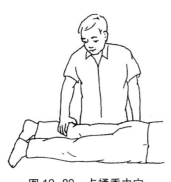

图 12-89 点揉委中穴

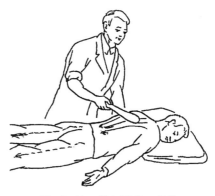

图 12-90 拍打腰背三条线

十二、棘间韧带损伤

棘间韧带损伤，是指棘突间韧带遭受暴力引起的急性损伤，或慢性积累性暴力损伤引起的棘间韧带慢性劳损。

【治疗方法】

治法：理筋舒络止痛法。

操作步骤：①患者俯卧于治疗床上，术者跪指横推棘间韧带损伤之处（图 12-91）3~5 分钟。②拇指点揉棘间韧带损伤处两侧软组织 3~5 分钟。③双掌由脊柱至腰背向两侧呈八字分推，边推边移动位置 3~5 遍（图 12-92）。④双掌自大椎穴向下沿脊柱两侧华佗夹脊穴和腰背膀胱经第 1 侧线、第 2 侧线顺推腰背至骶部 3~5 遍（图 12-93）。⑤点揉两委中穴。⑥拍子拍打腰背及下肢后侧肌肉 3~5 遍（图 12-94）。

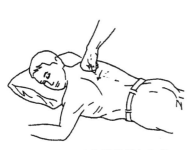

图 12-91 跪指横推棘间韧带

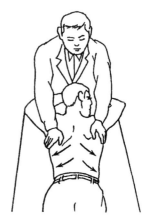

图 12-92 八字分推腰背部

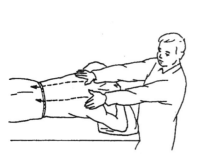

图 12-93　顺推腰背两侧肌肉

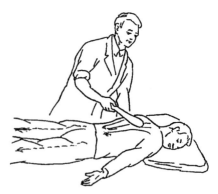

图 12-94　拍打腰背及下肢

十三、肋椎关节损伤

肋椎关节损伤，是指肋头关节和肋横突关节的损伤。肋头关节，是由肋头关节面与相应的椎体肋凹和椎间盘构成，关节周围有韧带加强。肋横突关节，是由肋结节关节面与胸椎横突肋凹构成。第 11、12 肋因无肋结节，而无肋横突关节。

【治疗方法】

治法：舒筋理气止痛法。

操作步骤：①患者俯卧于治疗床上，术者站其身旁，双手掌按揉脊柱及其两侧肌肉、韧带及穴位（图 12-95）5～10 分钟。②右手拇指重点揉按拨压肋椎关节损伤处使其复位（图 12-96）。③双掌八字分推腰背部肌肉，反复 3～5 遍。④单手掌自大椎穴向下直推至骶骨处，再沿脊柱两侧由下向下顺推 7～8 遍（图 12-97）。

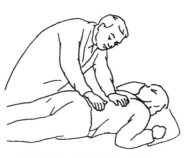

图 12-95　按揉脊柱两侧肌肉

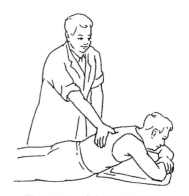

图 12-96　点揉按压损伤处

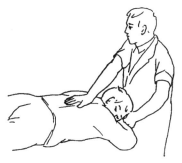

图 12-97 顺推脊柱及两侧

十四、腰背肌纤维织炎

腰背肌纤维织炎，又称背肌筋膜炎，是指腰背部肌肉、纤维的一种慢性非细菌性炎症。由于致病原因和发病部位、范围、程度以及发病时间不同，临床表现比较繁杂。

气聚凝筋型：腰背僵板不适，酸软无力，久卧重坠，疼痛难忍，夜不得眠，黎明尤重，晨起活动后疼痛略减，动之太过则腰背筋肌牵扯拘挛而疼痛加重。

血瘀凝筋型：腰背沉痛，筋拘不能仰俯，痛域固定重着，脊柱关节硬直，活动痛掣尤甚，触按筋腱弦紧僵硬。

寒湿凝筋型：腰背痛重坠，仰俯不利，腰背筋肌板结僵硬，重坠不适，遇劳累或阴雨天气加重。不能久卧、久立、远行，筋肌拘挛痛甚，喜温热畏寒冷。

肝肾虚损型：腰背酸痛，痿弛乏力，仰俯疼痛如坠脱，喜按喜温，按则痛减，四肢寒凉，倦怠乏力。

【治疗方法】

治法之一：气聚凝筋型——舒气展筋法。

操作步骤：①患者俯卧于治疗床上，术者站其身旁，双手掌按揉腰背脊柱两侧肌肉 3~5 遍（图 12-98），拘挛结节僵硬之处重点多揉数遍。②双手拇指点揉脊柱两侧肌肉及华佗夹脊穴和膀胱经五脏六腑腧穴（图 12-99）。③拇指拨揉拘挛僵硬条索状结节（图 12-100）（促其逐渐缓解），点揉承扶、殷门、委中、委阳、承筋、承山穴，各约半分钟（图 12-101）。④拍子拍打腰背及下肢后侧肌肉，反复 3~5 遍。

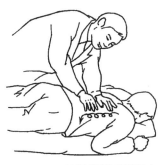

图 12-98 按揉脊柱两侧肌肉

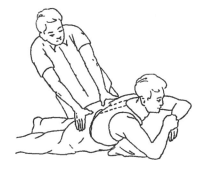

图 12-99 点揉脊柱两侧穴位

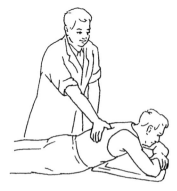

图 12-100　拨揉僵硬结节

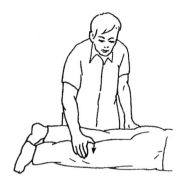

图 12-101　点揉委中、承山穴

治法之二：血瘀凝筋型——活血展筋法。

操作步骤：①患者俯卧于治疗床上，术者站其身旁，手掌按揉腰背脊柱两侧肌肉3~5遍。②双手捏揉腰背脊柱两侧肌肉，边捏拿边向下移动位置，腰背肌肉拘挛处，反复多捏拿数次（图12-102）。③拳揉脊柱两侧腰背肌肉3~5遍，拳尖拨揉拘挛僵硬之条索状结节（图12-103）（活血化瘀，缓解痉挛）。④双手拇指按揉两委中、承山，各约半分钟。⑤虚拳拍打腰背及下肢后侧。

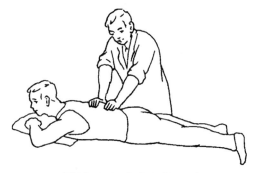

图 12-102　捏揉腰背肌肉

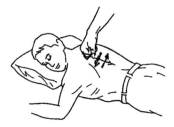

图 12-103　拨揉僵硬结节

治法之三：寒湿凝筋型——祛湿散寒展筋法。

操作步骤：①患者俯卧于治疗床上，术者站其身旁，手掌搓摩腰背脊柱两侧肌肉，至皮肤温热为度，拘挛僵硬之处重点搓摩（图12-104）。②右肘尖点揉腰背两侧肌肉，拘挛结节重点拨揉（图12-105）。③单拳滚揉腰背脊柱两侧肌肉3~5遍。④臂肘揉运腰背脊柱两侧肌肉3~5遍（图12-106）。⑤肘尖点揉环跳、委中穴各约1分钟。⑥虚拳拍打腰背及下肢后侧肌肉3~5遍。

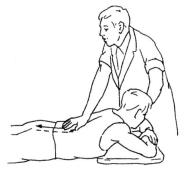

图 12-104　搓摩腰背肌肉

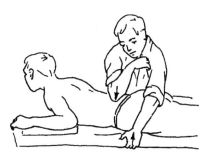

图 12-105　肘尖点揉腰背部

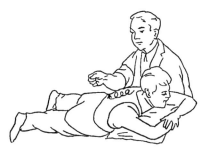

图 12-106　臂肘揉运腰背部

治法之四：肝肾虚损型——滋补肝肾法。

操作步骤：①患者俯卧于治疗床上，术者站其身旁，双手拇指点揉脊柱两侧华佗夹脊穴（图 12-107）和足太阳膀胱经五脏六腑。②双拳按压脊柱两侧肌肉，边按压边向下移动 3~5 遍（图 12-108）。③双掌叠压腰背肌肉拘挛结节（图 12-109），搓摩腰背部，至皮肤发热为度。④拇指点揉居髎、环跳、承扶、委中、承山、足三里穴各约 1 分钟。⑤拍子拍打腰背及下肢后侧肌肉 3~5 遍（图 12-110）。

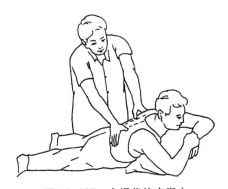

图 12-107　点揉华佗夹脊穴

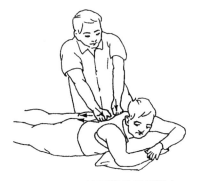

图 12-108　按压脊柱两侧肌肉

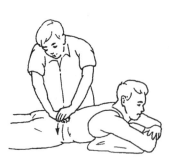

图 12-109　叠掌按压脊柱肌肉

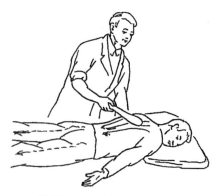

图 12-110　拍打腰背及下肢

十五、第三腰椎横突综合征

第三腰椎横突综合征，原属于慢性腰肌劳损的范畴，但在临床上由于第三腰椎横突解剖学上的特异性，越来越多的学者将其作为一种独立的疾病加以研究和认识。本症是以腰三横突部位有明显压痛为其特点的慢性腰痛，也有人称之为腰三横突周围炎或腰三横突滑囊炎。

【治疗方法】

治法：舒筋活血止痛。

操作步骤：①患者俯卧于治疗床上，术者站其身旁，双掌反复揉按脊柱两侧肌肉及膀胱经五脏六腑腧穴（图 12-111），腰椎两侧重点揉按。②双手拇指点揉腰三横突顶端及其周围软组织（图 12-112），向对侧用力拿揉点拨（舒筋活血，拨离粘连结节）。③叠掌按揉腰三横突周围软组织（图 12-113）。④拇指点揉两侧委中、承山穴。⑤虚拳拍打腰背及下肢后侧肌肉 3~5 遍。

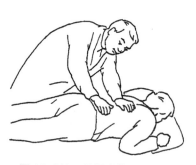

图 12-111　按揉脊柱两侧肌肉

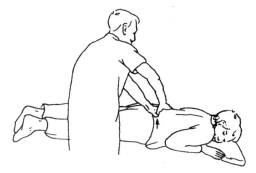

图 12-112　点揉腰三横突处

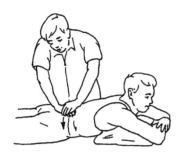

图 12-113　按揉腰三横突处

十六、胸椎关节突综合征

胸椎关节突综合征，是指胸椎遭受外力作用引起的胸椎关节突处的损伤或错位，可出现心慌、心跳、胸闷、气短等相应的症状，又称为胸椎小关节紊乱或胸椎小关节错位。

【治疗方法】

治法：按压扳转复位法。

操作步骤：①患者俯卧于床上，术者站其身旁，手掌按揉胸椎关节突损伤处及其周围软组织。②双拳自大椎穴向下按压脊柱两侧肌肉，边按压边向下移动3~5遍（图12-114）。在胸椎关节突损伤之处，突然爆发寸劲按压3~5下，可触及胸椎关节的弹响之声（说明错位已经复位）。③一手扳住对侧肩腋部，一手拇指抵于胸椎关节突损伤之处，双手协同用力（用爆发寸劲）扳肩（图12-115），活动胸椎关节突（促其复位）。④手掌按摩脊柱两侧肌肉，半握拳反复拍打腰背两侧及下肢四周。

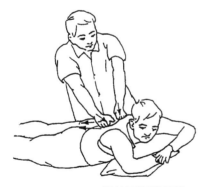

图 12-114　双拳按压脊柱两侧

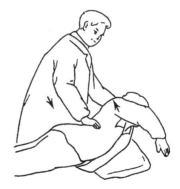

图 12-115　扳肩

十七、腰椎关节突综合征

腰椎关节突综合征，是指在负重和运动中引起的腰椎关节突损伤或错位，其两侧的肌肉、韧带、筋膜等软组织也可同时损伤。临床腰椎关节突综合征和急性腰扭伤，往往互为因果，共同存在，不可分割。

【治疗方法】

治法：扳转复位法。

操作步骤：①患者俯卧于治疗床上，术者立于一侧，双拳按压脊柱两侧肌肉使其放松（图12-116）。②一手拇指抵于偏歪之棘突，另一手扳住对侧大腿及膝部，双手协同用力扳转腰椎（图12-117），触及响动说明已经复位。③患者侧卧于治疗床上，术者立于一侧，左肘臂抵于患者肩前方，右肘臂按于臀后方，双臂协同用爆发寸劲扳转腰椎（图12-118），触及响动说明已经复位，同样方法做对侧。④双手拿揉腰部两侧肌肉3~5分钟（图12-119）。⑤拇指点揉委中、承山穴。⑥手掌推揉腰背及下肢后侧肌肉3~5遍（图12-120）。⑦掌拳交替拍打腰背及下肢肌肉3~5遍（图12-121）。

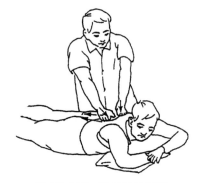

图12-116 按压脊柱两侧

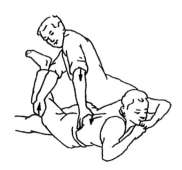

图12-117 斜扳活动腰椎

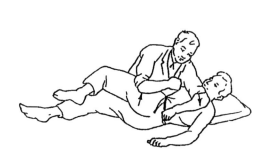

图12-118 侧扳活动腰椎

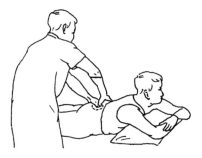

图12-119 双手拿揉腰部肌肉

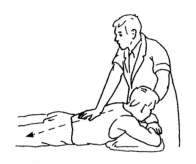

图12-120 推揉腰背及下肢

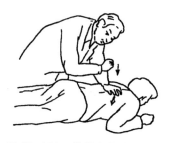

图12-121 掌拳交替拍打腰背

十八、急性腰扭伤

急性腰扭伤，又称急性腰肌筋膜扭伤或闪腰岔气，是指腰椎关节及其两侧的肌肉、韧带因外力作用而受到的损伤。

【治疗方法】

治法：舒筋活血止痛法。

操作步骤：①患者俯卧于治疗床上，术者立于一侧，双手掌揉按脊柱两侧肌肉，腰椎扭伤之处及其周围重点揉按3~5遍。②双手拇指点揉脊柱两侧肌肉及华佗夹脊穴（图12-122），腰部扭伤之处及其周围重点点揉（理气活血，舒筋通络，放松肌肉）。③斜扳（图12-123）和侧扳（图12-124）活动腰椎大小关节。④双手拿揉腰椎两侧肌肉，重点拿揉扭伤之处。⑤拇指点揉委中、承山穴，各约半分钟（图12-125）。⑥拳掌交替反复拍打腰背及下肢肌肉3~5遍。

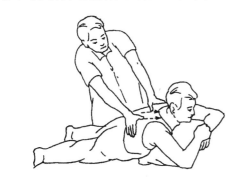

图12-122 按揉脊柱两侧肌肉

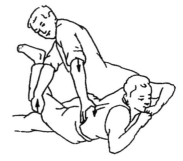

图12-123 斜扳活动腰椎

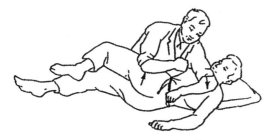

图12-124 侧扳活动腰椎

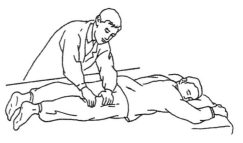

图12-125 点揉委中穴

十九、慢性腰肌劳损

慢性腰肌劳损，是指腰部肌肉、韧带、筋膜等、软组织的慢性损伤，又称功能性腰痛、腰背肌筋膜炎等。其发病缓慢，病程缠绵，阴雨天气或劳累后症状往往加重，虽一般多无明显外伤史，但与职业和工作环境有关，适当休息即可缓解。

【治疗方法】

治法：舒筋活血止痛法。

操作步骤：①患者俯卧于治疗床上，术者立于一侧，双手掌揉按脊柱两侧肌肉，边揉边向下移动，直达骶部3~5遍。②双手拇指点揉脊柱两侧肌肉及华佗夹脊穴（图12-126）。③双拳擦压脊柱两侧肌肉、穴位3~5遍（图12-127）。④双手拿揉腰椎两侧肌肉、穴位，疼痛之处重点拿揉（图12-128）。⑤肘尖点揉环跳、承扶、委中、承山穴（图12-129）。⑥拳掌交替拍打腰背及下肢肌肉。各反复3~5遍。

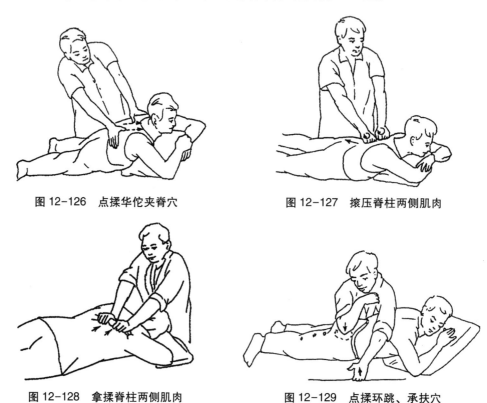

图12-126　点揉华佗夹脊穴　　　　　　图12-127　擦压脊柱两侧肌肉

图12-128　拿揉脊柱两侧肌肉　　　　　　图12-129　点揉环跳、承扶穴

二十、腰椎间盘突出症

腰椎间盘突出症，又称腰椎间盘纤维环破裂症，是指腰椎间盘因外力作用，使纤维环部分或全层破裂，髓核向外膨出或突出甚至脱出，压迫坐骨神经根或刺激脊髓引起的腰腿痛等一系列症状。

本病是腰腿痛的常见病之一，多见于青壮年体力劳动者。好发于20~40岁之间的人群，儿童少见，偶可见于老年人。临床以第4、5腰椎的椎间盘最易发生病变；腰5骶1的椎间盘次之；第3~4腰椎的椎间盘偶有发生；第2~3腰椎和第1~2腰椎的椎间盘突出比较少见。

【治疗方法】

治法：活血化瘀，舒筋通络，解痉止痛。急性期以活血化瘀的轻柔手法为主，中后期病情稳定时，加用扳转活动关节的手法。

操作步骤：患者俯卧于治疗床上，术者根据病情变化，灵活选用以下手法。

1. 揉背法：①腰椎间盘突出的患者，大多有腰背肌、骶棘肌的痉挛紧张，应首先选用放松腰背肌肉的手法。双手掌根或大鱼际在患者背部自大椎至尾骶部，沿两侧足太阳膀胱经自肩至臀按揉3~5遍（图12-130）。②双拳按揉腰背脊柱两侧肌肉经络3~5遍（图12-131，放松肌肉，疏通经络）。

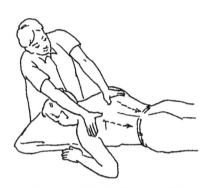

图 12-130　双手按揉脊柱两侧肌肉

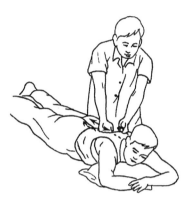

图 12-131　双拳按揉腰背部肌肉

2. 点穴法　刺激穴位，用以发挥经络穴位的特殊作用。①术者双手拇指点揉脊柱两侧华佗夹脊穴3~5遍（图12-132），点揉脊柱两旁足太阳膀胱经穴位及五脏六腑腧穴，点揉下肢环跳、承扶、委中、承山、阳陵泉、昆仑、太溪穴，点揉脊柱两侧肌肉，肌肉痉挛处（不少患者在背部及腰部椎旁骶棘肌出现痉挛结节或条索状结节）重点点揉。②双拳按压脊柱两侧华佗夹脊穴及足太阳膀胱经经络穴位，边按压边向下移动，直至两臀部3~5遍（图12-133，放松肌肉，缓解痉挛）。

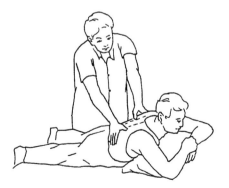

图 12-132　点揉华佗夹脊穴

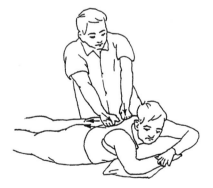

图 12-133　双拳按压脊柱两侧

3. 封腰法 ①双手拿揉腰部脊柱两侧肌肉和穴位（图 12-134），压痛之处重点反复多拿揉数分钟。②双手掌叠在一起，按压揉动腰部及其两侧肌肉（图 12-135），压痛点持续按压 3~5 分钟（充分活动腰部肌肉韧带，为扳转活动腰椎关节做好准备）。

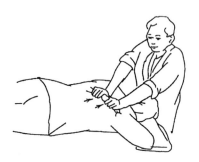

图 12-134　拿揉脊柱两侧肌肉

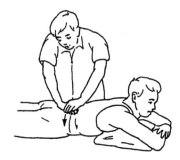

图 12-135　按压腰背两侧肌肉

4. 扳转法 用斜扳法和侧扳法充分活动腰椎各关节。①术者一手按住腰部，一手扳住对侧膝部，双手协同用力扳转腰椎（图 12-136），可发出弹响声（促使腰椎关节活动），同样方法做对侧。②患者翻身侧卧，术者一臂肘抵于患者肩前方，另一臂肘按于患者臀后方，双臂肘协同向相反方向用力，扳转腰椎关节（图 12-137），可发出关节活动弹响声。患者翻身，用同样方法做对侧。

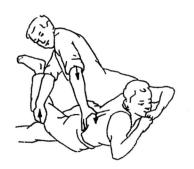

图 12-136　斜扳活动腰椎

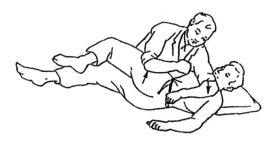

图 12-137　侧扳活动腰椎

5. 牵引抖动法 即牵拉抖动手法，促使关节间隙增宽。①患者俯卧，双手扒住床头，术者双手握住患者双踝部，提起下肢，持续用力牵引，在牵引作用力下，上下抖动腰部（图 12-138）。②助手把住患者双肩腋窝，与术者做对抗牵引，在牵引作用力下抖动腰部（图 12-139）。

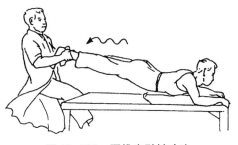

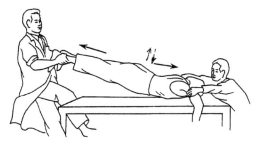

图 12-138　腰椎牵引抖动法　　　　　　　图 12-139　助手牵引抖动法

6. 拍打法　①术者用拍子反复拍打患者腰背脊柱两侧和下肢四周肌肉（图 12-140）。②掌拳交替拍打患者腰背脊柱两侧（图 12-141）。以上手法，可根据具体病情，灵活选用。

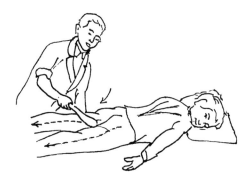

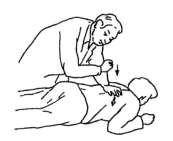

图 12-140　拍打腰背及下肢　　　　　　图 12-141　拳掌交替拍打法

二十一、腰骶关节韧带损伤

腰骶关节韧带损伤，是指腰骶关节处的韧带遭受外力作用引起的急性损伤或慢性劳损。腰骶关节是脊柱的枢纽，是人体承重和活动较大的关节，身体重量产生的压力和外来冲击力大多集中于此部位。又由于其关节面向前倾斜的角度较大，而成为不稳定关节，以及为先天性畸形的好发部位等原因，因此损伤机会较多。

【治疗方法】

治法：腰骶调治止痛法。

操作步骤：①患者俯卧于治疗床上，术者立于一侧，双手反复拿揉腰骶部两侧肌肉和穴位 3~5 遍（图 12-142），损伤的腰骶关节韧带重点拿揉。②肘尖点揉按压腰骶关节及其两侧穴位，腰骶关节处用力点按（图 12-143），使其感觉达于深层。③双手叠掌按压搓揉腰骶部肌肉（图 12-144）。④拇指点揉八髎、承扶、委中穴（图 12-145），各 1~2 分钟。⑤实拳拍打或拳掌交替拍打腰骶及下肢后侧肌肉。

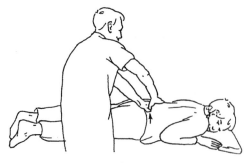

图 12-142　拿揉腰骶部肌肉

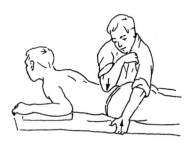

图 12-143　肘尖按压腰骶关节

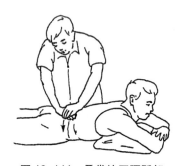

图 12-144　叠掌按压腰骶部

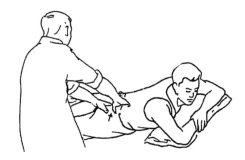

图 12-145　点揉八髎、委中穴

二十二、髂腰韧带损伤

髂腰韧带，起于髂嵴后部内侧面，止于第 5 腰椎横突顶尖部及其下缘。其纤维走向，是从外上方向内下方，其牵拉第 5 腰椎和限制其前屈活动的作用可保护腰 5 骶 1 的椎间盘。长期反复的过度弯腰活动，容易促使髂腰韧带损伤。

【治疗方法】

治法：理筋通络，活血止痛法。

操作步骤：①患者俯卧于治疗床上，术者站其身旁，手掌搓揉髂腰角及腰骶（图12-146）3~5 分钟。②拇指点揉抠拨髂腰角处肌肉韧带，损伤之处重点反复抠拨揉按。③肘尖点揉拨动髂腰角肌肉韧带（图 12-147），另一手把住对侧床边，以加大肘尖按压之力（使感觉渗透至肌肉韧带的深部）。④双手拇指从腰骶关节两侧沿髂腰韧带走行方向（髂嵴后缘）向外上方分推（图 12-148，舒筋通络，理顺髂腰韧带）。⑤拇指点揉八髎、环跳、承扶、委中、承山穴 3~5 次（图 12-149）。⑥半握拳或拳掌交替拍打腰骶髂及下肢肌肉 3~5 遍。

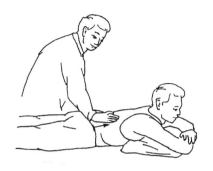

图 12-146　搓揉髂腰角及腰骶

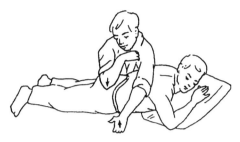

图 12-147　点揉拨动髂腰韧带

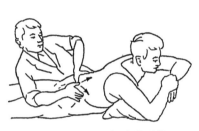

图 12-148　分推髂嵴后缘

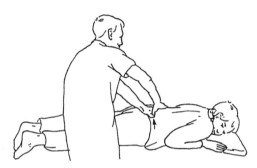

图 12-149　点揉八髎、环跳穴

二十三、臀上皮神经损伤

臀上皮神经，起自腰 1-3 脊神经后支的外侧支，穿过骶棘肌，行其外侧缘，穿过背阔肌的腱膜，向下越过髂嵴，穿过臀筋膜到达表层，分布于臀上部的皮肤内。在其越过髂嵴穿过臀筋膜时，有动静脉相伴而行，当遭受外力易引起损伤。在腰臀部软组织损伤中，臀上皮神经损伤占有重要的位置，俗称筋跳槽或筋出槽。

【治疗方法】

治法：活血化瘀，复位止痛法。

操作步骤：①患者俯卧于治疗床上，术者立于一侧，右手掌根搓揉臀上皮神经损伤之处（图 12-150）及其周围软组织 3~5 分钟（理气活血，舒展筋腱，促使瘀血、水肿吸收）。②右手拇指点揉损伤处，将移位的臀上皮神经从内向外拨动，使其回复到原来正常位置上（图 12-151）。③手掌按揉损伤之处及臀上皮神经周围软组织，推揉臀部及下肢后侧肌肉。④拳掌交替拍打腰骶臀部及下肢后侧肌肉 3~5 遍。

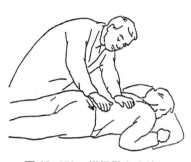

图 12-150　搓揉臀上皮神经

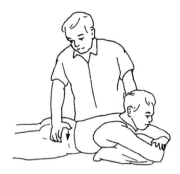

图 12-151　拨动臀上皮神经

二十四、骶髂关节韧带损伤

骶髂关节，是由骶骨和髂骨耳状关节面相互对合而组成。骶髂关节由软骨覆盖的关节面有滑膜附着，两侧参差不齐，凸凹不平的关节面相互交错，借以稳定关节。其周围有坚强的骨间韧带和髂腰韧带、骶结节韧带和骶棘韧带。此关节可少许旋转和上下、前后轻微活动，属于微动关节。当骶髂和臀部遭受突然向前或向后的旋转暴力，引起关节韧带急性损伤，甚至引起骶髂关节错动或半脱位，俗称骨错缝。

【治疗方法】

治法：舒筋活络，复位止痛法。

操作步骤：患者俯卧于治疗床上，术者立于一侧，右手掌根按揉骶髂关节损伤之处及其周围肌肉、韧带和穴位（图 12-152，舒筋通络活血化瘀），依据损伤的不同类型采用不同的推拿手法，促使其复位而缓解症状。

1. 前屈型——牵踝推髂复位法　患者侧卧于治疗床上，患侧在上。术者站其身后，一手握住伤侧下肢踝部用力向后方牵拉，另一手推按于伤侧骶髂关节部用力向前方推按，双手协同用爆发寸劲牵推数次，促使髂骨体向后伸位旋转，纠正前屈移位（图 12-153）。

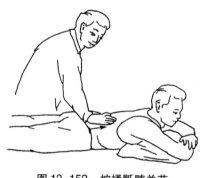

图 12-152　按揉骶髂关节

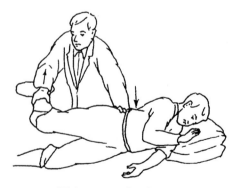

图 12-153　牵踝推髂法

2. 后伸型——盘腿推髂复位法　患者侧卧于治疗床上，患侧在上。术者站其身后，一手握住伤侧下肢小腿，使其尽量屈膝屈髋，另一手用力向前推按髂骨体后下部，双手协同用爆发寸劲向前屈方向扳转骶髂关节数次，纠正后伸移位（图 12-155），称盘腿推髂法。

3. 外展型——肘臂按压复位法（因能纠正耻骨联合分离，又称闭合龙门法）　患者侧卧于治疗床上，患侧在上。术者一臂肘按压于髂骨体外侧，另一手把住对侧床边，双臂协同用力，以其杠杆之力加大臂肘对骶髂关节的压力，纠正外展型移位（图 12-155）。

各型手法后，患者俯卧，术者手掌反复揉按骶髂关节损伤之处及其周围肌肉韧带等软组织，拍打腰骶臀部及下肢肌肉（理气活血，舒筋通络）。

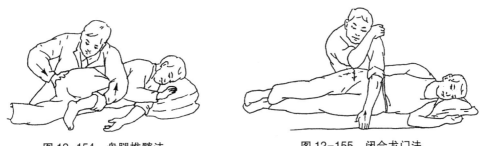

图 12-154　盘腿推髂法　　　　　图 12-155　闭合龙门法

二十五、腰椎管狭窄症

腰椎管狭窄症，又称腰椎髓管狭窄综合征，是指因腰椎的脊髓管腔、神经根管或椎间孔的骨性或纤维性结构狭窄，以及多个的腰椎间盘突出和韧带肥厚，引起马尾神经或神经根受压，造成一系列临床症状者。本症好发于 40~60 岁的中老年男性体力劳动者，间歇性跛行是其主要症状。

【治疗方法】

治法：舒筋点穴止痛法。

操作步骤：①患者俯卧于床上，术者站其身旁，双手掌根揉按推动腰背脊柱及其两侧肌肉（图 12-156），重点揉按两侧足太阳膀胱经经筋 5~10 分钟。②双手拇指点揉脊柱两侧华佗夹脊穴（图 12-157）、足太阳膀胱经五脏六腑腧穴 3~5 遍，重点点揉腰椎两侧肌肉及其压痛点。③双手拿揉下肢肌肉及环跳、承扶、殷门、委中、承山穴各 1 分钟（图 12-158）。并用侧扳法和斜扳法活动腰椎。④患者翻身呈仰卧位，术者双手拿揉下肢肌肉（图 12-159），拿揉伏兔、风市、梁丘、血海、阴陵泉、阳陵泉、足三里、三阴交、绝骨、昆仑穴，各约半分钟。⑤拳掌交替拍打腰背及下肢 3~5 遍。

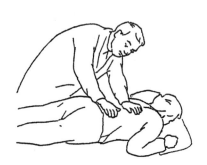

图 12-156　推揉脊柱两侧肌肉

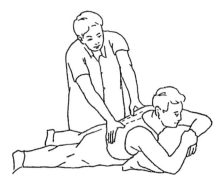

图 12-157　点揉华佗夹脊穴

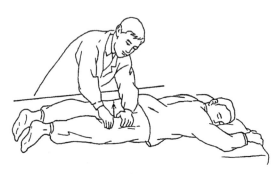

图 12-158　拿揉下肢后侧肌肉

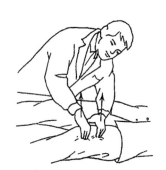

图 12-159　拿揉下肢前侧肌肉

二十六、腰椎骶化与骶椎腰化

腰椎骶化与骶椎腰化，是比较常见的腰骶部骨骼变异，属于先天性畸形。腰椎骶化是指第 5 腰椎与骶骨相连结而融合为一体，转化成骶骨之形态；骶椎腰化是指第 1 骶椎从骶骨体分化分离开来，转化形成腰椎之形态。这种先天性发育异常，一般并不引起临床症状，但由于这种结构上的弱点，使脊柱的稳定性受到影响，在遭受到各种损伤之时，容易引起周围组织的损伤，而诱发出现腰腿疼痛症状。

【治疗方法】

治法：舒筋活络，活血止痛法。

操作步骤：①患者俯卧于治疗床上，术者立于一侧，双手掌拿揉腰骶部及其周围肌肉、韧带等软组织（图 12-160），疼痛之处重点拿揉。②肘尖点揉拨动腰骶部及其周围软组织和穴位（图 12-161）。③手掌掌根按揉腰骶部周围软组织及其穴位（图 12-162）。④拳掌交替拍打腰骶部及下肢后侧肌肉 3~5 遍。

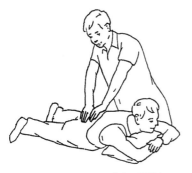

图 12-160　双手拿揉腰骶部

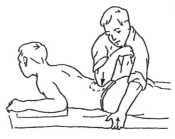

图 12-161　点揉拨动腰骶部

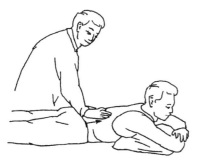

图 12-162　掌根按揉腰骶部

二十七、增生性脊柱炎

增生性脊柱炎，又称为退行性脊柱炎或肥大性脊柱炎、老年性脊柱炎、脊柱骨关节炎等，是以腰椎软骨的退行性改变，骨质增生为主要特点的骨性关节病变。本病多见于中老年人，男性多于女性，胖人、体力劳动者及运动员等发病较早，不少患者可出现慢性腰腿疼痛症状。

【治疗方法】

治法：行气活血，舒筋通络法。

操作步骤：①患者俯卧于治疗床上，术者站于床头前方，双手掌自上向下顺推脊柱及其两侧肌肉和足太阳膀胱经筋脉 3~5 遍（图 12-163）。②双手掌自脊柱向两侧沿肋间隙呈八字形分推，边推边向下方移动位置 3~5 遍（图 12-164）。③双手拇指点揉腰背脊柱两侧肌肉及华佗夹脊穴和足太阳膀胱经穴位（图 12-165）。④双拳按压腰背脊柱两侧肌肉及华佗夹脊穴（图 12-166），边按压边向下移动位置 3~5 遍。腰痛之处重点按压。⑤双拳搽压腰椎两侧肌肉穴位 3~5 遍（图 12-167）。⑥双手拿揉下肢后侧肌肉，重点拿揉环跳、承扶、殷门、委中、承山穴处（图 12-168）。⑦拳掌交替反复拍打腰背脊柱两侧肌肉和下肢四周 3~5 次。

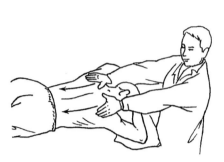

图 12-163　顺推脊柱两侧

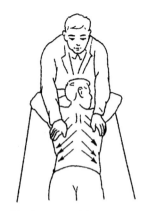

图 12-164　分推脊椎两侧

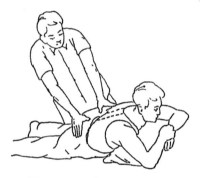

图 12-165　点揉华佗夹脊穴

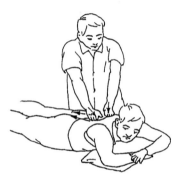

图 12-166　按压华佗夹脊穴

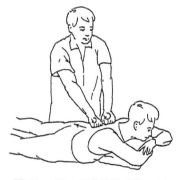

图 12-167　双拳擦压脊柱两侧

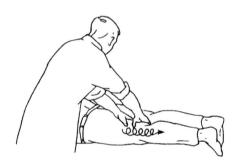

图 12-168　拿揉下肢后侧肌肉、穴位

二十八、骶尾部损伤

骶尾部挫伤，是指骶尾关节周围肌肉韧带等软组织损伤。本病多见于女性，男女之比约为 1：5，这与妇女骨盆的形体结构有关。

在骶骨下端，第 5 骶椎与第 1 尾椎构成骶尾关节，尾骨向前倾与骶骨形成一定角度，称骶尾角。骶尾部浅层肌肉有背阔肌、臀大肌的起点；深层肌肉有骶棘肌、梨状肌的起点。这些肌肉与人体脊柱的弯曲及下肢外展活动密切相关。骶尾内面有骶前筋膜。骶尾关节以韧带连结为主，在骶管的前后和两侧有坚韧的骶尾韧带，在骶管后方，覆盖于骶管裂孔背面者为骶尾背侧浅韧带，起自骶管裂孔周缘，向下止于尾骨背面，几乎完全封闭该孔。

【治疗方法】

治法之一：理筋活血，缓急止痛法。

操作步骤：①患者俯卧于治疗床上，术者双手叠按于骶尾关节处反复揉按，手法力度由轻柔逐渐酌情增加（图 12-169）。②双手拇指点揉八髎、白环俞、秩边穴及骶尾关节周围肌肉韧带 3~5 次。③双手掌按揉骶尾关节两侧臀部肌肉穴位 3~5 分钟（图 12-170）。

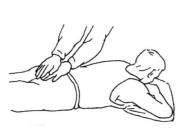 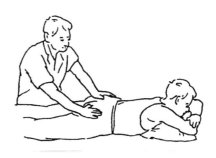

图 12-169　叠掌按揉骶尾关节　　　　图 12-170　双掌按揉骶尾两侧

治法之二：肛内按摩法。

操作步骤：患者跪于床头上，脱下衣裤，暴露臀部，弯腰塌背呈膝胸卧式。术者右手中指带上肛诊指套，蘸上甘油或液状石蜡（也可用食物油代替），伸入患者肛门之内，反复按摩骶尾关节前侧的骶前筋膜及与拇指相对捏揉骶尾韧带，手法由轻逐渐酌情加大用力，至其筋膜韧带平复痛减。若有粘连或结节，应反复用力拨离使其平复（图 12-171）。

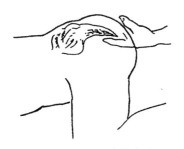

图 12-171　肛内按摩法

本方法即适用于急性骶尾部损伤，又可用于陈旧性骶尾部损伤和慢性劳损，也可用于整复骶尾部骨折和关节脱位。为了避嫌，术者做此手法时，应有第三者在场（尤其是男医生女患者之时，更应注意。可让患者亲属或其他医务人员做助手或陪同）。

第四节　上肢部软组织病伤

一、肩关节扭挫伤

肩关节扭挫伤，是指肩部遭受直接暴力冲击，或因扭转或旋转的间接暴力作用，致使肩部肌肉、韧带损伤，出现的出血水肿，韧带撕裂，局部肿胀，或关节活动功能受限等症状。

【治疗方法】

治法：舒筋活血止痛法。

操作步骤：①患者坐于治疗凳上，术者站其身旁。一手提起患者腕部，另一手拇指按揉肩部周围软组织及其损伤之处肌肉、穴位（图12-172）。②肩前侧损伤时，按揉肩前侧损伤处及其周围软组织，点揉中府、云门、缺盆穴，以及肱二头短头肌腱附着处3~5次（图12-173）。③肩后侧损伤时，重点按揉肩后肩胛骨损伤处及其周围软组织，点揉秉风、曲垣、天宗穴，以及大小圆肌的附着点。④肩上方损伤时，一手握住患者腕部，另一手拿揉肩上方肌肉和肩井穴（图12-174）。⑤肩外侧损伤时，双手按揉肩外侧损伤之处及其软组织，点揉肩髃、臑俞、臑会穴，以及三角肌、肱二头长头肌腱（图12-175）。各反复3~5遍。⑥若属陈旧性损伤，或已发生粘连，用拇指加大用力弹拨剥离粘连。一手按住肩头固定，另一手握住伤肢腕部，进行肩关节大幅度向内向外旋摇活动（图12-176），各反复7~8圈，充分活动肩关节。⑦双手捏揉肩部及上肢肌肉，拍子拍打颈肩左右侧线及上肢四周（图12-177）。

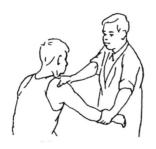

图 12-172　按揉肩部肌肉

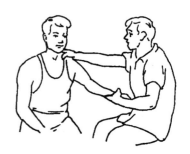

图 12-173　按揉肩前肌肉、穴位

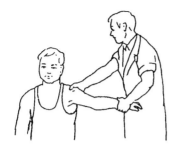

图 12-174　拿揉肩上方肌肉、穴位

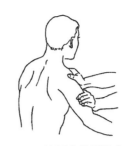

图 12-175　按揉肩外侧肌肉、穴位

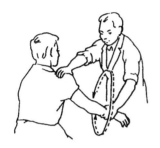

图 12-176　旋摇活动肩关节

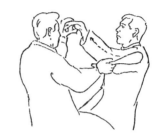

图 12-177　拍打颈肩及上肢

二、臂丛损伤综合征

臂丛损伤综合征，指由于臂丛神经损伤所引起的上肢肌肉麻痹，甚至肌肉萎缩，感觉和运动神经均产生障碍的一种综合性疾病。

【治疗方法】

治法：活血通络舒筋法

操作步骤：①患者端坐于治疗凳上，术者站其伤侧，用手捏揉患者肩部及上肢四周肌肉（图 12-178），对其各条经络穴位之处，进行重点捏揉 3~5 遍。②一手拇指点按拨揉缺盆穴及臂丛神经锁点（图 12-179），手法逐渐加大用力。③一手握住伤肢腕部，另一手中指伸入伤肢腋窝中，抠拨点揉极泉穴（臂丛神经腋路）和青灵穴（臂丛神经干）3~5 次（图 12-180）。④拇指点揉抠拨曲池穴和曲泽穴（图 12-181），使其酸麻之感放散至手部（刺激桡神经和正中神经）。⑤中指按揉抠拨少海穴和小海穴，使其酸麻之感放散至手小指（刺激尺神经）。

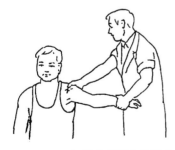

图 12-178　捏揉肩部及上肢肌肉

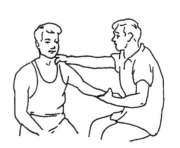

图 12-179　点按揉动缺盆穴

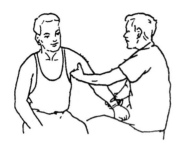

图 12-180　抠拨极泉、青灵穴

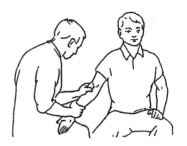

图 12-181　抠拨曲池、尺泽穴

⑥捻指法，顺序反复捻动五指（图 12-182），用以活血通络。⑦拔指法，顺序反复牵拔五指（图 12-183），并使其发出清脆的声响。⑧双手掌相对合揉按搓动肩部前后两侧肌肉及穴位（图 12-184）及其上肢四周肌肉。⑨拍打颈肩左右侧线及上肢四周肌肉 3~5 遍（图 12-185）。

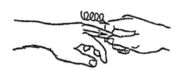

图 12-182　顺序捻动五指

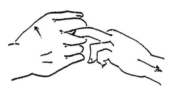

图 12-183　顺序牵拔五指

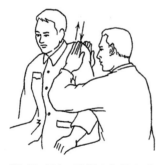

图 12-184　搓揉肩部及上肢

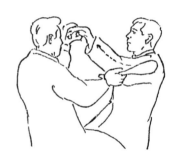

图 12-185　拍打颈肩及上肢

三、冈上肌腱炎

冈上肌健炎，又称冈上肌腱损伤，是由于外伤或劳损，引起的冈上肌腱的撕裂，或退行性改变，或长时期超强度的积累性磨损，致使冈上肌腱的无菌性炎症反应疾病。

【治疗方法】

治法：活血理气舒筋法。

操作步骤：①患者坐于治疗凳上，术者站其身后。一手扶住患者健侧肩头固定，另一手捏揉肩部冈上肌肉及穴位（图 12-186），重点捏揉肩井、肩中俞、肩外俞、秉风、曲垣、巨骨、肩髃穴，手法由轻逐渐酌情加大用力。②一手扶住伤肩，另一手握住伤肢之手，前屈、抬举和外展（图12-187），充分活动伤肢肩关节3～5遍。③双手反复拿揉肩部及上肢肌肉、穴位（图12-188），重点拿揉损伤处。④拍打颈肩左右侧线及上肢四周肌肉3～5遍（图12-189）。

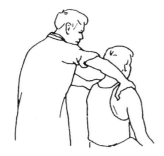

图 12-186　捏揉冈上肌和穴位

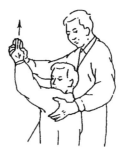

图 12-187　前屈、抬举、外展活动肩关节

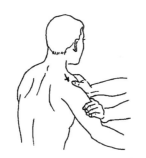

图 12-188　拿揉肩部及上肢穴位

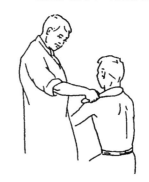

图 12-189　拍打颈肩及上肢

四、肩峰下滑囊炎

肩峰下滑囊炎，又称三角肌下滑囊炎，是指三角肌下滑液囊因外力损伤或退行性改变等原因引起的损伤性炎症。

【治疗方法】

治法：活血化瘀（急性期），舒筋通络（慢性期）法。

操作步骤：①患者坐于治疗凳上，术者站其伤侧。一手握住伤肢提起持定，另一手捏揉肩部及上肢肌肉（图12-190），重点捏揉肩峰下及三角肌处3～5分钟。②拇指点揉肩髃、肩髎、臂臑、臑会、臑俞、曲池、小海穴（图12-191）。③一手按于肩头，另一手握住伤肢腕部，向前、向后旋摇肩关节（图12-192），开始手法宜轻，逐渐加大活动幅度。④拍打肩部及上肢四周肌肉。

急性患者，以捏揉点穴轻柔手法为主；慢性患者，应加大用力，以剥离肌肉粘连，充分活动肩关节，舒筋通络为主。

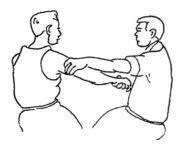

图 12-190　捏揉肩部及上肢肌肉、穴位

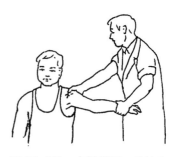

图 12-191　点揉肩髃、曲池穴

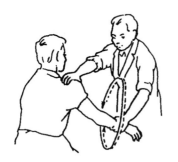

图 12-192　旋摇活动肩关节

五、肱二头肌长头腱鞘炎

肱二头肌长头腱鞘炎，又称肱二头肌腱炎。是指肱二头肌长头腱与腱鞘经常摩擦，引起腱鞘滑膜层水肿等，损伤性慢性炎症。

【治疗方法】

治法：捏揉点拨舒筋法。

操作步骤：①患者坐于凳上，术者站其伤侧。一手握住伤肢腕部提起，另一手捏揉肩及上肢肌肉，重点捏揉肩井、肩髃、肩贞、肩髎、臂臑、臑会穴处（图 12-193）。②拇指点揉抠拨肩髃穴及肱二头肌长头肌腱通过处的结节间沟，手法由轻逐渐加大用力。③旋转摇动肩关节，幅度逐渐加大（图 12-194）。④拍子拍打肩部及上肢四周肌肉 3~5 遍。

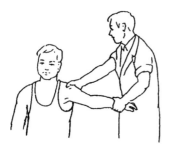

图 12-193　捏揉肩周肌肉、穴位

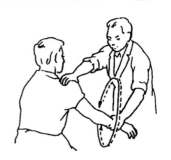

图 12-194　旋转摇动肩关节

六、肱二头肌长头腱滑脱

肱二头肌长头腱滑脱，又称肱二头肌腱滑脱。是指肱二头肌长头腱，因外力作用脱出肱骨结节间沟，滑向小结节的前方，而引起的肩部疼痛、活动功能障碍等症状。

【治疗方法】

治法：理筋复位法。

操作步骤：①患者坐于治疗凳上，术者站其伤侧，一手握住伤肢腕部提起伤肢持定，与肩平齐（促使肩部肌肉放松），另一手拇指按揉肩部及其周围肌肉、穴位（图12-195），捏揉肩髃、肩贞、肩髎、臂臑、臑会穴 3~5 遍。②拇指着力，由前向后反复拨动肱二头肌长头腱促其复位（图 12-196），并按揉其周围软组织促其逐渐修复。③半握拳，拍打肩部及上肢四周肌肉 3~5 遍。

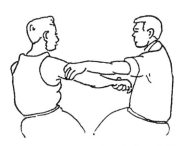

图 12-195　按揉肩周肌肉、穴位

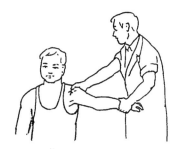

图 12-196　拨动肱二头肌肌腱

七、肩关节周围炎

肩关节周围炎，简称肩周炎，是肩关节周围发生的一种退行性无菌性炎症。好发于 50 岁左右的中老年人，故又称五十肩。因其在不同的发展阶段表现出不同的症状，故又有漏肩风、肩凝症、冻结肩等病名。中老年免疫机制下降是其主要原因，外伤扭挫是其诱发外因。

【治疗方法】

治法之一：点揉摇肩法。

操作步骤：①患者坐于治疗凳上，术者站其伤侧。一手握住患肢腕部提起，另一手拇指捏揉肩部肌肉、韧带等软组织（图 12-197），点揉肩髃、中府、云门、肩贞、肩髎、臂臑、臑会穴 3~5 次。②一手按住健侧肩头固定，另一手拿揉肩井、巨骨、肩贞、秉风、曲垣、天宗穴（图 12-198），以及肩胛部软组织。③一手握住伤肢腕部，将伤肢提起至抬举伸直位，另一手拇指拨揉极泉、肩贞、青灵穴，拿揉上肢肌肉 3~5 遍（图 12-199）。④患者站起，术者双手交替反复抡摇活动肩关节（图 12-200），往返各十余圈（充分活动肩关节防止粘连）。⑤虚拳拍打肩部及上肢四周肌肉 3~5 遍。

本方法适用肩周炎初期患者，能通经活络，活动关节，散风止痛，预防粘连。

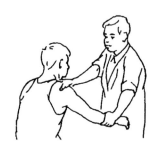

图 12-197　捏点揉按肩周肌肉穴位

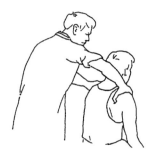

图 12-198　拿揉肩周穴位

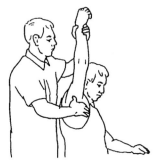

图 12-199　拨揉极泉、青灵穴

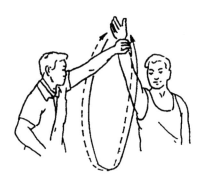

图 12-200　旋转抡摇肩关节

治法之二：拨揉引伸法。

操作步骤：①患者坐于治疗凳上，术者站其身后。一手按于健侧肩部固定，另一手拇指点拨天宗、肩井、肩贞、肩髃、中府、云门穴 3~5 次（图 12-201），捏揉肩部及上肢肌肉，重点拨揉粘连之处（理气活血，分离粘连）。②前屈内收引伸，引导伤肢之手触及健侧肩头（图 12-202），促使伤肢恢复前屈、内收活动功能，拉开肩后方粘连的肌肉等软组织。③后背引伸，（图 12-203）引导伤肢向后背伸，尽量使患肢之手触及健侧肩胛，促使恢复肩关节的后伸功能，拉开肩关节前侧粘连的软组织。④前屈外展抬举引伸，引导患肢经前屈外展位向上抬举，屈肘横臂，尽量使患肢之手摸及头枕部（图 12-204），促使肩关节恢复外展抬举功能，拉开肩关节下部的粘连。⑤半握拳拍打肩部及上肢四周肌肉 3~5 遍。

本方法适用于肩周炎中期患者，可剥离粘连，解除肩关节活动受限，恢复其活动功能。

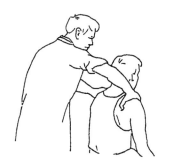

图 12-201 点拨肩周穴位肌腱

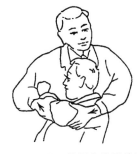

图 12-202 前屈内收引伸法

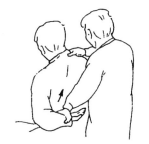

图 12-203 后背引伸法

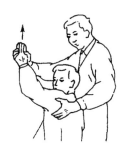 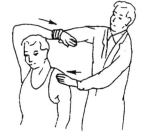

图 12-204 外展抬举引伸法

治法之三：盘肩旋摇法。

操作步骤：①患者坐于凳上，术者双手拿揉肩部及上肢肌肉促其逐渐放松。②双手十指交叉合抱于肩头，双手及臂肘协同用力，反复交替往返旋摇活动患侧肩关节（图 12-205），活动幅度开始宜小，逐渐加大活动用力和活动范围。③一手按住患侧肩部固定，另一手握住患肢腕部，往返交替向前向后旋转摇肩（图 12-206），幅度开始宜小，逐渐加大，促使其恢复肩关节的活动功能，逐渐牵拉旋摇剥离其肩周软组织的粘连。④半握拳拍打肩部及上肢四周肌肉 3~5 遍。

本方法适用于肩周炎中期患者，可解除肩周软组织的粘连，缓解症状，恢复活动功能。

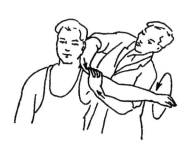

图 12-205 盘肩法活动肩关节

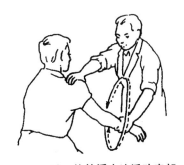

图 12-206 旋转摇肩法活动肩部

治法之四：摇橹扶舵法。

操作步骤：①患者侧卧于治疗床上，患肢在上。术者双手反复捏揉肩部周围肌肉、穴位，剥离其粘连，促使肌肉放松。②一助手站其床头，双手握住患肢手腕部。术者一手按住患侧肩胛部固定，另一手握住患肢肘部，与助手默契协同用力，先屈肘位反复旋摇肩关节，数圈之后，用爆发寸劲牵拉患肢至抬举直伸位（图12-207）向内旋摇，反复数圈之后，用爆发寸劲，将患肢扳摇至外展抬举位（图12-208），以撕开肩关节周围的软组织粘连。③捏揉肩及上肢肌肉，半握拳拍打肩部及上肢四周肌肉。

本方法适用于肩周炎中期粘连较重的患者。由于手法比较剧烈，高血压、心脏病患者慎用或禁用，以免发生意外。可改用比较柔和的手法，缓慢图之。

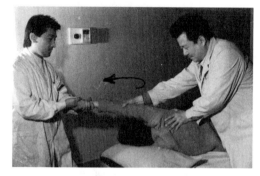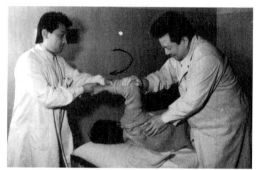

图12-207　摇橹扶舵法（抬举伸直位）　　　　图12-208　摇橹扶舵法（外展抬举位）

治法之五： 划船摇桨法。

操作步骤：①患者仰卧于治疗床上，术者双手捏揉患侧肩部及上肢肌肉、穴位，拨揉粘连，放松肌肉。②一手握住患肢腕部，另一手握住患肢肘部，双手协同用力扳提患肢至抬举伸直位（图12-209），形似船工摇桨，又像铁路工人扳道岔之势，反复数次后，用爆发寸劲用力扳动患肢，尽力达到抬举180度，一次达不到的，可分几次做到，以缓解肩周炎抬举受限。③外展功能受限者，向外展位推举患侧上肢，超过外展90度（图12-210），一次达不到者，可多反复几次。④拿揉肩部及上肢肌肉。⑤半握拳拍打肩部及上肢四周肌肉3~5遍。

本方法适用于肩周炎粘连期的伸直抬举活动受限者，以及肩部挫伤后遗肩关节活动受限者。

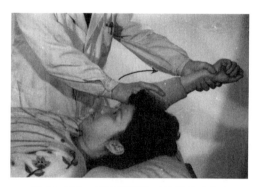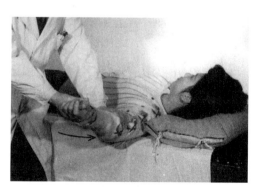

图12-209　划船摇桨法（抬举伸直位）　　　　图12-210　划船摇桨法（外展位）

治法之六：扛肩法。

操作步骤：①患者坐于凳上，术者手捏揉肩部及上肢肌肉剥离粘连。②双手十指交叉，合抱于患侧肩头，肩扛住患肢肘部，双手及肩协同用力，上扛下按，使患肢在外展位向上抬举，并用爆发寸劲撕开肩下部的粘连，以解除肩关节的外展抬举受限（图 12-211）。③捏揉肩部及上肢肌肉，半握拳反复拍打肩部及上肢四周肌肉。

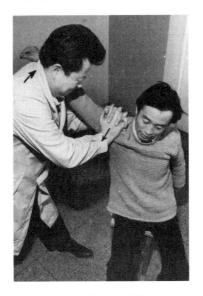

图 12-211　扛肩法

治法之七：悬崖勒马法。

操作步骤：①患者坐于治疗凳上，术者站其身后，双手捏揉肩及上肢肌肉、穴位，剥离其粘连，放松肌肉。②患者双臂上举，双手握紧。术者一手握住患者双手向内用力牵拉，另一手按于患者颈肩结合部用力向前推（图 12-212），双手协同用力反复数次，用爆发寸劲推拉 1~2 次，解除其粘连。③空心拳拍打肩部及上肢肌肉 3~5 遍。

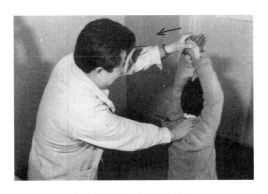

图 12-212　悬崖勒马法

治法之八：大鹏展翅法。

操作步骤：①患者端坐于治疗凳上，术者站其身后，双手反复捏揉肩部及上肢肌肉、穴位，剥离粘连，放松肌肉。②双手分别握住患者双上肢前臂，向前向后交替旋转肩关节（图12-213）。③半握拳拍打肩部及上肢四周肌肉3～5遍。

本方法适用于肩关节周围炎恢复期和粘连解除之后的患者，可解除残留粘连，防止其再度发生粘连，促使肩关节活动功能早日恢复。

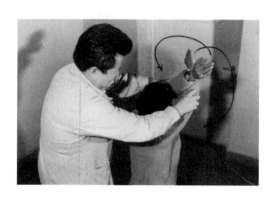

图12-213　大鹏展翅法

八、肘关节损伤

肘关节损伤，又称肘部软组织损伤、肘部扭挫伤等。是指肘关节遭受直接或间接暴力，发生超生理范围的运动，或持久反复的劳累，引起肘部肌肉、韧带、关节囊的牵拉扭挫损伤或慢性的劳损。

【治疗方法】

治法：舒筋活血通络法。

操作步骤：①患者坐于凳上，术者一手握住伤肢腕部固定，另一手捏揉伤侧上肢肌肉、穴位（图12-214），急性损伤者手法宜轻不宜重（放松肌肉，舒筋活血）。②拇指点揉肘部肌肉韧带，重点拨揉曲池、曲泽、尺泽、小海、天井穴3～5遍（图12-215）。③屈伸肘关节（图12-216）、旋转肘关节（图12-217），手法由轻酌情加大用力，活动范围逐渐增加，不可猛力扳拧。④拿揉患肢肌肉。⑤一手握住上臂，另一手握住腕部，双手协同用力拔伸肘关节数次（图12-218）。⑥虚拳拍打上肢四周3～5遍（理气活血，舒筋通络）。

损伤初期患者手法宜轻，多在损伤周围运用活血放松手法，以帮助其吸收。损伤后期或慢性患者，可在肘关节损伤局部运用解除粘连的手法，促其关节活动功能的恢复。

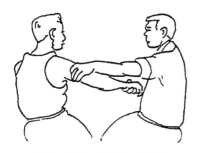

图 12-214　捏揉上肢肌肉

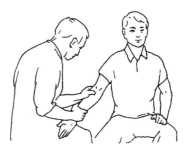

图 12-215　点揉曲池、尺泽穴

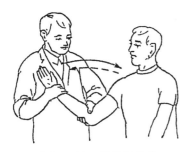

图 12-216　屈伸肘关节

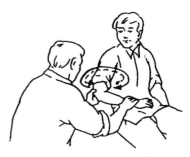

图 12-217　旋摇肘关节

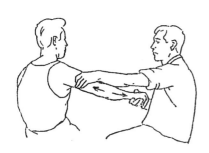

图 12-218　拔伸肘关节

九、肱骨外上髁炎

肱骨外上髁炎，又称肘外侧疼痛综合征、前臂伸肌总腱炎、桡侧伸腕短肌与环状韧带纤维组织炎、肱骨髁上骨膜炎、肱桡关节病、肘关节滑囊炎、肱桡关节滑囊炎，俗称网球肘。

【治疗方法】

治法：舒筋活络止痛法。

操作步骤：①患者坐于治疗凳上，术者一手握住患肢腕部持定，用另一手反复捏揉肘部及上肢肌肉（理气活血，舒筋通络）。②拇指点揉抠拨曲池、曲泽、尺泽、肘髎、手三里穴，刮动肱骨上髁和桡骨小头附近的压痛点（图12-219），手法由轻逐渐加大用力。③一手握住肘部，另一手握住腕部，伸屈旋转摇肘关节十多次（图12-220）。

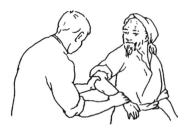

图12-219　抠拔肱骨外上髁

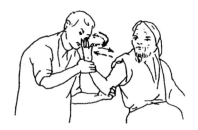

图12-220　屈伸旋摇肘关节

十、肱骨内上髁炎

肱骨内上髁炎，又称前臂屈肌总腱损伤，俗称为矿工肘、学生肘等，是指前臂屈肌及旋前圆肌总腱附着点处损伤性疾病。

【治疗方法】

治法：抠拔推揉屈伸法。

操作步骤：①患者坐于治疗凳上，术者一手握住伤肢腕部持定，另一手捏揉肘部及上肢肌肉、穴位（图12-221）。②拇指反复推按点揉曲泽、曲池、少海、小海穴及前臂尺侧肌肉，点揉抠拔肱骨内上髁屈肌附着处（图12-222）。③屈伸肘关节，向内向外旋转摇肘关节。

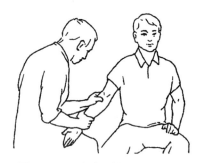

图12-221　捏揉肘部及上肢肌肉

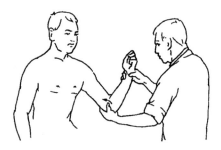

图12-222　抠拔肱骨内上髁

十一、尺骨鹰嘴滑囊炎

尺骨鹰嘴滑囊炎，是指肘关节后侧的鹰嘴滑囊因反复碰撞损伤或经常摩擦而发生的损伤性炎症，俗称起疱肘或醉汉肘。

【治疗方法】

治法：活血化瘀止痛法。

操作步骤：①患者坐于治疗凳上，术者用双手交替捏揉患肢肌肉、穴位（图12-223），由上而下，边捏揉边移动位置，反复3~5遍，重点捏揉肘关节附近。②一手握住患肢腕部固定，另一手拇指点揉推按患肢鹰嘴滑囊（图12-224）促其滑囊积液消散吸收。③屈伸旋摇肘关节7~8遍。

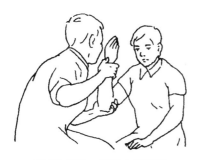

图12-223　捏揉上肢肌肉

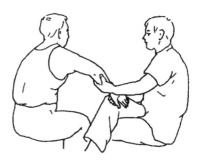

图12-224　点揉推按鹰嘴滑囊

十二、旋后肌综合征

旋后肌综合征，是指桡神经因前臂旋后肌的反复摩擦损伤而出现的一系列症状。

【治疗方法】

治法：舒筋活血止痛法。

操作步骤：①患者坐于治疗凳上，术者一手握住患肢腕部持定，另一手着力反复捏揉患侧上肢肌肉、穴位。②拇指点揉推按曲池、手三里、上廉、下廉穴，重点推按点揉痛性结节处（图12-225）。③一手握住腕部，另一手托住肘部，双手协同用力，屈伸旋摇肘关节7~8次（图12-226），促其恢复活动功能。④向内向外旋摇腕关节，各7~8次。⑤捻指和拔指活动各指掌关节。

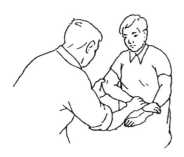

图12-225　点揉上肢肌肉、穴位

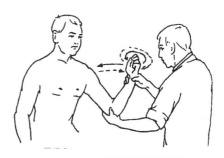

图12-226　屈伸旋摇肘关节

十三、桡侧腕伸肌群狭窄性腱鞘炎

桡侧腕伸肌群狭窄性腱鞘炎，又称为桡侧伸腕肌腱周围炎、前臂伸肌腱周围炎、桡侧伸腕肌群捻发音性腱周炎等。是指前臂桡侧腕伸肌群的反复摩擦引起筋膜与腱索之间的损伤性炎症，大多发生于前臂反复剧烈的活动之后。

【治疗方法】

治法：舒筋通络消炎法。

操作步骤：①患者坐于治疗凳上，术者一手握住患肢腕部持定，另一手捏揉推按前臂桡侧腕伸肌群，重点揉按曲池、手三里、上廉、下廉、孔最、外关穴（图 12-227）。②拇指按揉推捏前臂背面桡侧中下 1/3 的条索状炎症结节处。③一手握住患肢腕部，另一手握住患肢手掌，做腕关节的掌屈、背伸、尺偏、桡偏和向前向后旋转摇腕活动（图 12-228），各 7~8 遍（舒筋通络）。

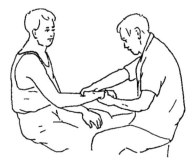

图 12-227 捏揉前臂肌肉、穴位

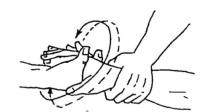

图 12-228 摇腕活动

十四、腕关节软组织扭挫伤

腕关节包括桡腕关节、腕骨间关节及腕掌关节，其活动功能包括掌屈、背伸、内收（桡偏）、外展（尺偏）和旋转摇动，这些功能完全依靠伸侧和屈侧的长短肌腱、深浅肌腱、内收外展肌腱等多个不同肌腱的协调收缩配合来完成，是日常活动最频繁的关节。由于其活动范围大，活动次数多，因此易于发生损伤。

【治疗方法】

治法：捏揉摇腕法。

操作步骤：①患者坐于凳上，术者一手握住伤侧手部，另一手捏揉伤肢腕部周围肌肉、韧带、穴位（图 12-229），重点捏揉外关、阳池、阳溪、腕骨、大陵穴和腕部损伤处。②双手分别握住伤肢手的大小鱼际，反复做腕关节的掌屈、背伸活动，腕关节的内收（桡偏）、外展（尺偏）拔伸活动（图 12-230），向内、向外旋转摇腕活动

（图 12-231），各十余圈（活动腕关节，理气活血，舒筋通络，消肿止痛）。

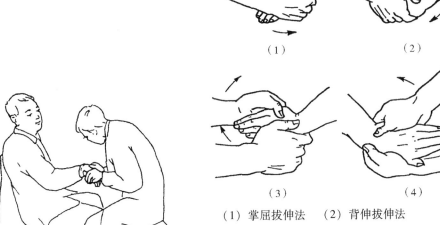

（1）掌屈拔伸法　（2）背伸拔伸法

（3）桡偏拔伸法　（4）尺偏拔伸法

图 12-229　捏揉腕部肌肉、穴位　　　图 12-230　掌屈背伸、内收外展拔伸腕关节

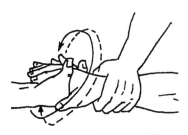

图 12-231　旋转摇腕活动

十五、腕三角纤维软骨盘损伤

腕三角软骨盘，是由纤维软骨构成的一个等腰三角形软骨板，中央呈薄片状，顶点连于腕部尺骨茎突的内侧面，底边连于桡骨远端尺骨切迹的边缘、两腰在掌侧与背侧同关节膜相连贯。三角软骨板的作用，是使尺桡骨远端靠紧，防止其分离，以利于桡骨在尺骨上旋转（其活动范围约 150 度）。前臂中立位时三角软骨盘处于松弛状态，旋前位时其背侧部分紧张，旋后位时掌侧部分紧张。本病不同于一般腕部损伤，它是连接手掌与尺桡骨之间的腕三角软骨盘损伤，大多常合并有尺桡下关节分离，故单列一项述之。

【治疗方法】

治法：捏揉旋摇复位法。

操作步骤：①患者坐于治疗凳上，术者一手握住伤肢之手掌持定，另一手反复捏揉腕关节周围软组织，重点捏揉阳池、养老、腕骨、阳溪、大陵穴（图 12-232）。②拇指点揉腕背面尺侧三角软骨损伤之处，重点捏揉养老穴，促使分离的尺桡下关节复位（图 12-233）。③做腕关节的掌屈、背伸、内收、外展和旋转摇腕活动 7~8 次，以恢复活动功能。

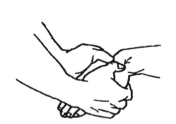

图 12-232　捏揉腕周肌肉、穴位

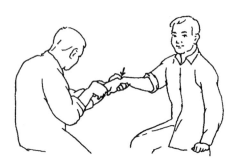

图 12-233　点揉三角软骨处

十六、腕关节劳损

腕关节劳损，是指腕关节长时间受反复重复动作的积累性暴力，引起的腕周软组织的慢性疲劳性损伤，而发生的腕关节疼痛，又称腕关节慢性劳损。

【治疗方法】

治法：舒筋活血摇腕法。

操作步骤：①患者坐于凳上，术者一手握住伤肢之手，另一手捏揉推按患肢前臂及腕关节周围肌肉、韧带及穴位（图 12-234），重点推揉损伤疼痛之处。②粘连结节者，拇指指尖抠拨粘连结节，使其缓解。③双手分别握住患肢手之大小鱼际，双拇指按于患肢腕背中央，向两侧分推（图 12-235），顺势做腕关节的掌屈、背伸、内收、外展和反复摇腕活动，各 7~8 次。

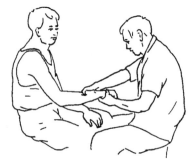

图 12-234　捏揉前臂腕周肌肉、穴位

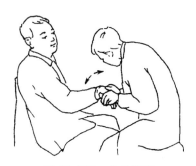

图 12-235　分推腕背

十七、腕管综合征

腕管综合征，是指正中神经在腕管内受到压迫所引起的手指麻木等神经受压症状。

【治疗方法】

治法：舒筋化瘀通络法。

操作步骤：①患者坐于凳上，术者一手握住患肢手部，另一手反复捏揉推按前臂内侧手三阴经筋和肌肉筋腱，重点捏揉曲泽、曲池、尺泽、手三里、内关穴处（图 12-236）和前臂屈肌群。②拇指捏揉患肢腕部掌面腕管处肌肉、韧带、穴位。③一手握住患肢腕部持定，另一手拇指点按推揉大鱼际及其肌肉、穴位（图 12-237）和手掌的其他肌肉、穴位。④双手反复活动患肢各手指，以屈伸拔抻活动为主，促其肌腱在腕管之内的往返活动（图 12-238），恢复其活动功能。

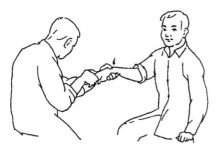

图 12-236　捏揉前臂腕周肌肉、穴位

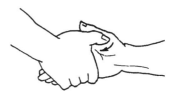

图 12-237　推揉大鱼际

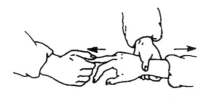

图 12-238　屈伸拔抻各手指

十八、桡骨茎突狭窄性腱鞘炎

腱鞘因损伤而发生纤维变性，引起腱鞘狭窄导致的肌腱在腱鞘内活动受限称为狭窄性腱鞘炎。多发于腕踝、指趾及肱二头肌长头腱等处，但以桡骨茎突部最为多见，故将其发生于桡骨茎突处的称为桡骨茎突狭窄性腱鞘炎，发生于尺骨茎突处的称为尺骨茎突狭窄性腱鞘炎，发生于肩峰处的称为肱二头肌长头狭窄性腱鞘炎。

【治疗方法】

治法：舒筋通络刮拨法。

操作步骤：①患者坐于治疗凳上，术者一手握住患肢手部持定，另一手捏揉前臂桡侧肌肉、韧带（图 12-239），重点捏揉外关、偏历、列缺、阳溪穴处。②拇指尖抠拨刮动患肢桡骨茎突处（图 12-240），拨离粘连增厚之结节，刮薄增厚之鞘壁，促其肌腱活动畅通无阻。③一手着力，捏住其患者拇指进行掌屈、背伸及内收、外展拔伸活动（图 12-241）和旋转摇腕关节活动（图 12-242）。④尺骨茎突狭窄性腱鞘炎患者，术者一手握住患肢手部，另一手拇指抠拨和刮动尺骨茎突腱鞘之处（图 12-243），屈伸拔抻旋摇腕关节和牵拉旋摇小指，各反复数次。

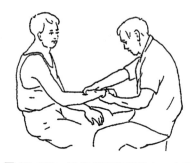

图 12-239　捏揉前臂腕周肌肉、穴位

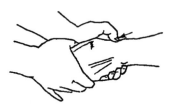

图 12-240　刮拨桡骨茎突处

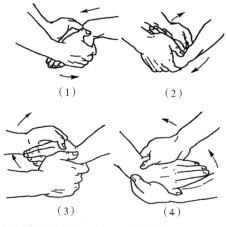

（1）　　　　　　　（2）

（3）　　　　　　　（4）

（1）掌屈拔伸法　　（2）背伸拔伸法
（3）桡偏拔伸法　　（4）尺偏拔伸法

图 12-241　屈伸内收、外展拔伸腕关节

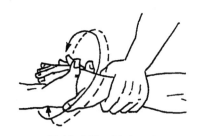

图 12-242　摇腕活动

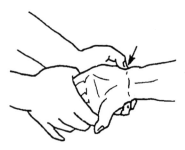

图 12-243　刮拨尺骨茎突处

十九、腱鞘囊肿

腱鞘囊肿，是指发生在关节囊或腱鞘附近的囊性肿物。俗称聚筋、筋瘤、筋疙瘩，是关节液积存于关节周围所致。

【治疗方法】

治法：按揉挤压法。

操作步骤：①患者坐于凳上，术者一手握住患肢之手固定，另一手拇指推按捏揉囊肿及其四周组织（图12-244），摸清囊肿四周情况，拨离周围粘连。②尽量掌屈患肢手腕，暴露其肿物，拇指按于囊肿之上，用爆发寸劲猛力挤压囊肿，促使囊壁破裂，胶状内容物流散于皮下软组织中，逐渐吸收（图12-245）。③囊壁挤破之后，用力捻揉数次，使其内容物尽量溢出囊皮之外，也可用棉球加压包扎数日，以防复发。

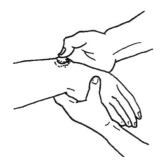

图12-244　捏揉囊肿四周

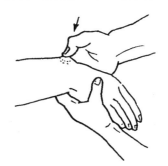

图12-245　猛力挤压囊肿

二十、掌指指间关节扭挫伤

掌指关节是由掌骨头与近节指骨构成，其关节囊背侧薄掌侧厚，两侧有侧副韧带。指间关节为铰链式关节，背侧有伸指肌腱，掌侧有屈指肌腱，两侧有侧副韧带，以稳定其关节。掌指和指间关节主要是屈伸活动和少许的旋转活动，是日常活动最频繁的关节，故扭挫伤的机会较多。

【治疗方法】

治法：拔伸捏揉法。

操作步骤：①患者坐于凳上，术者一手握住患肢腕部，另一手握呈钳形拳，以食中指指间隙，夹持伤指反复牵拉拔伸（图12-246），或用拇食二指捏揉拔伸伤指。②若属掌指关节扭伤，应在掌指关节及其周围捏揉3~5次（图12-247）。③若属手指内外侧副韧带扭挫伤，应用拇食二指捻揉伤指两侧的副韧带（图12-248），手法宜轻柔舒适，不可用力过猛，以免引起腱鞘增生。

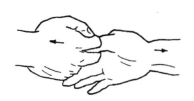

图 12-246　牵拉拔伸指掌关节

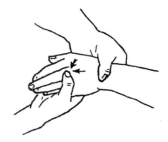

图 12-247　捏揉掌指关节

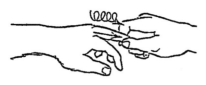

图 12-248　捻揉伤指两副韧带

二十一、屈指肌腱鞘炎

屈指肌腱鞘炎，又称屈指肌腱狭窄性腱鞘炎，俗称扳机指、弹拨指、弹响指等。是发生在手部掌指关节及指间关节的屈指肌腱鞘的损伤性炎症。

【治疗方法】

治法：捏揉抠拨刮动法。

操作步骤：①患者坐于治疗凳上，术者拇指捏揉患侧手掌屈指肌腱鞘及其周围组织（图 12-249）。②若属拇掌关节处屈指肌腱腱鞘炎，应用拇指尖抠拨刮动掌拇关节屈指肌腱鞘处及其结节（图 12-250），用力由轻逐渐加大，促使其逐渐缓解。③若属其他掌指关节屈指肌腱鞘炎，应刮其相应掌指关节处的结节（图 12-251），促其缓解。④若属指间关节处屈指肌腱鞘炎，则应用拇指尖刮动其指间关节处及其结节。久治不愈者，也可用小针刀拨离。

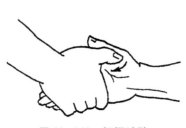

图 12-249　捏揉腱鞘

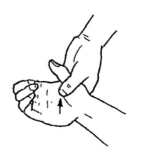

图 12-250　抠拨刮动腱鞘

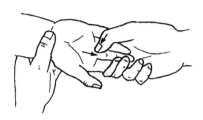

图 12-251 抠拨刮掌指腱鞘

二十二、上肢麻木无力症

上肢麻木无力症的发病原因,目前尚不十分明了。可能与年老体弱,气血衰退,肌肉筋腱退行性变,或受风着凉,过度疲劳等有关,大多发生于老年人。

【治疗方法】

治法:舒筋通络活血法。

操作步骤:①患者坐于治疗凳上,术者双手捏揉上肢肌肉、穴位。②中指指尖抠拨极泉、青灵、肩髃、臂臑穴,反复3~5次(图12-252)。③拇指捏揉抠拨曲池、肘髎、手三里穴及前臂肌肉。④一手托住肘部,另一手握住腕关节,两手协同用力,反复屈伸旋摇肘关节、屈伸旋摇腕关节、旋摇肩关节7~8遍。⑤拍子拍打颈肩左右侧线及上肢3~5遍(图12-253)。

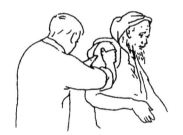

图 12-252 捏揉上肢肌肉、穴位

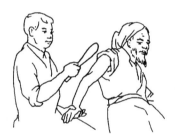

图 12-253 拍打肩部及上肢

第五节 下肢部软组织病伤

一、髋关节软组织扭挫伤

髋关节是人体关节中最深的球凹关节,它的主要功能作用是负重和维持相当大范围的运动,它的特点是稳定有力而灵活。髋关节周围肌肉丰厚,韧带坚韧,软组织损伤的机会较少。

【治疗方法】

治法:拿揉摇髋法。

操作步骤：①患者俯卧于治疗床上，术者站其伤侧，双手拿揉患者臀部肌肉及髋关节周围肌肉、穴位，重点拿揉居髎、环跳、承扶穴，拿揉下肢肌肉和殷门、委中、承山穴 3~5 遍（图 12-254）。②臀部肌肉过于丰厚，手指拿不透者，用肘尖点揉法点揉（图 12-255），以便加大用力，使其感觉透于肌肉深层组织之中。③双手推揉臀部及下肢后侧肌肉、穴位（图 12-256）。④患者翻身仰卧，术者一手扶住伤膝，另一手握住踝部，双手协同用力，将伤肢提起屈膝屈髋，并反复屈伸、内收、外展髋关节（图 12-257）。⑤向内旋摇和向外旋摇髋关节（图 12-258），各 10 余圈，以充分活动髋关节。⑥双手拿揉下肢前内外侧肌肉、穴位（图 12-259）。⑦拍子拍打臀部及下肢肌肉（图 12-260）3~5 遍。

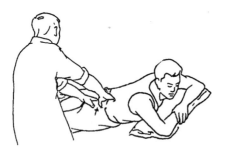

图 12-254 拿揉臀部肌肉、穴位

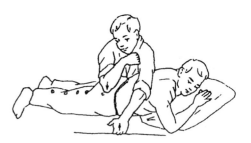

图 12-255 点揉下肢肌肉、穴位

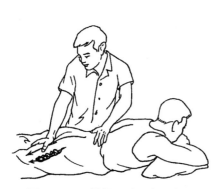

图 12-256 推揉下肢肌肉、穴位

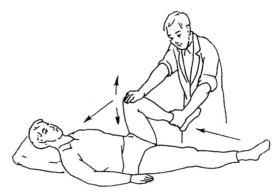

图 12-257 屈伸、内收、外展髋关节

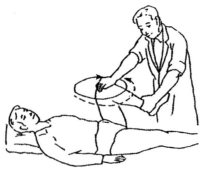

图 12-258 旋摇髋关节

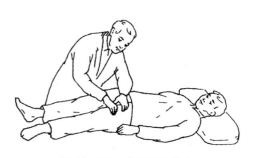

图 12-259 拿揉下肢肌肉

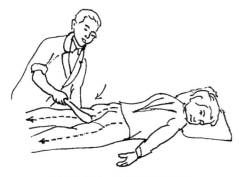

图 12-260　拍打臀部及下肢

二、髋关节滑囊炎

髋关节滑囊炎，包括髋关节滑膜炎、坐骨结节滑囊炎和大转子滑囊炎。俗称掰胯、溜胯、胯错缝等。

【治疗方法】

治法：舒筋通络，活血化瘀法。

操作步骤：①患者俯卧于治疗床上，术者双手揉按搓摩患者臀部及髋关节周围肌肉、穴位（图 12-261），重点推揉疼痛处。②手掌自上向下顺推臀部及下肢后侧肌肉、穴位 3~5 遍（图 12-262）。③患者翻身仰卧，术者双手拿揉患者下肢四周肌肉和穴位 3~5 遍（图 12-263）。④双手伸入患肢腘窝下方，握住患肢膝部，两手协同用力将患肢提起，呈屈髋屈膝位，提至过度屈膝屈髋，经内收绕过人体中线，至向下伸直位 7~8 次，称为过度屈曲内收摇髋法（图 12-264）。⑤半握拳拍打臀部及下肢肌肉 3~5 遍。用以活血化瘀，消肿止痛。

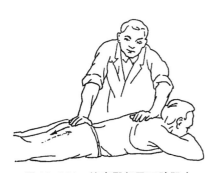

图 12-261　按摩臀部及下肢肌肉

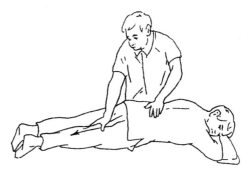

图 12-262　顺推臀部及下肢后侧

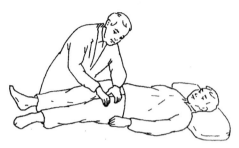

图 12-263　拿揉下肢肌肉、穴位

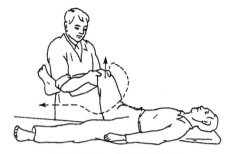

图 12-264　屈曲内收摇髋

三、弹响髋

弹响髋，又称阔筋膜紧张症，是指伴随髋关节屈伸活动而发出弹响声的病症。

【治疗方法】

治法：舒筋通络法。

操作步骤：①患者俯卧于治疗床上，术者双手掌根按揉搓摩臀部髋关节周围及下肢肌肉、穴位（图 12-265），重点按揉环跳、居髎穴及股骨大转子处。②若掌力不及，用肘尖加大用力点压臀部肌肉及穴位 3~5 次（图 12-266）。③患者侧卧，患侧在上，用掌根自上向下推揉大腿外侧肌肉，重点推揉居髎、风市、阴市穴处（图 12-267）。④双手拿揉股骨周围肌肉、穴位。⑤若指力不足，可用肘尖点揉划动臀部外侧及大腿外侧肌肉、穴位（图 12-268），重点划动紧张的髂胫束和阔筋膜，促使痉挛缓解。⑥患者翻身仰卧，术者一手扶住膝部，另一手握住踝部，双手协同用力，做髋关节的屈伸和内收外展活动（图 12-269），做髋关节的反复摇髋活动 7~8 次（图 12-270）。⑦半握拳拍打臀部及下肢四周 3~5 遍。

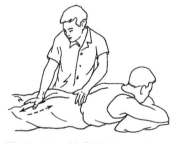

图 12-265　按摩臀部及下肢肌肉

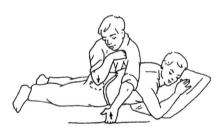

图 12-266　肘尖点压臀部肌肉、穴位

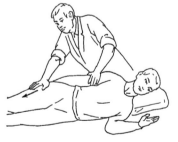

图 12-267　推揉大腿外侧肌肉、穴位

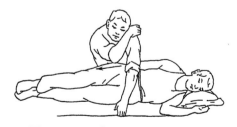

图 12-268　肘尖划动下肢外侧肌肉

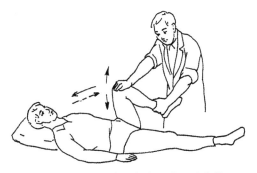

图 12-269 屈伸、内收、外展髋关节

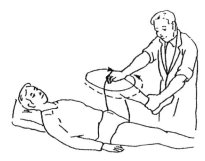

图 12-270 旋摇髋关节

四、梨状肌综合征

梨状肌综合征，是指梨状肌的生理变异或损伤引起的臀上神经、股后皮神经、坐骨神经、臀下神经，以及臀部上下动脉静脉受压的一系列症状。

【治疗方法】

治法：理筋通络法。

操作步骤：①患者俯卧于治疗床上，术者掌根按揉搓摩患者臀部及下肢后侧肌肉（图 12-271）。②双手拇指拿揉臀部梨状肌 7~8 遍（图 12-272），重点拿揉拨离粘连结节。③肘尖点揉拨压梨状肌及臀部和下肢穴位（图 12-273）。④手掌按揉臀部及下肢肌肉和穴位（图 12-274），手掌推揉臀部及下肢 3~5 遍。⑤半握拳反复拍打臀部及下肢四周 3~5 遍。

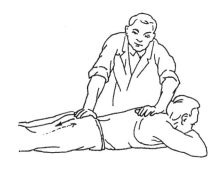

图 12-271 搓摩臀部及下肢肌肉

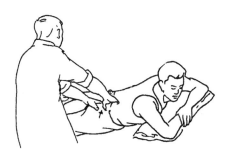

图 12-272 拿揉梨状肌及穴位

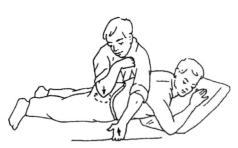

图 12-273　肘尖点拨梨状肌及穴位

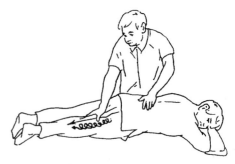

图 12-274　按揉下肢肌肉

五、坐骨神经痛

坐骨神经，是全身最大最长的神经、由腰 4-5 神经和骶 1-3 神经组成，经梨状肌下孔出骨盆，在臀大肌深面、股后肌浅面，经坐骨结节与股骨大转子之间至大腿后侧。

坐骨神经痛是指沿坐骨神经分布区域，以臀部、大腿后侧、小腿后外侧、足背外侧为主的放射性疼痛，是多种疾病引起的一种症状。

【治疗方法】

治法：由腰椎间盘突出症或椎管狭窄引起者，参照各有关项下的治疗手法。由梨状肌损伤或坐骨神经炎引起者，参照梨状肌综合征的手法治疗。由肿瘤、结核、化脓感染引起者，不属于手法治疗之例，应采用其他对症方法治疗，如消炎、抗肿瘤、抗结核治疗等。

六、股四头肌挫伤

股四头肌是一组坚韧的伸小腿肌，其中股直肌兼有前屈大腿的作用。由于股四头肌位于大腿前面表浅，容易为直接暴力挫伤。

【治疗方法】

治法：行气通络，散瘀止痛法。

操作步骤：①患者仰卧于治疗床上，术者手掌按揉股四头肌伤处四周，手法轻柔舒畅，以理气活血（图 12-275）。②双手拿揉大腿前侧股四头肌（图 12-276），由轻逐渐加大用力。③双手颤抖大腿内外侧肌肉 7~8 遍（图 12-277）。

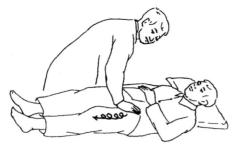

图 12-275　按揉股四头肌

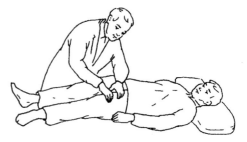

图 12-276　拿揉股四头肌

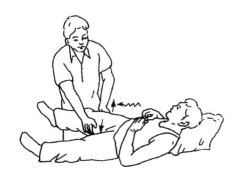

图 12-277　颤抖大腿内外侧肌肉

七、股四头肌起点损伤

股四头肌起点损伤，又称股四头肌起点掀伤，是指股四头肌起点（髂前下棘、股骨体前方和股骨嵴的内外侧缘）的损伤。

【治疗方法】

治法：舒筋活血止痛法。

操作步骤：①患者仰卧于治疗床上，术者双手捏揉股四头肌的起点处及大腿上段肌肉（图 12-278），舒筋活血通络。②夹提患侧小腿于腋下，一手托住膝关节处，微屈髋关节，另一手着力自下向上反复逆推股四头肌（图 12-279）7~8 次。③一手握住踝部，另一手握住小腿，双手协同用力，反复屈伸活动髋关节和膝关节各十余次（图 12-280）。④半握拳拍打下肢四周肌肉 3~5 遍。

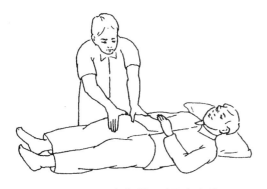

图 12-278　捏揉股四头肌起点处

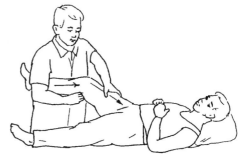

图 12-279　逆推股四头肌

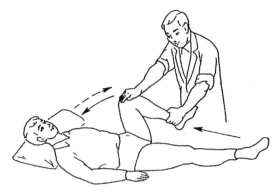

图 12-280　屈伸活动髋膝关节

八、股二头肌损伤

股二头肌，长头起自坐骨结节，短头起自股骨嵴，二头合并以后，向下外侧走行，抵止于胫骨外髁和腓骨头。有外展大腿、屈曲膝关节和向外旋转股骨的功能。股二头肌损伤在临床上较为常见，多由间接外力所致。

【治疗方法】

治法：舒筋通络止痛法

操作步骤：①患者俯卧于治疗床上，术者双手拿揉患者大腿后侧股二头肌，自坐骨结节至腘窝外侧（图 12-281）5~6 遍。②肘尖点压拨揉环跳、承扶、殷门、委中、委阳穴（图 12-282）3~5 次。③股二头肌腱慢性劳损者，重点捏揉委阳及阳陵泉穴；粘连结节者，拇指反复拨离粘连结节（促其缓解）。④手掌反复按揉大腿后侧股二头肌（图 12-283），缓解肌腱联合部的急性损伤。⑤手掌由上向下顺推下肢后侧股二头肌（图 12-284），重点推揉疼痛之处。⑥半握拳拍打下肢后侧 3~5 遍。

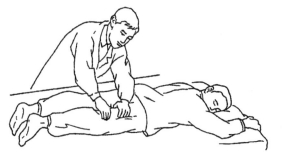

图 12-281　拿揉下肢股二头肌

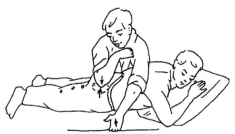

图 12-282　肘尖点压拨揉下肢穴位

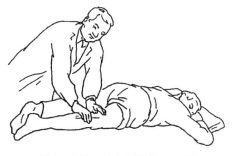

图 12-283　按揉下肢股二头肌

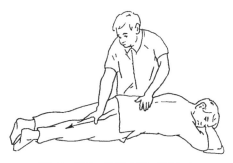

图 12-284　顺推下肢后侧肌肉

九、股后侧肌损伤

股后侧肌，包括股二头肌、半腱肌和半膜肌，均属于双关节肌。其活动功能为伸大腿和屈小腿的作用。股后侧肌损伤多由间接外力所致。

【治疗方法】

治法：大致同股二头肌损伤的治疗手法。在其损伤疼痛或硬结节处，重点推按拨揉，以缓解痉挛，解除粘连，消除疼痛，逐步治愈。

十、股内收肌损伤

股内收肌，是位于大腿内侧的内收肌群，包括内收长肌、内收短肌、内收大肌三块肌肉。股内收肌损伤常因强力牵拉等间接外力所致。

【治疗方法】

治法：舒筋活血摇髋法。

操作步骤：①患者仰卧于治疗床上，术者一手伸入大腿内侧捏揉股内收肌（图 12-285），用力由轻逐渐酌情加大，重点捏揉痉挛、粘连、结节处（缓解痉挛）。②双手反复抓揉颤抖大腿两侧肌肉（图 12-286）（理气活血，舒筋通络）。③一手按住患肢膝部，另一手握住踝部，做患肢的屈膝屈髋活动，和髋关节的内收外展活动（图 12-287），各 7~8 遍。④一手按于膝部，另一手握住踝部，两手协同用力，做髋关节的前屈内收摇髋活动，十余次（图 12-288），促其恢复关节的活动功能。

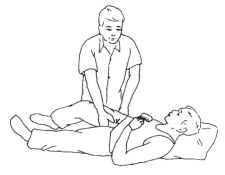

图 12-285　捏揉股内收肌

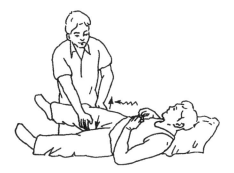

图 12-286　抓揉颤抖大腿肌肉

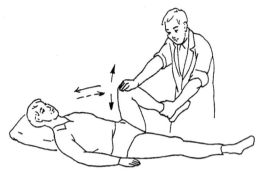

图 12-287　内收外展髋关节

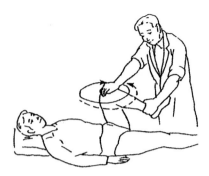

图 12-288　前屈内收摇髋活动

十一、股外侧皮神经炎

股外侧皮神经，为感觉神经，自腰 2、3 神经根发出，分布在大腿外侧及前外侧。当神经穿出部局部组织纤维化时，可压迫刺激此神经而出现疼痛麻木等症状，过度疲劳和寒凉刺激，可加重疼痛、麻木症状。

【治疗方法】

治法之一：推揉点压拨离法。

操作步骤：①患者侧卧于治疗床上，患侧在上。术者一手掌根顺推下肢外侧肌肉 3~5 次（图 12-289），并逐渐加大用力推而揉之放松肌肉。②肘尖在股外侧肌肉压痛点或挛缩结节处点压和前后拨动，并向下反复划动（图 12-290），缓解痉挛，解除粘连，镇静止痛。③肘尖点揉风市、阴市穴，拨离股外侧皮神经穿出孔的粘连或交锁，缓解刺激症状。

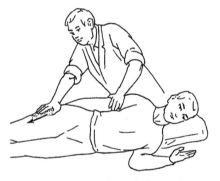

图 12-289　顺推下肢外侧肌肉

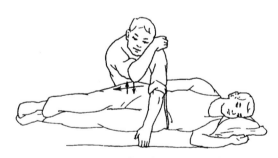

图 12-290　肘尖拨划股外侧肌肉

治法之二：空心掌拍击法。

操作步骤：患者侧卧于治疗床上，患侧在上，脱下外衣暴露股外侧皮肤。术者右手呈空心掌反复拍击患肢外侧皮神经分布区，由轻逐渐加大用力，拍打至皮肤充血发红发热，甚至出现多个青紫色瘀血斑点为止（图 12-291）。

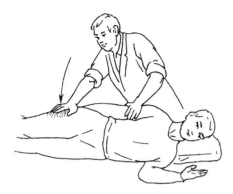

图 12-291　拍击股外侧肌肉

手法后 1 周内瘀血斑加重，连成大片青紫瘀斑；2 周后瘀斑开始吸收变黄；3~4 周后瘀斑完全吸收，疼痛麻木之感随之缓解消失。

本方法适用于久治不愈的股外侧皮神经炎，但有出血性疾病者禁用本法。

十二、膝内外侧副韧带损伤

膝关节内外侧各有一条副韧带，内侧副韧带从股骨内髁到胫骨内髁下方，其深层与半月板相连；外侧副韧带从股骨外髁到腓骨头外侧面。膝内外侧副韧带损伤是膝关节过度内翻或外翻所致，临床以内侧副韧带损伤较多见。

【治疗方法】

治法：舒筋活血摇膝法。

操作步骤：①患者仰卧于治疗床上，术者手掌搓揉推按膝关节及内外侧副韧带和其上下附着点（图 12-292）。②若属内侧副韧带损伤，则搓揉内侧副韧带。双手拇指搓摩拿揉膝内侧副韧带的上下附着点（图 12-293）。③若属外侧副韧带损伤，则重点搓摩拿揉外侧。④一手扶住膝关节，另一手握住踝部，双手协同用力，提起伤肢于屈膝屈髋位，做膝关节的伸屈活动（图 12-294），和向内向外的旋转摇膝活动（图 12-295），各十余次。⑤双手拿揉下肢肌肉 3~5 遍（图 12-296）。

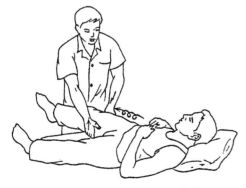

图 12-292　搓揉内外侧副韧带

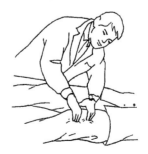

图 12-293　拿揉内侧副韧带附着点

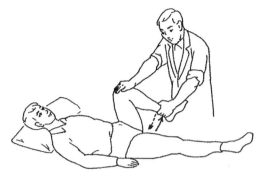

图 12-294　屈伸膝关节活动

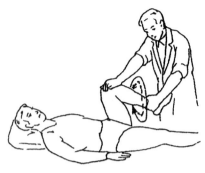

图 12-295　旋摇膝关节活动

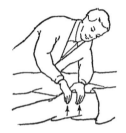

图 12-296　拿揉下肢肌肉

十三、膝关节创伤性滑膜炎

膝关节创伤性滑膜炎，又称髌上滑囊炎。是指膝关节因创伤而引起的滑膜非细菌感染性炎症反应，临床分为急性创伤性和慢性损伤性炎症两种，慢性损伤性滑膜炎女性多于男性，尤以身体肥胖者多见。

【治疗方法】

治法：推揉活血通络法。

操作步骤：①患者仰卧于治疗床上，术者双手拿揉患肢髌骨上下及其四周肌肉（图 12-297），手法由轻逐渐酌情加大用力，从四周逐渐向中心集中。②右手拇指推按抠揉髌上滑囊及其四周，手法由轻逐渐加重（图 12-298）。③手掌按于髌骨之上，推移挪动髌骨。促使髌骨内面按揉滑膜。④双手合抱于下肢两侧（图 12-299），搓揉抖动下肢肌肉，舒理筋腱。⑤双手拿揉下肢肌肉，反复逆推下肢四周（图 12-300），自踝关节推向大腿根 7~8 遍。以加速气血循环，改善静脉及淋巴回流，消肿消炎。

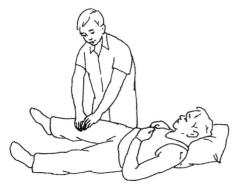

图 12-297　拿揉髌周肌肉

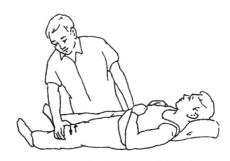

图 12-298　抠揉推按髌上滑囊

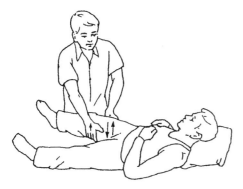

图 12-299　合抱抖动下肢肌肉

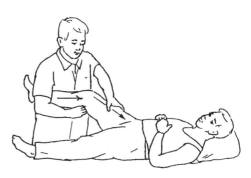

图 12-300　逆推下肢肌肉

十四、半月板损伤

半月板是位于股骨髁与胫骨平台之间的纤维软骨板（周边厚，内缘薄，下面平，上面凹），可加强膝关节稳定性和灵活性，以及起到缓冲应力的作用。内侧半月板较大，呈"C"形；外侧半月板较小，似"O"形。膝关节旋转或伸屈动作过猛，导致半月板撕裂性破损，称半月板损伤，其恢复缓慢。

【治疗方法】

治法：捏揉摇膝法。

操作步骤：①患者仰卧于治疗床上，术者双手反复拿揉伤侧下肢肌肉、穴位，捏揉膝关节半月板损伤的一侧及其周围软组织（图 12-301）。②一手扶住膝部，另一手握住踝部，提起伤肢至屈膝屈髋位，双手协同用力，反复活动屈伸膝关节（图 12-302），和向内向外活动旋转摇膝（图 12-303），各十余次，手法由轻逐渐酌情加重，活动幅度也由小逐渐加大，以充分活动膝关节。③虚拳拍打膝部及伤侧下肢肌肉 3~5 遍。

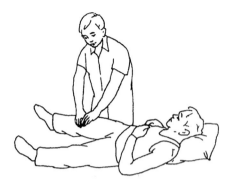

图 12-301　捏揉半月板损伤处

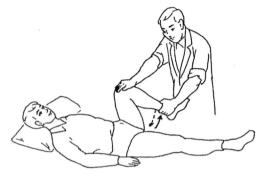

图 12-302　屈伸膝关节

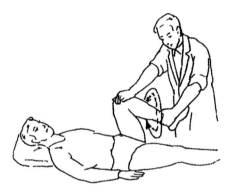

图 12-303 向内外旋摇膝关节

十五、髌骨软骨软化症

髌骨软骨软化症，简称髌骨软化，又称股髌关节病、髌骨劳损等，是一种慢性退行性劳损疾病。

【治疗方法】

治法：抠揉捶击法。

操作步骤：①患者仰卧于治疗床上，术者双手反复捏揉髌骨四周软组织。②右手掌按于髌骨上，推移挪动髌骨（图 12-304），使髌骨四周软组织松动。③拇指抠刮髌周八卦 3~5 遍（穴在髌骨的上、下、左、右、内上、外上、内下、外下八个点上）（图 12-305）。④双拳反复快速捶击髌骨上下边缘，手法由轻逐渐加大用力（图 12-306），速度由慢逐渐加快，直至患者感到膝关节发酸发胀为止。⑤双手拿揉下肢肌肉穴位，伸屈旋摇膝关节（图 12-307）7~8 次。⑥半握拳拍打下肢 3~5 遍。

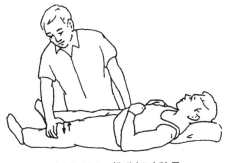

图 12-304　推移挪动髌骨

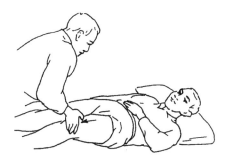

图 12-305　抠刮髌八卦

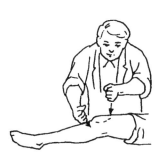

图 12-306　捶击髌骨上下缘

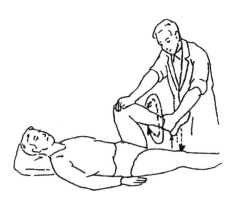

图 12-307　伸屈旋摇膝关节

十六、髌下脂肪垫损伤

髌下脂肪垫位于髌韧带的深面，充填在髌骨下、股骨髁与胫骨之间隙中，具有衬垫润滑和缓冲作用。髌下脂肪垫损伤，多见于运动员及膝关节活动较多的人，女性多于男性。

【治疗方法】

治法；捏揉搓抖法。

操作步骤：①患者仰卧于治疗床上，术者双手拿揉髌骨上下及其周围肌肉韧带等软组织（图 12-308）。②手掌按于髌骨上，反复上下左右推移挪动髌骨，使其按揉脂肪垫解除髌周软织粘连。③拇指与中指相对捏揉髌骨上下韧带两侧脂肪垫（图 12-309）。④双手搓揉抖动膝部内外两侧肌肉韧带及伤侧下肢肌肉等软组织（图 12-310）。⑤双手反复伸屈旋摇膝关节，使其恢复正常活动功能。

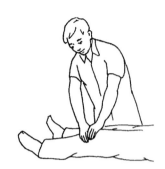

图 12-308　拿揉髌周肌肉

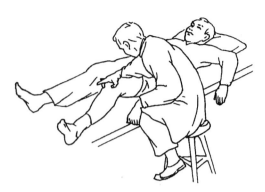

图 12-309　捏揉髌骨下脂肪垫

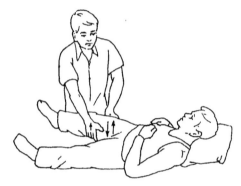

图 12-310　搓揉抖动下肢肌肉

十七、髌周病

髌周病，是指髌骨周围的骨质增生，软骨及肌肉韧带、滑囊脂肪垫等组织的退化变性，以及损伤等病变，它概括了膝关节的大多数疾病和损伤。

【治疗方法】

治法：推挪刮动捶击法。

操作步骤：①患者仰卧于治疗床上，术者双手拿揉髌骨上下及其周围软组织。②一手掌着力，按于髌骨上，上下左右旋转推移挪动髌骨（图 12-311），以按摩周围软组织，放松髌周肌肉韧带，解除髌周粘连。③拇指指尖反复抠拨刮动髌周八卦及其周围软组织，以剥离其粘连（图 12-312）。④拇指与中指相对捏揉髌骨上下两侧髌韧带及脂肪垫（图 12-313），促进关节积液的吸收和循环代谢功能的恢复。⑤双手握拳交替捶击髌骨上下缘（图 12-314），并逐渐加大用力和加快捶击的速度频率，再逐渐减少用力和减慢速度，直至停止。⑥双手反复伸屈旋摇活动膝关节，拿揉下肢肌肉。⑦半握拳拍打下肢各 3~5 遍。

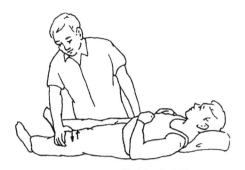

图 12-311 推移挪动髌骨

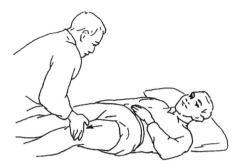

图 12-312 抠刮髌周八卦

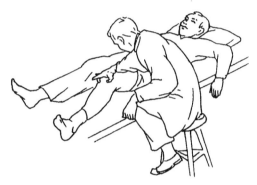

图 12-313 捏揉髌下脂肪垫

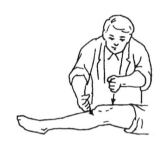

图 12-314 捶击髌骨上下缘

十八、膝部骨性关节病

膝部骨性关节病，是指构成膝关节的股骨髁、胫骨髁和髁间嵴，以及髌骨的骨质增生，而引起的骨关节退行性改变。

【治疗方法】

治法：拿揉摇膝法。

操作步骤：①患者仰卧于治疗床上，术者双手拿揉膝关节上下及两侧肌肉、韧带（图 12-315）。②手按于髌骨上，进行上下左右推移挪动髌骨，促使其按摩髌周软组织。③拇指尖抠拨刮动髌周八卦及髌骨周边肌肉。④双手协同用力，伸屈旋摇活动膝关节（图 12-316）。双拳捶击髌骨上下缘。⑤患者翻身俯卧，术者双手拿揉下肢后侧肌肉，重点按揉殷门、委中、委阳、承山穴及拿揉腘窝处（图 12-317）。⑥一手握住足踝部，另一手垫于腘窝处，做折膝屈曲活动（图 12-318），并做膝关节的向内向外的旋摇活动，加强活动功能。⑦半握拳拍打下肢四周肌肉 3~5 遍。

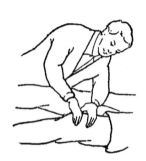

图 12-315　拿揉膝部肌肉、韧带

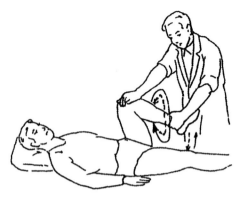

图 12-316　伸屈旋摇膝关节

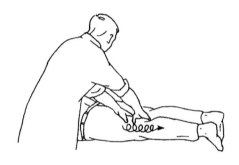

图 12-317　拿揉下肢肌肉、穴位

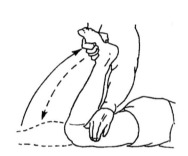

图 12-318　折膝屈曲活动

十九、腘窝囊肿

腘窝囊肿，指膝关节长期慢性劳损，或外伤刺激而引起的腘窝部囊性肿物。囊肿壁的外层为纤维组织所构成，内层为白色光滑的滑膜组织所覆盖，腔内含有淡黄色澄清的胶冻样黏液。部分病例是从关节囊起源的，囊肿是关节润滑液积聚而形成的。

【治疗方法】

治法：压挤破裂吸收法。

操作步骤：①患者俯卧于治疗床上，术者手掌掌根按揉腘窝囊肿之处及其周围软组织（活其气血）。②双手拇指按于腘窝囊肿上部，向足跟方向用力挤压，使囊肿下部破裂，其内容液溢于肌间隙中逐渐吸收（图 12-319）。若指力不足，可用肘尖压挤使其破裂。③双手顺推下肢后侧肌肉 7~8 遍（图 12-320），促使挤出的黏液吸收，可用绷带棉花加压包扎固定 1 周，以防复发。

本症如无疼痛无关节活动障碍者。一般无需治疗。如有症状可用手法挤压治疗。若囊壁较厚。手法不能挤破者，可用外科手术切除。

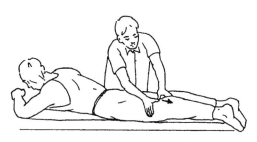

图 12-319　向下挤压囊肿

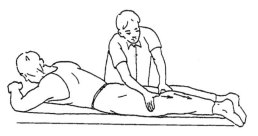

图 12-320　顺推下肢后侧肌肉

二十、胫骨结节骨骺炎

胫骨结节骨骺炎，是青少年儿童的常见病，以胫骨结节处隆起突出肿大为特点。

【治疗方法】

治法：按揉摇膝法。

操作步骤：①患者仰卧于治疗床上，术者双手拿揉下肢前内外侧肌肉穴位（图12-321），重点拿揉风市、阴市、血海、梁丘、足三里、阳陵泉穴处。②拇指按揉胫骨结节肿胀之处及其周围7~8遍（图12-322）。③双手做伸屈和旋转摇膝活动。④双手拿揉下肢肌肉7~8遍。

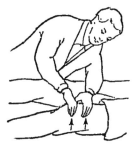

图 12-321　拿揉下肢肌肉

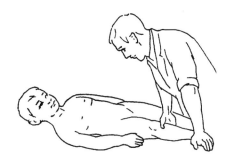

图 12-322　按揉胫骨结节处

二十一、胫骨前肌综合征

胫骨前肌综合征，是指胫骨前肌膜腔内的胫骨前肌群，由于剧烈运动或血管闭塞而造成缺血所引起的一组症状。

【治疗方法】

治法：活血化瘀通脉法。

操作步骤：①患者仰卧于治疗床上，术者双手反复捏揉患侧下肢肌肉，手掌由上向下顺推下肢前侧及内外侧肌肉（图12-323）3~5遍。②双手拇指拿揉胫骨前肌群，并沿足阳明胃经的足三里、上巨虚、下巨虚、丰隆、条口至解溪穴（图12-324）3~5

遍。③手掌掌根或大鱼际按压冲门穴 2~3 分钟后放开，使其发热之感传导至足（图 12-325）。④患者翻身呈俯卧位，术者双手拿揉患侧下肢肌肉，在承扶、殷门、委中、承山穴处重点拿揉（图 12-326）。⑤双手拇指由上向下顺推下肢肌肉和穴位（图 12-327）。⑥半握拳拍打下肢肌肉 3~5 遍。

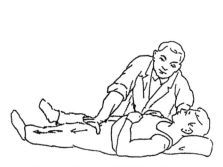

图 12-323　向下顺推下肢肌肉

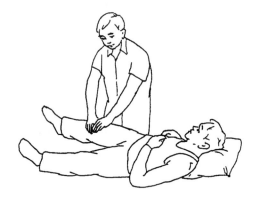

图 12-324　拿揉胫骨前肌群及穴位

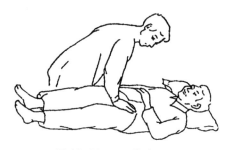

图 12-325　压放冲门穴

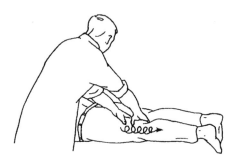

图 12-326　拿揉下肢后侧肌肉、穴位

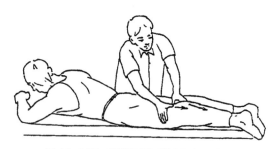

图 12-327　顺推下肢后侧肌肉、穴位

二十二、腓肠肌损伤

腓肠肌损伤，又称小腿肌肉拉伤，包括腓肠肌筋膜撕裂。

【治疗方法】

治法：续筋通络，活血止痛法。

操作步骤：①患者俯卧治疗床上，术者手掌轻轻按揉腓肠肌及其损伤之处（图12-328），边揉边逐渐酌情加大用力。②一手握住踝部将伤肢提起至屈膝位，使腓肠肌放松，另一手拇指捏揉腓肠肌损伤之处及其上下方肌肉 7~8 遍（图12-329）。③损伤部分肌腱断裂者，双手拇指从两断端向中间对合，促使其连接恢复。④腓肠肌起止附着处损伤者，用拇指反复捏揉腓肠肌附着点（图12-330），反复按揉委中、委阳、承山穴。⑤腓肠肌筋膜连接处撕裂者，重点捏揉承山穴处。⑥跟腱损伤者，一手反复捏揉提拿跟腱及其周围韧带等软组织（图12-331），手掌向下顺推下肢后侧肌肉（图12-332）7~8 遍。⑦虚拳拍打下肢后侧肌肉 3~5 遍。

急性损伤者，手法宜轻缓而柔和。慢性损伤者，可适当加大用力。急性患者禁用热敷，慢性患者可配合理疗热敷。跟腱完全断裂者，手术修复。

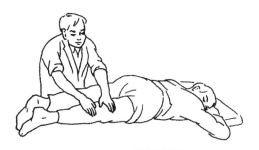

图 12-328　按揉腓肠肌

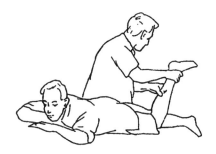

图 12-329　捏揉腓肠肌

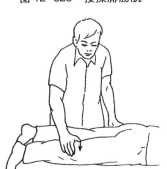

图 12-330　捏揉腓肠肌附点

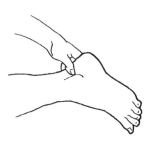

图 12-331　捏揉提拿跟腱两侧

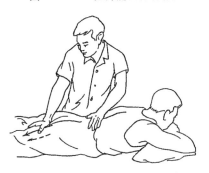

图 12-332　顺推下肢后侧肌肉

二十三、自体压迫性腓总神经麻痹

腓总神经自腘窝分出后，紧贴腓骨小头绕至前方，在此部位施加压力时，常可引起腓总神经麻痹。局部撞击、腓骨小头骨折、石膏或夹板压迫、止血带时间过久等，均可引起损伤性腓总神经麻痹。

【治疗方法】

治法：行气通阳，舒展筋络法。

操作步骤：①患者仰卧于治疗床上，术者双手拇指拿揉小腿外侧肌肉（图 12-333），阳陵泉、足三里、上下巨虚穴处重点拿揉（行气通络）。②手掌向下顺推下肢肌肉 3~5 遍（图 12-334）。③患者翻身俯卧，术者拇指点揉委中、委阳、承山、飞扬穴（图 12-335），拿揉小腿后侧肌肉。④手掌顺推下肢后侧肌肉 3~5 遍（图 12-336）。

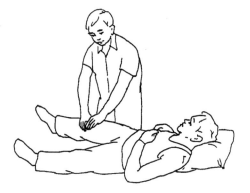

图 12-333　拿揉小腿外侧肌肉

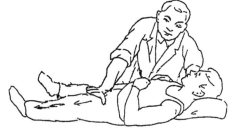

图 12-334　顺推下肢肌肉

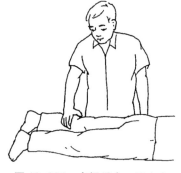

图 12-335　点揉委中、承山穴

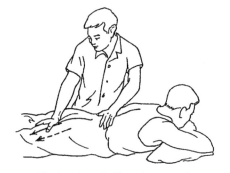

图 12-336　顺推下肢后侧肌肉

二十四、不宁腿综合征

不宁腿综合征，又称不安胫综合征。是指因某些疾病引起的下肢血运不足，产生的小腿有蠕虫爬动样不适感，从而被迫的反复活动下肢，借以驱散其不适，致使两腿不得休歇的一组症状。

【治疗方法】

治法：活血通络法。

操作步骤：①患者仰卧于治疗床上，术者双手捏揉下肢前内外侧肌肉，重点捏揉小腿肌肉及阳陵泉、足三里、上巨虚、下巨虚、丰隆穴（图12-337）。②双手掌抓揉颤抖下肢两侧肌肉（图12-338），向下顺推下肢肌肉各3~5次。③患者翻身俯卧，术者双手捏揉下肢后侧肌肉、穴位（图12-339），重点点揉委中、委阳、承筋、承山穴，各反复3~5次。④掌根小鱼际滚揉小腿后侧肌肉、穴位。⑤手掌推荡下肢后侧肌肉（图12-340）。⑥半握拳拍打下肢肌肉3~5遍。

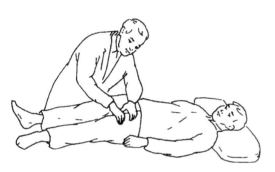

图12-337 捏揉下肢肌肉、穴位

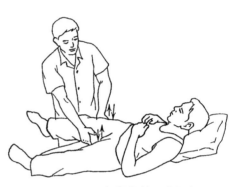

图12-338 抓揉颤抖下肢肌肉

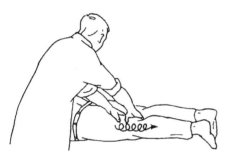

图12-339 捏揉下肢后侧肌肉

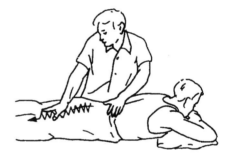

图12-340 推荡下肢后侧肌肉

二十五、腓骨长短肌腱滑脱

腓骨长短肌腱滑脱，是指其支持带撕裂伤，而使肌腱滑出浅沟，发生滑脱而出现的症状。

【治疗方法】

治法：理筋复位法。

操作步骤：①患者仰卧于治疗床上，术者一手握住患者足前部持定，另一手拇指拨揉点抠腓骨长短肌腱，使其滑脱复位，理顺肌腱、韧带（图 12-341）。②一手握住踝部，另一手握住足部，双手协同用力，做踝关节跖屈、背伸和旋转摇踝活动（图 12-342），使其恢复活动功能。

急性损伤可配合使用一些消肿止痛的外用药品。

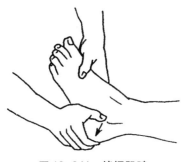

图 12-341　拨揉肌腱

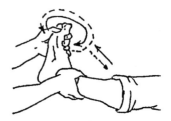

图 12-342　屈伸摇踝活动

二十六、踝关节扭挫伤

踝关节扭挫伤，又称踝部扭伤、踝关节韧带损伤。主要是指踝关节周围肌肉、韧带、筋膜、肌腱等软组织的损伤，故又称踝关节软组织损伤。包括内踝扭伤、外踝扭伤、距腓前韧带扭伤。

【治疗方法】

治法：活血舒筋止痛法。

操作步骤：①患者仰卧于治疗床上，术者一手握住患者足前部固定，一手捏揉按摩踝部损伤处及其周围软组织。②外踝损伤者，点揉外踝损伤处及其周围软组织（图 12-343）；内踝损伤者，点揉内踝损伤处及其周围软组织（图 12-344）。③一手握住踝上部，一手握住足前部，做踝关节的跖屈背伸活动（图 12-345）。④做踝关节的向内和向外旋转摇踝活动（图 12-346），各反复十余次（促其恢复活动功能，活血理气，顺筋通络）。手法宜轻柔而不可用力过猛，以免增加出血和渗出。

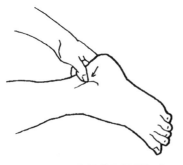

图 12-343　点揉外踝周围肌肉

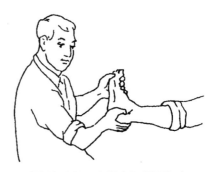

图 12-344　点揉内踝周围肌肉

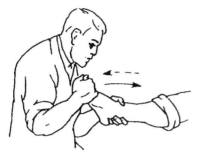

图 12-345 跖屈背伸踝关节

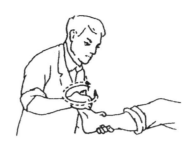

图 12-346 旋摇踝关节

二十七、踝管综合征

踝管综合征，又称跖管综合征，是指由于足踝部的损伤，使通过内踝的神经血管束受到压迫刺激而引起的综合征。

【治疗方法】

治法：活血通络，消肿止痛法

操作步骤：①患者仰卧于治疗床上，术者一手握住足前部持定，一手捏揉足踝内侧肌肉、韧带。②拇指捏揉推按刮拨踝管处及其周围肌肉、韧带等软组织（图 12-347），踝内侧太溪、仆参、大钟、水泉、照海穴重点捏揉3~5遍。③一手握住踝上部，另一手握住足前部，双手协同用力，做踝关节的跖屈背伸活动（图 12-348）和向内向外的反复旋摇活动，各7~8遍（图 12-349）。④双手掌反复推荡下肢肌肉3~5遍（图12-350）。理气活血，疏通经络。

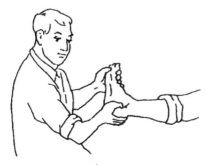

图 12-347 捏揉踝管周围软组织

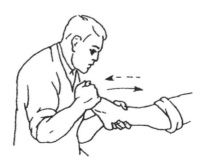

图 12-348 踝关节跖屈背伸活动

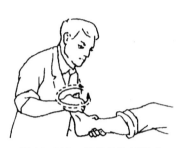

图 12-349　踝关节旋摇活动

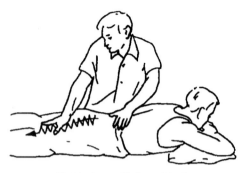

图 12-350　推荡下肢肌肉

二十八、踝部腱鞘炎

踝部腱鞘炎，又称踝部狭窄性腱鞘炎。常见于踝关节活动频繁，过度负重疲劳而损伤者。

【治疗方法】

治法：舒筋通脉止痛法。

操作步骤：①患者仰卧于治疗床上，术者一手握住患肢足前部，另一手反复捏揉按摩踝关节周围肌腱、韧带，点揉解溪、丘墟、太溪、昆仑、商丘穴，疼痛之处重点捏揉（图 12-351）。②胫前肌腱和伸肌腱鞘炎者，重点按揉刮拨踝前解溪穴及胫前肌腱和伸肌腱的腱鞘部（图 12-352）。③腓骨长短肌腱鞘炎，重点按揉刮拨昆仑穴及外踝后方肌腱的腱鞘部（图 12-353）。④胫后屈肌腱鞘炎，重点按揉刮拨太溪穴及内踝后方肌腱的腱鞘部（图 12-354）。⑤双手协同用力，做踝关节的跖屈背伸和旋摇活动，各十余次。

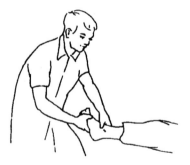

图 12-351　捏揉踝关节周围肌肉

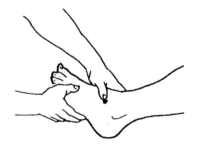

图 12-352　按揉刮拨踝前腱鞘

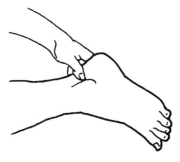

图 12-353 按揉刮拨踝后腱鞘

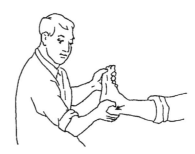

图 12-354 按揉刮拨内踝腱鞘

二十九、跟腱周围炎

跟腱周围炎，又称跟腱腱膜炎、跟腱周炎，简称跟腱炎。主要是指跟腱及其周围软组织脂肪、腱膜和跟腱下滑囊，因外伤或劳损引起的损伤性炎症。多见于长短跑和跳跃性活动的运动员及足踝部活动较多的体力劳动者。

【治疗方法】

治法：活血化瘀理筋法。

操作步骤：①患者俯卧于治疗床上，术者一手握住患肢踝部提起小腿，使腓肠肌放松，跟腱拉力减小。另一手捏揉小腿腓肠肌肌肉，通络理筋（图 12-355）。②一手捻揉跟腱及其周围软组织（图 12-356），边揉捻边上下移动位置。③有结节者，重点捻揉，促其逐渐缓解。④手掌按揉小腿后侧肌肉（图 12-357），向下顺推下肢后侧肌肉（图 12-358）3~5 遍。

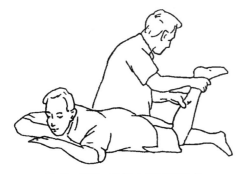

图 12-355 捏揉小腿后侧肌肉

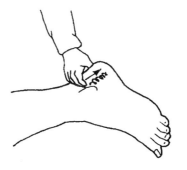

图 12-356 捻揉跟腱

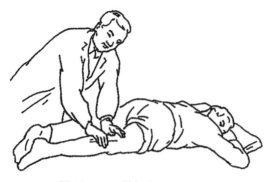

图 12-357　按揉小腿后侧肌肉

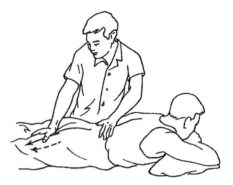

图 12-358　顺推下肢后侧肌肉

三十、足舟骨籽骨移位

足部的籽骨较多，足舟骨籽骨约占足部籽骨的 14% 左右。足舟骨籽骨通常位于足舟骨的下方，胫后肌腱部分纤维常附着于此籽骨。此籽骨也称副舟骨，部分患者扭踝部出现疼痛。

【治疗方法】

治法：推揉复位法。

操作步骤：①患者仰卧于床上，术者一手握住患足前部持定，另一手捏揉按摩足内侧副舟骨周围肌肉韧带等软组织，以行气活血，舒理筋腱。②拇指按于移位的副舟骨上，用力推按，促使其复位（图 12-359）。③双手协同用力，做踝关节的屈伸旋摇活动（图 12-360）。反复 7~8 遍。

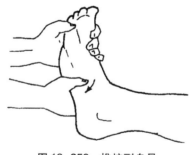

图 12-359　推按副舟骨

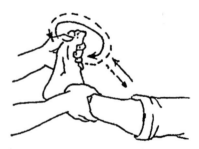

图 12-360　屈伸摇踝活动

三十一、足跟痛

足跟疼痛，是一种比较常见的病症。临床以站立或行走时，足跟疼痛为主要表现。

可见于多种与足跟有关的疾病，如跟骨结节下滑囊炎、足跟皮下脂肪纤维垫萎缩变性、跟骨骨质增生、急性足跟后滑囊炎、跖腱起点筋膜炎等。治疗跟后滑囊炎和跟骨结节下滑囊炎对本病有效。

【治疗方法】

治法之一：捏揉抠拿法。

操作步骤：①患者俯卧于治疗床上，术者一手捏揉小腿后侧肌肉，从跟腱经承山至委中穴（图12-361）3~5遍。②拇指抠揉弹拨昆仑、太溪穴，从跟腱抠拨捏拿至跟骨结节处（图12-362）3~5遍。

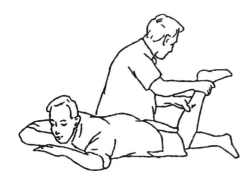
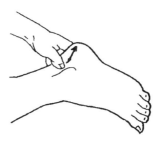

图 12-361 捏揉小腿肌肉、穴位　　　图 12-362 抠拨跟腱及结节

治法之二：指刮法。

操作步骤：患者俯卧于治疗床上，术者拇指指尖摸准滑囊疼痛之处刮动，如刮动跟后滑囊疼痛处（图12-363），或刮动跟下滑囊疼痛处，滑囊结节处反复刮动，以其平复消失为度。

治疗跟后滑囊炎和跟骨结节下滑囊炎对本病有效。

治法之三："T"形棍顶压法。

操作步骤：患者俯卧于治疗床上，术者一手握住踝关节持定，另一手握住"T"形棍顶按于足跟疼痛之处的滑囊上，反复用力顶压，至其滑囊结节平复消失为度（图12-364）。

治法之四：捶击法。

操作步骤：患者俯卧于治疗床上，术者一手握住患肢踝关节持定，另一手握住小锤（木槌、卵圆石均可），对准足跟疼痛的滑囊结节反复捶击（图12-365），至其滑囊击破吸收，疼痛消失。

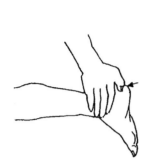 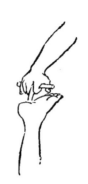 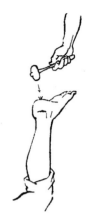

图 12-363　刮跟后及下方滑囊　　图 12-364　"T"形棍顶压跟痛处　　图 12-365　捶击敲打跟痛处

三十二、足底痛

　　人类足部的骨骼，为了适应站立走路和缓冲跳跃产生的震荡呈拱桥式排列，称为足弓。足底各骨形成了内外两个纵弓和一个横弓，足弓起弹簧作用，缓冲走路、跑步或跳跃时所产生的震荡。足底是三点着力，足跟、踇趾和小趾球部，三点联合负担着人体的全部重量，以及人体所载物体重量的总和。

【治疗方法】

　　治法：舒筋活血止痛法。

　　操作步骤：①患者俯卧于治疗床上，术者一手握住患肢踝部持定，另一手掌对准足底搓揉摩擦，至足底发热为度（图 12-366），手法前若用热水烫洗足部更妙。②足跖部损伤者，拇指点揉按压搓摩足跖疼痛之处，反复搓涌泉穴。③一手握住踝部持定，另一手握住足前部，双手协同用力，做足踝部的背伸跖屈活动和旋转摇踝活动（图 12-367），各十余次。④双手分别握住足前部内外两侧，拇指分推足背和分掰足前掌部，用力促使足掌跖屈，使其恢复足弓（包括纵弓和横弓，图 12-368）7~8 遍。

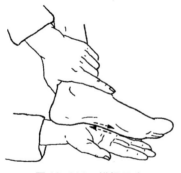 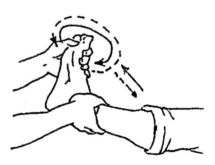

图 12-366　搓揉足底　　　　　　　　图 12-367　屈伸摇踝活动

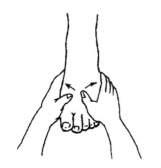

图 12-368　分推足背及分掰足掌

三十三、足踝部腱鞘囊肿

足踝部腱鞘囊肿，常发生于踝关节腱鞘附近或足跗关节之上。

【治疗方法】

治法：点揉挤压法。

操作步骤：①患者仰卧于治疗床上，术者一手拇指反复点揉推按踝部囊肿及其四周。②双手拇指按压于囊肿处，用爆发寸劲猛力挤压囊肿之处（图 12-369），促使其溃破，内容物消散于皮下肌间隙中逐渐吸收消散。③足背跗骨关节间隙囊肿者，术者一手拇指抠拨点揉刮动囊肿处及其周围，双手拇指叠压，按压于囊肿之上，用爆发寸劲猛力挤压，促使其溃破吸收。

囊肿反复挤压不破者，也可采用针吸法，或用小针刀，或外科手术切除。若其囊肿较小，而无痛苦者，也可不必治疗。

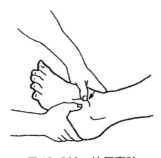

图 12-369　挤压囊肿

三十四、跗跖关节扭挫伤

跗跖关节扭挫伤，又称跗跖部软组织损伤，是指第 1、2、3 楔骨，骰骨与第 1～5 跖骨所组成的微动关节，遭受扭挫打击磕碰等暴力引起的足背韧带、跖侧韧带及其邻近软组织和骨关节的扭挫性损伤。

【治疗方法】

治法：理筋复位法。

操作步骤：①患者仰卧于治疗床上，术者一手握住足尖部持定，另一手捏揉跗跖关节损伤处及其周围软组织（图12-370）。②一手握住足踝部，另一手握住足前部，两手协同用力，做足踝部的背伸跖屈活动（图12-371），和向内、向外旋摇足踝部活动（图12-372）7~8遍。③跗跖关节错缝或半脱位者，也可随之复位。④双手分推足背和分掰足前掌部，使其恢复足弓。

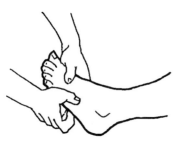
图12-370　捏揉跗跖关节周围软组织

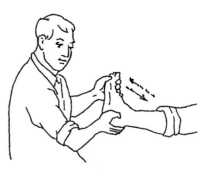
图12-371　足踝部屈伸活动

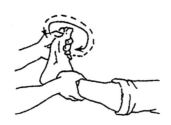
图12-372　足踝部旋摇活动

三十五、跖趾、趾间关节挫伤

跖趾关节，是指跖骨头与趾骨构成的关节；趾间关节，是指趾骨与趾骨之间构成的关节。临床分跖趾关节挫伤和趾间关节挫伤。

【治疗方法】

治法：捏筋旋摇法。

操作步骤：①患者仰卧于治疗床上，术者一手捏住损伤的足趾末节持定，另一手拇食二指捏揉损伤的跖趾关节或趾间关节周围肌肉、韧带（图12-373）。②一手握住足部持定，另一手握住伤趾末节用力牵拉，旋转摇动跖趾关节和趾间关节（图12-

374），使其恢复活动功能。如有骨折脱位，也可在牵拉旋摇过程中复位。

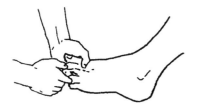

图 12-373 捏揉跖趾关节

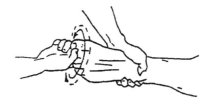

图 12-374 旋转摇趾活动

第十三章 各科杂病

第一节 概 述

推拿按摩手法，不仅对软组织损伤具有比较满意的疗效，而且对于内、外、妇、儿，以及五官各科的某些疾病，也有较好的效果。

推拿按摩手法治疗各科杂病的作用机制，从中西医学的现有理论来讲，已有一些初步的探讨。从中医学讲，有经络、脏腑、气血学说，可以解释推拿按摩手法的作用机制。从西医学的神经、血管学说，也可以解释推拿按摩手法的某些作用机制。临床实践证明，推拿按摩手法对于神经、血管系统，确实具有一定的刺激作用。如揉背部的心俞、肺俞穴，可以治疗心慌、心跳。点揉背部的止胃痛四点穴，可以治疗胃痛，这些都是刺激神经的结果。拍打背部三条线和四肢四周能降血压，这是手法促使毛细血管扩张的作用，等等。至于更详细的解释这些作用的机制，有待于广大中西医务工作者共同努力探讨。

现将经过治疗，收到较好效果的各科杂病手法方法分述于后。

第二节 内科病症

一、感冒

感冒是一种常见多发病，每个人都不止一次患过感冒。感冒是由病毒或病菌引起的上呼吸道感染，故又称为"上感"。冒受风寒致使人体抵抗力下降，也是易于诱发感冒的重要原因，俗称为"伤风"。

【治疗方法】

治法之一：散风解表法

操作步骤：①患者仰卧于治疗床上，术者坐其头顶前方，双手中指指尖抠揉风府、风池穴；同时两拇指指尖点揉推运两太阳穴（图13-1），各7~8次。②若头痛较重，双拇指对挤按压两太阳穴，使其酸胀痛感窜及头脑之中。双手拇指搓前额部（图13-2），两手拇指指尖交替自印堂穴划动，经神庭、上星、前顶至百会穴，反复3~5遍。③双手中指指尖点揉两攒竹穴。四指尖掐两眉弓部，边掐边颤点边向外侧移动（图13-3）3~5遍。④双手中指指尖掐按点揉迎香、山根穴及抹动鼻子两侧，自迎香经晴明至印堂穴交会而止（图13-4）3~5遍。⑤双手掌按摩头面部7~8遍（图13-5）。⑥拇指掐揉两侧曲池、合谷穴3~5遍（图13-6）。⑦拇指尖掐刮两侧列缺穴3~5次（图13-7），掐两侧少商穴3~5次（图13-8）。

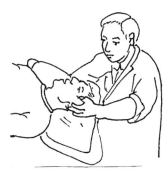

图13-1　抠揉风池、太阳穴

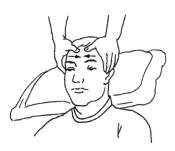

图13-2　双手拇指搓额部

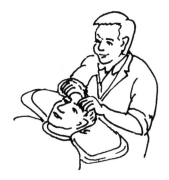

图13-3　四指点颤两眉弓

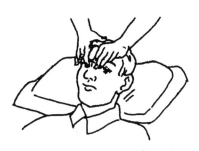

图13-4　掐迎香、抹鼻两侧

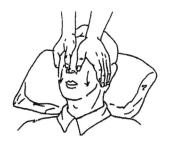

图13-5　双手掌按摩头面部

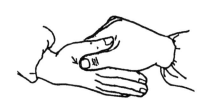

图13-6　掐揉合谷穴

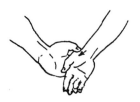

图13-7　刮列缺穴

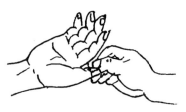

图13-8　掐少商穴

　　本方法适用于感冒初期，头痛、鼻塞、流涕等症状明显者。若属卫气不足，阳虚外感者，加搓揉分推脊柱督脉（图13-9），搓揉命门、八髎穴（图13-10）至其局部发红发热。若有发热无汗或高烧患者，可用治法之二。

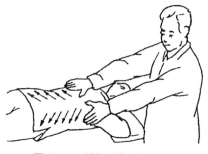

图13-9　搓揉分推脊柱督脉

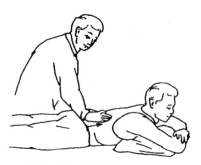

图13-10　搓揉命门、八髎穴

　　治法之二：清热解表法。

　　操作步骤：①患者俯卧于床上，术者以面团作介质（用馒头心约25g，和以少量清水或用葱汁、姜汁和成面团，或用酒精棉球）放于手掌中，按于患者背上，沿脊椎督脉及其两侧膀胱经上下搓揉数遍（图13-11）。②反复搓揉下肢后侧，重点搓揉腘窝委中穴（图13-12）。反复搓揉足心涌泉穴（图13-13）。以搓揉督脉及膀胱经为重点，大椎、命门、八髎、委中、涌泉穴处多搓数遍。③患者翻身仰卧，反复搓揉前胸及两侧肋胁部（图13-14），重点搓揉任脉及膻中、鸠尾、上脘、中脘、下脘穴和胃经。④反复搓揉两上肢，重点搓揉内侧肺经及心包经，肘窝及尺泽、曲泽、内关、劳宫穴多搓揉数遍（图13-15）。搓揉完毕盖好被子，注意保温，取其汗出，身热可解。

　　本方法适用于感冒发热汗不出者，一次可愈。若合并有胃肠道症状，可加用推揉脐周神阙穴和腹部气海、关元穴（图13-16）。大便干燥者，多做下腹的顺时针方向和向下方的推揉。腹泻不止者，做逆时针方向推揉。胃痛、恶心多揉上腹，腹痛、腹胀、肠鸣多揉下腹。

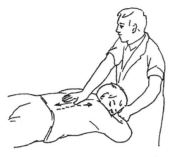

图 13-11 搓揉脊柱两侧肌肉

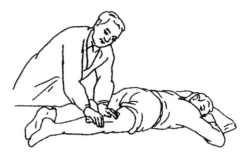

图 13-12 搓揉下肢后侧及委中穴

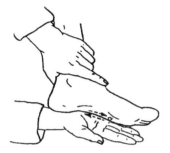

图 13-13 搓揉足心涌泉穴

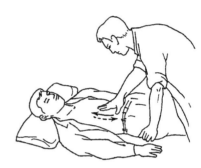

图 13-14 搓揉前胸

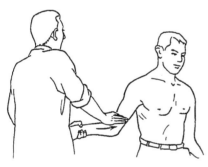

图 13-15 搓揉曲泽穴

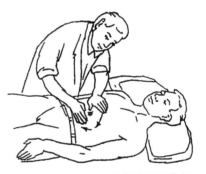

图 13-16 推揉脐周及腹部

二、咳喘（支气管炎）

支气管炎，又称支气管哮喘，是一种比较常见的呼吸道过敏性炎症。临床表现为阵发性气急、胸闷、咳嗽、痰喘，大多伴有哮鸣音，俗称"哮喘"。

【治疗方法】

治法：开胸顺气法。

操作步骤：①患者俯卧于床上，术者手掌按摩患者背部及两肩胛部（图 13-17）。②双手拇指反复点揉定喘（大椎穴旁 0.5 寸）、风门、肺俞穴（图 13-18）。

③双手拇指按于肩胛内缘之脊柱两侧，反复上下推揉，从大椎至膈俞穴，从膈俞至大椎穴，从膈俞至肾俞穴各反复十余次（图13-19）。④患者翻身仰卧，术者双手拇指交替揉推胸骨中线，自天突穴沿任脉推至膻中穴，自膻中穴推至鸠尾穴，反复交替推揉数遍。⑤双手拇指推揉胸部两侧肾经和胃经，从上向下推揉数遍（图13-20）。⑥双手拇指自胸骨中线分推膻中5~10次（图13-21），本方法适用于咳嗽、哮喘、百日咳、支气管炎等症。⑦沿肋间隙向两侧分推，从锁骨推起，边分推边向下移动，反复3~5遍（图13-22）。⑧拇指掐双侧合谷、内关、劳宫穴，各3~5遍（图13-23）。

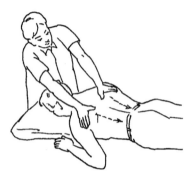

图13-17　按摩背部及肩胛

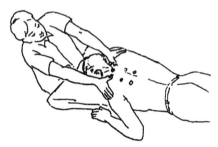

图13-18　点揉定喘、肺俞穴

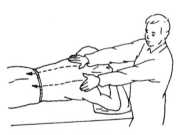

图13-19　推揉背部脊柱两侧

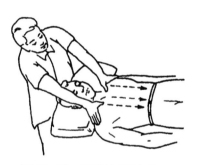

图13-20　推揉任脉肾经胃经

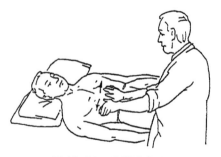

图13-21　分推膻中法

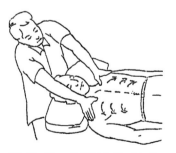

图13-22　分推胸部及肋间隙

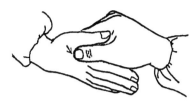

图 13-23 掐揉合谷穴

三、头痛、头晕

头痛、头晕是比较常见的症状，发病原因比较复杂。头部本身和某些全身性疾病都可引起头痛。由于颅内外组织发生病理变化而引起的头痛，称为器质性头痛；若无实质性病理变化的头痛，称为非器质性头痛，常见的为神经、血管性头痛等。

【治疗方法】

治法之一：清头醒脑镇痛法。

操作步骤：①患者仰卧于床上，术者中指指尖点揉风府、风池穴，两拇指按揉两侧太阳、丝竹空穴（图 13-24）。②双手拇指向两侧分抹两眉弓及眶缘，从攒竹穴经鱼腰穴至眉梢穴 3~5 遍（图 13-25），边抹边向上移，至抹遍头部前额 3~5 遍。③双手拇指指尖交替自印堂划动，沿督脉向上经神庭、上星、前顶穴，划动至百会穴处（图 13-26），反复点揉百会穴。④两手中指点揉头维穴，十指尖颤点划动头皮及其穴位（图 13-27）。⑤双手拇指交替抹动鼻子两侧，自迎香穴经睛明、攒竹穴至印堂穴会合（图 13-28）。⑥双手四指尖颤点两眉弓，边颤点边向两侧移动，自攒竹穴移向眉梢 3~5 遍（图 13-29）。⑦双手中指指尖点揉按压两侧攒竹穴，1~2 分钟（图 13-30）。⑧双手呈佛手掌击头额部及其两侧颞部，合掌击打额头及其两颞侧（图 13-31）。⑨双手掌相对摩擦生热，按摩头面部（图 12-32）3~5 遍。⑩拇指指尖掐刮两侧列缺穴（图13-33）3~5 次。

本方法适用于治疗各种外感、内伤头痛，高血压头痛、头晕、头昏、头胀，神经血管性头痛，神经官能性头痛，偏头痛，发作性头痛等症。

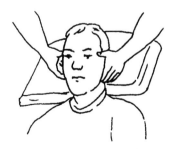

图 13-24 点揉风池穴、按揉太阳穴

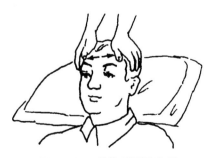

图 13-25 分抹眉弓及前额

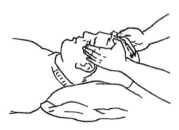

图 13-26　印堂划动至百会穴

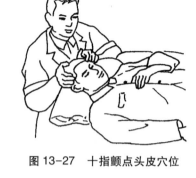

图 13-27　十指颤点头皮穴位

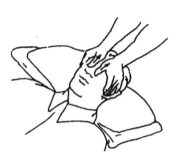

图 13-28　拇指交替抹鼻两侧

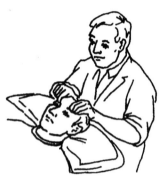

图 13-29　四指颤点两眉弓

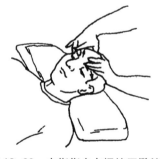

图 13-30　中指指尖点揉按压攒竹穴

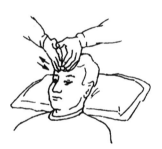

图 13-31　合掌击打头颞部

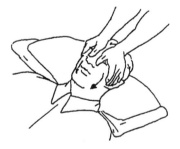

图 13-32　双手按摩头面部

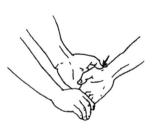

图 13-33　掐刮两侧列缺穴

治法之二：三阳开泰法。

操作步骤：①患者仰卧于治疗床上，术者坐于床头前方，搓热双手掌按敷于患者两眼之上温润之，反复揉运 3 次。②双手拇指指尖掐定两睛明穴，反复向外揉运 9 周。顺势用双拇指在眼眶上缘，由内眼角向外眼角分推抹动至瞳子髎穴，掐定后向外旋转揉运 9 周（图 13-34）。③双手拇指在鼻子两侧从上向下推到迎香穴，掐定迎香穴向外旋转揉运 9 周（图 13-35）。两拇指顺势从迎香穴推至地仓穴，掐定后向外旋转 9 周。④右手拇指指尖掐唇下承浆穴和上唇人中穴（图 13-36），各旋转揉运 9 周。⑤双手拇指指尖掐揉两攒竹、鱼腰、丝竹空穴，各向外旋转揉运 9 周。⑥双手拇指交替从印堂穴向上抿动至神庭穴，各反复 9 次（图 13-37）。⑦双拇指从眉头向眉梢分推抹动至两太阳穴处按定，大幅度旋转揉运（大运太阳法），反复 36 次（图 13-38）。⑧双手拇指由前额正中同时分推向两侧颞部，经率谷穴向下分推至下颌角颊车穴，反复 24 次（图 13-39）。⑨双手掌大鱼际从前额发际向头后推抿，顺颈项两侧大筋而下，并加大用力，反复 24 次，至皮肤发红为佳。⑩双手十指屈曲呈梳耙形状，从前发际梳挠至脑后，反复 9 遍（图 13-40）。⑪双手十指指尖反复交替弹打头部 9 遍（图 13-41）。⑫患者起身坐于凳上，左手扶定患者头顶，右手拿揉风池、风府、哑门、天柱穴及两侧颈项大筋（图 13-42）3~5 遍。⑬鸣天鼓手法，术者站于患者前面，双手将双耳卷曲，盖于双耳道上压紧，中指按于两枕骨粗隆，食指按于中指指背上向相反方向用力，食指滑落弹打头枕部（鸣天鼓法）24~36 次（图 13-43）。⑭双掌向前提拉，至双手中指按压双耳，弹打耳背 3~5 次（图 13-44）。⑮放开双耳，两手掌心捂住双耳道，勿使其漏气，双掌相对用力压紧，迅速放开，造成双耳道的短暂负压（图 13-45）3~5 次。此时头脑及双耳引起强烈的共鸣。⑯拇指掐揉合谷、列缺、中渚穴（图 13-46）7~8 次。患者休息 15 分钟起身行动。

本方法适用于肝阳上亢，肝风内动之头痛、头晕、耳鸣、目眩等症。

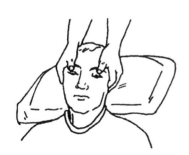

图 13-34 分推抹动双眼眶缘

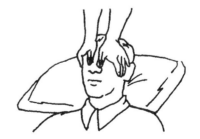

图 13-35 推鼻侧掐迎香穴

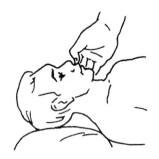

图 13-36　掐人中穴

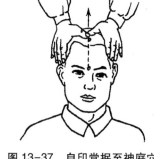

图 13-37　自印堂抿至神庭穴

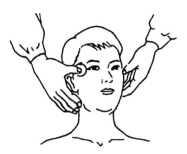

图 13-38　大运太阳法

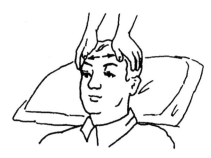

图 13-39　分推额颞

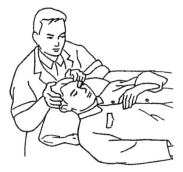

图 13-40　梳理挠动头皮

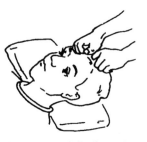

图 13-41　十指弹打头部

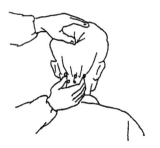

图 13-42　拿揉颈部及穴位

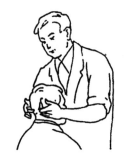

图 13-43　弹打脑后枕骨

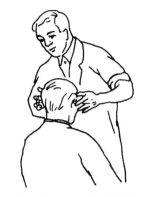

图 13-44　弹打两耳背

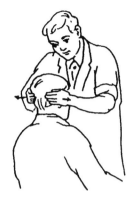

图 13-45　压放双耳道

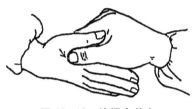

图 13-46　掐揉合谷穴

四、高血压病

高血压，以动脉血压升高为主要表现，特别是以舒张压持续升高为特点的全身性慢性血管疾病。正常人的血压随年龄变化而不同，可有一定的波动幅度。按世界卫生组织的标准，成人收缩压经常高达或超过 140mmHg，或舒张压超过 95mmHg，就认为是高血压病。

高血压有两大类型：一种是继发性高血压，是肾、内分泌、颅内病变等引起的一种症状，又称症状性高血压；另一种是原发性高血压，又称高血压病。

【治疗方法】

治法之一：滋阴降火，平肝潜阳法。

操作步骤：①患者俯卧于治疗床上，术者站其身旁，双手掌自患者腰背及脊柱两侧膀胱经向足跟方向反复直推各 3~5 遍（图 13-47）。②双手按揉腰背脊柱两侧华佗夹脊穴（图 13-48）7~8 遍。③双手拿揉下肢肌肉及承扶、殷门、委中、承山、昆仑、太溪穴 3~5 遍（图 13-49）。④双手拇指按压第 6 颈椎旁开 2 寸的降血压点（图 13-50）2~3 分钟，以患者感觉头部轻微发胀为度，依次点按大椎、肩井、肺俞、肾俞、委中、昆仑穴。⑤患者翻身仰卧，术者右手反复按摩患者腹部，右手拇中二指反复点揉双侧梁门穴，重点点揉右侧梁门穴（此穴为降压要穴）持续 1~3 分钟（图 13-51）。⑥拇指点揉按压两足三里穴（图 13-52），掐揉两太冲穴（图 13-53）3~5 次。⑦术者坐于床头前方，双手掌大鱼际推揉两颞侧，自太阳穴绕经两鬓及耳后经风池穴及颈项两侧大筋（图13-54）3~5遍。⑧双手十指指尖抓拿头顶及头两侧头皮3~5遍（图13-55）。⑨反复搓揉双足底及涌泉穴（图13-56），各约半分钟，手法结束。

本方法适用于初期和中期高血压病患者，手法可随症状加减，头痛头晕者可加用治疗头痛、头晕的手法和穴位。

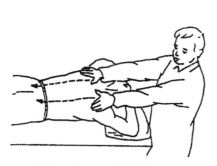

图 13-47 双手顺推脊柱两侧

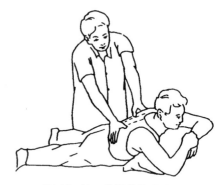

图 13-48 按揉华佗夹脊穴

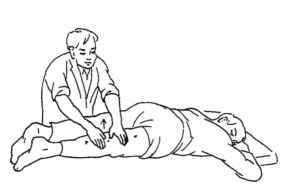

图 13-49 拿揉下肢肌肉穴位

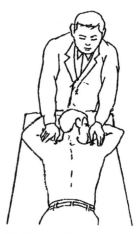

图 13-50 按压降血压点

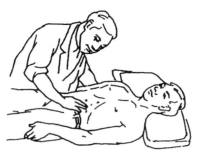

图 13-51 点揉右侧梁门穴

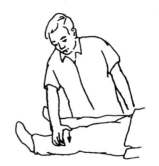

图 13-52 点揉按压足三里穴

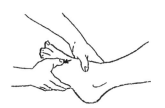

图 13-53 掐揉太冲穴

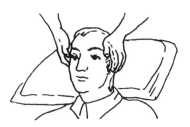

图 13-54 推揉头及颈后大筋

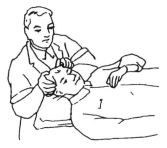

图 13-55 抓拿头皮

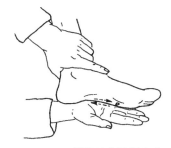

图 13-56 搓揉足底及涌泉穴

治法之二：拍打降压法。

操作步骤：①患者俯卧于治疗床上，术者站其身旁，右手持拍子拍打脊柱督脉及两侧足太阳膀胱经和下肢，腰背及下肢穴位重点多拍几下（图 13-57），力度由轻拍逐渐加至中拍，八髎、环跳、委中、涌泉穴可重拍几下，反复 7~8 遍，两肾区禁拍。②患者翻身侧卧，拍打下肢外侧足少阳胆经（图 13-58），自胯至外踝 7~8 遍。③患者翻身仰卧，拍打下肢前侧足阳明胃经及下肢内侧足三阴经 7~8 遍（图 13-59）。④患者坐起，拍打患者上肢手三阳经和手三阴经（图 13-60），各反复 7~8 遍，劳宫穴重点拍打 7~8 次。

本方法适用于各种初期和中期高血压病，经拍打后可缓解毛细血管痉挛，改善末梢血液循环，促使毛细血管扩张充血，降低中央动脉血管压力，缓解高血压引起的各种症状。

若有头痛、头晕、耳鸣等症状者，可加用治疗头痛、头晕、耳鸣的方法和穴位，配合治疗。

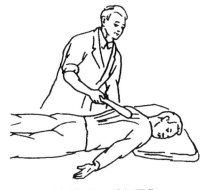

图 13-57 拍打腰背

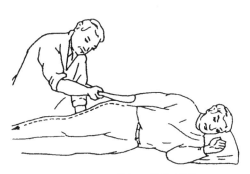

图 13-58 拍打下肢外侧面

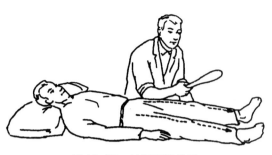

图 13-59　拍打下肢前侧

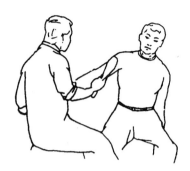

图 13-60　拍打上肢

五、心绞痛（冠心病、心律失常、心悸、怔忡）

心绞痛，是指冠状动脉供血不足，心肌暂时性缺血缺氧引起的发作性的心前区疼痛，是冠心病的一种比较严重的症状。心绞痛也可见于风湿性心脏病或梅毒性心脏病的患者。

冠心病是指冠状动脉粥样硬化造成管腔狭窄或闭塞，导致供血不足，心肌缺血缺氧引起的心脏病。心律失调是指心动过速、心动过缓等心律失常的症状。心悸、怔忡是患者主观感觉心慌心跳。

【治疗方法】

治法之一：点穴通脉法。

操作步骤：①患者仰卧于治疗床上。术者站其右侧，双手拇指按压两侧内关穴，各约半分钟，使酸胀之感沿上肢向上传导至肩或胸部（图 13-61）。②手掌自胸部向上推动，经肩前方至上肢内侧 3~5 次，心前区轻柔揉搓按摩 3~5 分钟（图 13-62）。③患者翻身俯卧，术者手掌按揉腰背部及双下肢肌肉（图 13-63）3~5 遍。④手掌由下向上逆推双侧下肢 3~5 遍（图 13-64）（疏通经络，引血归源）。⑤拇指依次点揉按压心俞、肺俞、神堂穴（图 13-65），以症状缓解为度。

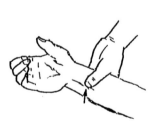

图 13-61　按压两内关穴

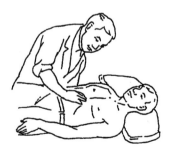

图 13-62　揉搓按摩心前区

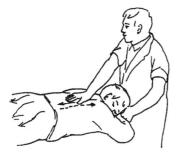

图 13-63　按揉背部及双下肢

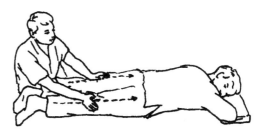

图 13-64　逆推双下肢

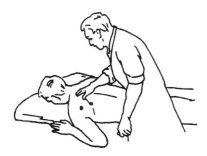

图 13-65　点揉按压神堂穴

治法之二：理气调脉法。

操作步骤：①患者俯卧于治疗床上，术者站于身旁，右手掌反复揉按患者肩背部膀胱经及五脏六腑腧穴（图 13-66）3~5 遍。②右手拇食中三指分别反复点揉心俞、肺俞、天宗穴（此三穴主治心绞痛，图 13-67）。③患者翻身仰卧，术者中指点揉膻中、鸠尾、巨阙穴（图 13-68），按揉心前区数分钟，拇指掐揉内关、合谷、劳宫穴（图 13-69），促其症状缓解。④患者翻身俯卧，术者右手持拍子，反复拍打腰背三条线和下肢后面（图 13-70）。

本方法适用于冠心病心绞痛，各种胸闷、胸痛、心慌、心跳、心悸、怔忡、心律失常，心脏神经官能症，窦性心律不齐等症。严重心衰患者，应及时送医院抢救。

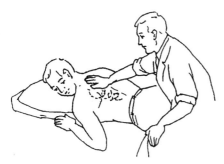

图 13-66　揉按背部和肩部

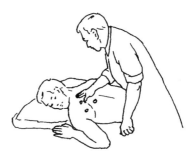

图 13-67　点揉心俞、肺俞、天宗穴

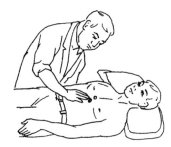

图 13-68　点揉膻中鸠尾穴

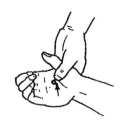

图 13-69　掐揉劳宫穴

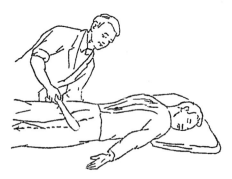

图 13-70　拍打背和下肢

六、胃脘痛

胃脘痛，是指胃脘处（胸口下方）经常发生的以疼痛不适为主要表现的消化道疾病，临床比较常见，俗称胸口痛或心口痛等。应与心绞痛相鉴别。

【治疗方法】

治法之一：和胃止痛法。

操作步骤：①患者仰卧位，术者站于身旁，拇指掐揉内关穴 1~3 分钟（图 13-71）。②中指点揉膻中、中脘（图 13-72）、天枢穴，掐按足三里穴，使其产生较强的酸胀之感上下放散，促使疼痛缓解。③双手交替以中脘穴为中心，顺时针方向环形推揉按摩上腹部约 10 分钟（图 13-73）。④患者翻身俯卧，术者双手拇指从大椎穴，沿背部脊柱两侧，由上向下直推至三焦俞穴处 3~5 遍（图 13-74）。⑤拇指点揉膈俞、肝俞、脾俞、胃俞、三焦俞穴（图 13-75）3~5 遍。

胃溃疡患者重点按揉左上腹部；十二指肠溃疡患者重点按揉右上腹；合并胸闷者，加用拇指自天突推向膻中穴，自膻中推向中脘穴的手法，重点按揉膻中、中脘穴及其两胁部。

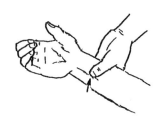

图 13-71　掐揉内关穴

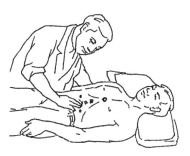

图 13-72　点揉膻中、中脘、天枢穴

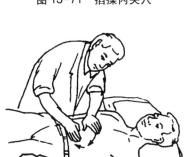

图 13-73　环形推揉按摩

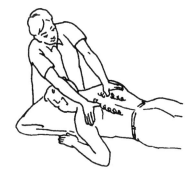

图 13-74　自大椎两侧推向三焦俞穴

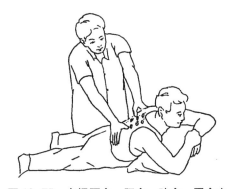

图 13-75　点揉膈俞、肝俞、脾俞、胃俞穴

治法之二：点穴推揉法。

操作步骤：①患者俯卧于治疗床上，术者站其身旁，双手掌推揉脊柱及其两侧肌肉和足太阳膀胱经的五脏六腑腧穴 3~5 遍（图 13-76）。②双手拇指指尖点揉按压安胃四点穴（第 7 胸椎旁开 2 寸、膈俞穴外 5 分处压痛点，以此点及对侧之对称点，及向下 4 寸的两点，呈正方形之四角处即安胃四点穴（图 13-77）），缓解疼痛。③患者翻身呈仰卧位，术者反复点揉上中下三脘穴（图 13-78）。④双手交替按顺时针方向和逆时针方向，环形推揉胃脘处及上腹部（图 13-79）3~5 遍。⑤双手拇指揉按点压两侧足三里穴，使其酸胀之感上下放散。

本方法适用于原因引起的胃脘疼痛、恶心、胀满，胃痉挛，幽门痉挛，胃肠炎，胃及十二指肠溃疡等症。

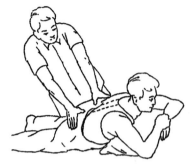

图 13-76　推揉脊柱两侧俞穴

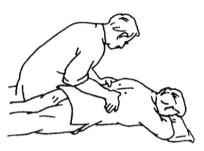

图 13-77　点揉安胃四点穴

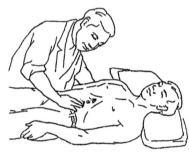

图 13-78　点揉上中下三脘穴

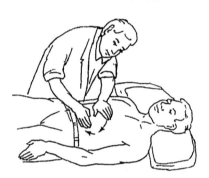

图 13-79　环形推上腹部

七、膈肌痉挛

膈肌痉挛，又称呃逆，俗称打呃，是膈肌间歇性的收缩痉挛所致。正常人在进食过程中或食后不久，突然受寒或吸入冷空气也可发生呃逆。一般呃逆可持续几分钟，有的可持续几小时甚至数日数月。有时呃逆也是病情危重的一种表现，应注意辨别。

【治疗方法】

治法之一：和胃降逆法。

操作步骤：①患者仰卧于治疗床上，术者站其身旁，右手拇指掐揉两侧合谷及内关、外关穴（图 13-80），使其酸胀之感传导至肩或胸部。②双手拇指自天突穴起沿胸中线任脉交替向下直推，经膻中、鸠尾至中脘穴处 3~5 遍，天突、膻中、鸠尾、中脘穴处点揉数分钟（图 13-81）。③患者翻身呈俯卧位，术者双手掌在患者背部沿脊柱正中线督脉，由上向下直推；沿脊柱两侧足太阳膀胱经，由上向下直推，各 3~5 遍（图13-82）。④拇指按揉两肩井、天宗、膈俞、肺俞、胃俞穴，各约半分钟（图 13-83）。⑤左手掌按于膈俞、胃俞穴处，右手握拳捶击左手掌背（图 13-84），使其振动传导至胸中膈肌，各捶击十余次。⑥反复按揉背部两侧肌肉，使其放松。⑦用拍子拍打腰背三条线及下肢后面 3~5 遍（图 13-85）。

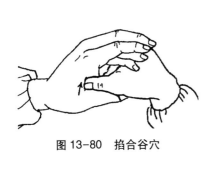

图 13-80 掐合谷穴

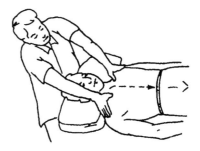

图 13-81 推任脉诸穴

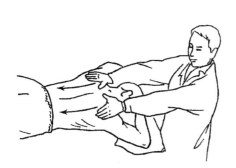

图 13-82 直推脊柱两侧膀胱经

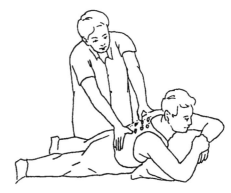

图 13-83 按揉膈俞、胃俞穴

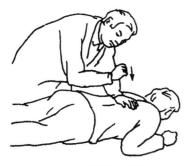

图 13-84 隔掌捶击膈俞穴

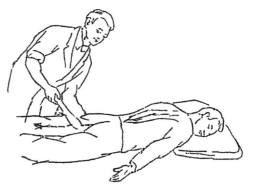

图 12-85 拍打腰背及下肢

治法之二：点揉止呃法。

操作步骤：①患者俯卧于治疗床上，术者站其身旁，双手掌按揉背部脊柱及其两侧肌肉和穴位 3~5 遍（图 13-86）。②拇指点揉至阳、膈俞、肝俞、脾俞、胃俞穴各半分钟（图 13-87）。③患者翻身呈仰卧位，术者中指点揉巨阙、鸠尾、中脘、梁门、期门、章门穴，各约半分钟（图 13-88）。④双手拇指从剑突下向两侧沿肋腹际分推至章门穴 7~8 遍（图 13-89）。⑤手掌按摩上腹和两侧肋腹际 7~8 遍（图 13-90）。⑥半握拳拍打腰背及下肢。

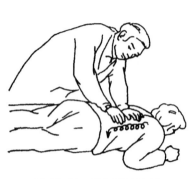

图 13-86　按揉脊柱两侧

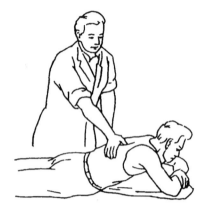

图 13-87　点揉至阳、膈俞穴

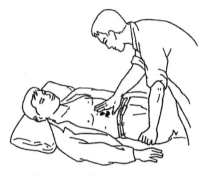

图 13-88　点揉巨阙、中脘穴

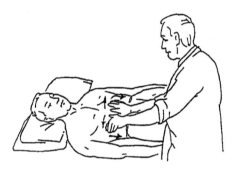

图 13-89　分推肋腹际

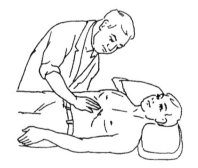

图 13-90　按摩上腹及肋腹际

八、胃十二指肠溃疡

胃与十二指肠溃疡，是人体消化系统的一种慢性疾病，其病理改变为胃和十二指肠壁的慢性溃疡。本病可发生于任何年龄，但以 20~50 岁发病为多。表现以反复发作的规律性的上腹部疼痛为特征，并常伴有吞酸、胃中嘈杂，甚至消化道出血等症状。

【治疗方法】

治法：健脾和胃法。

操作步骤：①患者俯卧于治疗床上，术者站其身旁，双手掌按揉脊柱及其两侧足太阳膀胱经，双手拇指点揉脊柱两侧华佗夹脊穴（图13-91），各反复3~5遍。②双手拇指点揉安胃四点、脾俞、胃俞、肝俞、肾俞穴，反复按揉足太阳膀胱经脉，由上向下3~5遍（图13-92）。③患者翻身呈仰卧位，术者中指点揉两侧内关、上脘、中脘、梁门穴（图13-93），胃溃疡患者点揉左梁门穴；十二指肠溃疡患者点揉右梁门穴（图13-94）。④双手掌反复交替，顺时针方向在上腹部环形按摩5~10分钟（图13-95），并随患者呼吸而浮沉，呼气时加重用力，吸气时减轻用力。⑤以脐部为中心，在腹部大幅度顺时针方向环形按摩5~10分钟。⑥拇指掐按点揉两侧足三里穴，各约半分钟（图13-96）。

本方法适用于急慢性胃炎，胃及十二指肠溃疡等症。

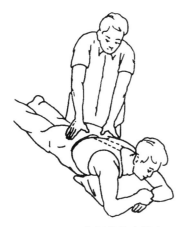

图13-91 点揉华佗夹脊穴

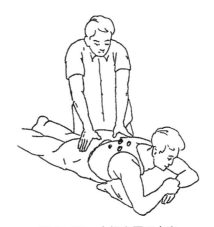

图13-92 点揉安胃四点穴

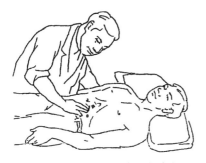

图13-93 点揉上脘、中脘穴

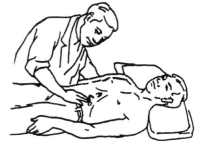

图13-94 掐按点揉梁门穴

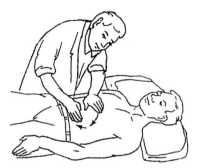

图 13-95　环行按摩上腹部

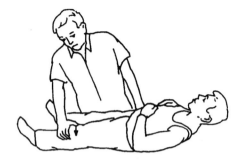

图 13-96　掐按点揉足三里穴

九、胃下垂

胃下垂，是指胃器官下降至正常水平之下的位置，中医认为是脾胃虚弱，中气下陷所致。

【治疗方法】

治法：健脾和胃，升举中气法。

操作步骤：①患者仰卧于治疗床上，术者站其身旁，手掌按摩胃脘部，四指沿肋腹际反复横摩5~10分钟（图13-97）。②中指点揉巨阙、鸠尾、上中下三脘穴（图13-98）3~5次。③拇指自水分穴向上推经下脘、建里穴至中脘穴，反复5~6遍；自关元穴向上推经气海穴至神阙穴，反复5~6遍（图13-99）。④手掌根由下腹向上逆行推按腹部（图13-100）7~8遍，促使胃体上升。⑤双手抓提腹壁肌肉，边抓边提边放3~5次（图13-101）。⑥双拇指按揉两章门穴。⑦四指沿腹中线自脐下向脐上方反复托举胃部，边托举边振颤5~7遍（图13-102）。⑧拇指点揉两足三里穴，使其酸胀上下放散。⑨患者翻身俯卧，术者双手掌按揉腰背脊柱及其两侧，双拇指点揉脊柱两侧华佗夹脊穴（图13-103），点揉两侧足太阳膀胱经俞穴，各3~5遍，膈俞、脾俞、肝俞、胃俞穴处重点按揉，各约半分钟。⑩手掌按揉腰背脊柱两侧肌肉（图13-104）3~5遍。手法结束。

本方法适用于治疗胃下垂、慢性胃炎、脾胃虚弱的消化不良等症。

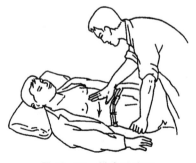

图 13-97　横摩肋腹际

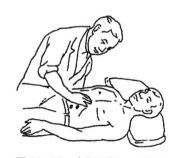

图 13-98　点揉巨阙、三脘穴

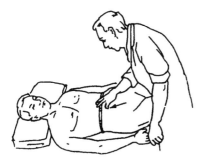

图 13-99　关元推向神阙穴

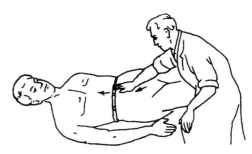

图 13-100　逆行推按腹部

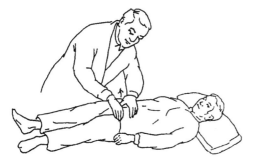

图 13-101　抓提腹壁肌肉

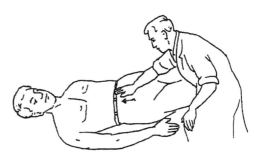

图 13-102　向上托举胃部

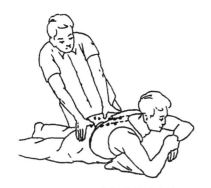

图 13-103　点揉华佗夹脊穴

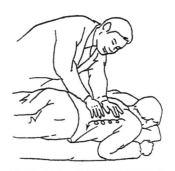

图 13-104　按揉腰背两侧肌肉

十、胃黏膜脱垂症

胃黏膜脱垂症，是指胃幽门窦部过于松弛的胃黏膜，进入幽门而突出于十二指肠球部，引发的腹痛、腹胀等症状，严重时可引起幽门梗阻或消化道出血等。

【治疗方法】

治法：推运通阻法。

操作步骤：①患者仰卧于治疗床上，术者站其右侧，手掌轻轻按摩推揉胃脘及上腹部（图 13-105），反复 3~5 遍。②中指点揉鸠尾、巨阙、上脘、中脘、建里、下脘、梁门、天枢穴，边点揉边振颤（图13-106），随呼吸而进退，使其感应传导至胃中。③手掌掌根自右梁门推运至左梁门穴，并上下交替呈弧形推运向左侧5~10分钟，或以疼痛缓解为度。④双手在腹部顺时针环形推运按摩5~10分钟（图13-107）。⑤拇指点揉掐按两侧足三里穴，反复3~5次（图13-108），使其感应上下放散，手法结束。

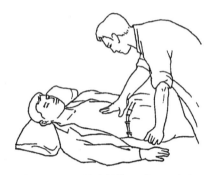

图 13-105 按摩推揉胃脘及上腹部

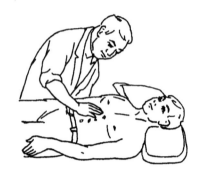

图 13-106 点揉振颤腹部穴位

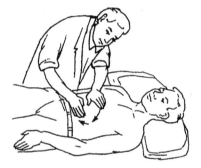

图 13-107 顺时针推运腹部

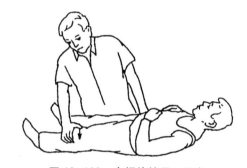

图 13-108 点揉掐按足三里穴

若经多方治疗，其梗阻不得缓解，消化道出血或剧烈腹痛，经内科保守治疗无效时，应考虑外科手术治疗。

十一、慢性胆囊炎

慢性胆囊炎，是临床比较常见的疾病，多与胆结石症同时存在，女性多于男性。

【治疗方法】

治法：疏肝利胆止痛法。

操作步骤：①患者左侧卧位，右侧朝上，术者站其身后，双手在患者右侧季肋处（肝胆区）提拿抓动数次，按揉数分钟，或至其疼痛缓解为度（图13-109）。②患者翻身俯卧，术者双手拇指点揉背部脊柱两侧足太阳膀胱经，重点点揉膈俞、肝俞、胆俞、脾俞、胃俞穴（图13-110）。各约半分钟。③患者翻身仰卧，术者双手自上而下沿肋间隙自中线向两侧分推3~5遍（图13-111）。④中指点揉梁门、日月、水分、天枢、阳陵泉、丘墟穴（图13-112），重点点揉右侧。

本方法适用于慢性胆囊炎，患者忌食油腻及不易消化的食物。

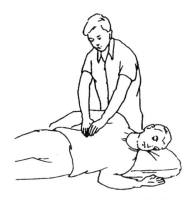

图13-109　提拿按揉季胁处

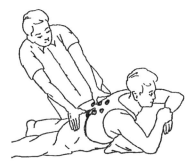

图13-110　点揉膈俞胆俞穴

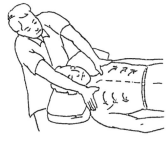

图13-111　分推肋间隙

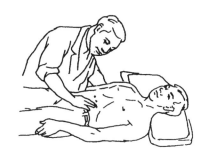

图13-112　点揉梁门穴

十二、慢性腹泻（慢性肠炎、结肠炎）

腹泻，是一种比较常见的症状，是指大便次数增多而粪便性质稀软，或伴有脓血黏液等。患者腹泻迁延两个月以上不愈者，称慢性腹泻。

【治疗方法】

治法：健脾止泻法。

操作步骤：①患者仰卧于治疗床上，术者站其身旁，手掌按揉腹部，中指按揉中脘、建里、气海、关元、天枢、大横穴。②手掌劳宫穴对准神阙穴，顺时针方向揉动数圈，逆时针方向揉动数圈，顺逆交替各反复7~8遍，称调补神阙法（图13-113）。③拇指反复点揉两侧足三里穴（图13-114）。④患者翻身俯卧，术者双手按摩患者腰背脊柱两侧膀胱经，双手拇指反复点揉两侧华佗夹脊穴3~5遍，点揉脾俞、胃俞、大肠俞、命门、长强穴（图13-115）。⑤手掌搓揉腰骶命门、腰阳关、八髎穴，搓至皮肤发热为度（图13-116）。

本方法适用于除结核肿瘤之外的各种腹泻。患者应注意饮食起居，避免过劳。

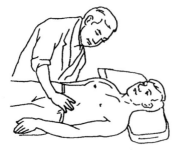

图 13-113　调补神阙法

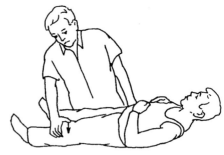

图 13-114　点揉足三里穴

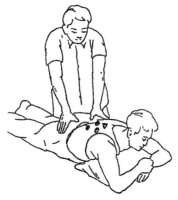

图 13-115　点揉背部腧穴

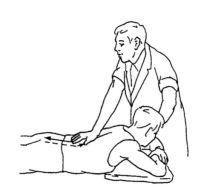

图 13-116　搓揉命门、八髎穴

十三、便秘

便秘，俗称宿便、大便干燥，是指粪便在肠腔内滞留过久，大量水分被肠壁吸收，致使粪便干燥坚硬，不易排出，影响了正常的排便规律。

【治疗方法】

治法：消导通便法。

操作步骤：①患者仰卧于治疗床上，术者站其身侧，手掌按摩推揉腹部，中指点揉中脘、建里、水分、天枢、大横、关元穴 1~2 分钟（图 13-117）。②双手掌反复交替按揉推动脐周，顺时针方向推揉 5~10 分钟，其状如狮子滚绣球之势（图 13-118），同样方法推揉下腹部 5~10 分钟。③双手四指指尖叠按于小腹部左侧，从外上向内下方颤动弹拨数次，以帮助推动粪块下行（图 13-119），以加强大肠蠕动能力。④拇指点揉两侧足三里、丰隆穴。⑤患者翻身俯卧，术者双手拇指点揉背部脊柱两侧膀胱经五脏六腑腧穴，重点点揉脾俞、胃俞、肾俞、大肠俞穴（图 13-120）。⑥双手掌按摩腰背部，虚拳叩击拍打骶骨八髎穴，并搓揉约 3 分钟。

本方法适用于除结核肿瘤之外的各种便秘，患者应注意饮食起居规律。

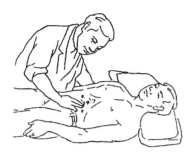

图 13-117　点揉中脘、关元穴

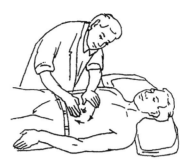

图 13-118　顺时针方向推揉脐周

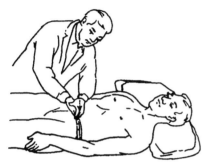

图 13-119　颤揉弹拨左小腹左侧

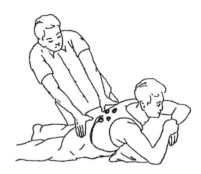

图 13-120　点揉脾俞、胃俞穴

十四、尿频、尿失禁

尿频，是指小便次数增加；尿失禁，是指失去排尿的抑制能力。尿频多发生于老年人，属于肾虚尿频。尿失禁多发生于妇女或脑出血及截瘫患者。

【治疗方法】

治法：点穴止尿法。

操作步骤：①患者仰卧于治疗床上，术者站其身旁，双手拇指着力抠压双侧止尿穴（髂前上棘下方内侧缘，府舍穴外上方）3~5分钟，使其产生酸胀之感传导至小腹之内，尿意即可消失（图 13-121）。②双手捏揉急脉、阴廉、五里、阴陵泉、三阴交穴（图 13-122），各1~2分钟。③患者翻身呈俯卧位，术者双手拇指反复点揉肾俞、命门、腰阳关、大肠俞和八髎穴（图 13-123）。双手掌按压腰骶和骶髂关节（图 13-124）。反复3~5次。④手掌搓揉腰骶部和命门、腰阳关及八髎穴（图 13-125）。⑤双手拿揉下肢后侧，环跳、承扶、委中、承山穴处重点拿揉3~5次（图 13-126）。⑥手掌搓摩两足底涌泉穴（图 13-127），至其发热为度。

本方法适用于治疗各种尿频、尿失禁。对肾虚尿频及瘫痪者尿失禁，均有一定效果。

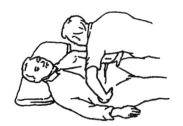

图 13-121　抠压止尿穴

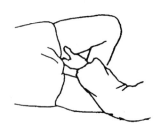

图 13-122　捏揉急脉穴

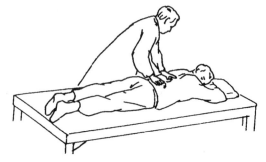

图 13-123　点揉肾俞、八髎穴

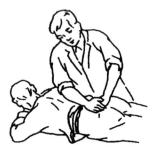

图 13-124　叠掌按压骶髂处

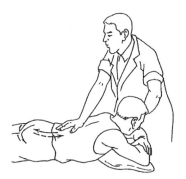

图 13-125　搓揉命门、八髎穴

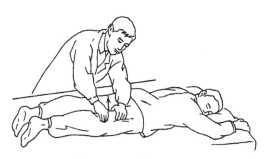

图 13-126　拿揉委中穴

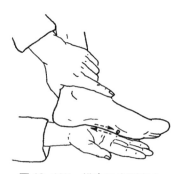

图 13-127　搓摩足底涌泉穴

十五、癃闭（尿闭、尿潴留）

癃闭，是指以排尿困难或闭塞不通，尿液潴留在膀胱之内的疾病。小便不畅，点滴漏出而短少者为癃；欲解不能，胀急难通者为闭，统称为癃闭。

【治疗方法】

治法之一：清热利湿法。

操作步骤：①患者仰卧于治疗床上，术者站其床头前方，双手拇指反复交替沿任脉由上向下推动，自天突推经膻中，过鸠尾至中脘，经神阙、气海、关元至中枢穴3~5遍。沿肾经自俞府至步廊，接胃经自不容经天枢至水道穴3~5遍（图13-128）。②双手掌从中线任脉向两侧分推胸腹部，边分推边向下移动3~5遍（图13-129）。③中指点揉颤点中脘、水分、神阙、气海、关元、中极穴各1分钟（图13-130）。④双手掌按揉、抓提少腹部，交替进行（图13-131）。拇指掐内关、合谷穴，捏阴陵泉穴，点揉足三里穴，掐三阴交穴，各1分钟（图13-132）。

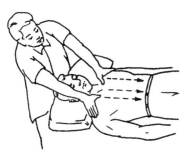

图 13-128　推任脉及胃经、肾经

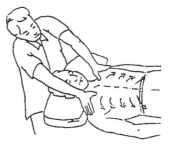

图 13-129　分推胸腹部

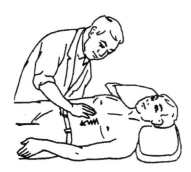

图 13-130　点颤三脘、关元穴

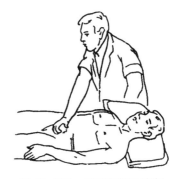

图 13-131　按揉抓提少腹部

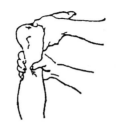

图 13-132　掐三阴交穴

治法之二： 温阳通闭法。

操作步骤： ①患者俯卧于治疗床上，术者站其身旁，臂肘在患者腰背部反复揉运滚动 3~5 分钟（图 13-133）。②双手拇指点揉肾俞、命门、腰阳关、膀胱俞及八髎穴，各约 1 分钟（图 13-134）。③手掌搓揉命门、腰阳关及八髎穴（图 13-135），反复搓至局部皮肤发热为度。④患者翻身呈仰卧位，术者中指点揉振颤气海、关元、曲骨穴，各约 1 分钟（图 13-136）。⑤反复捏揉急脉、复溜、三阴交穴（图 13-137）。⑥反复搓揉双足心及涌泉穴，至其发热为度（图 13-138）。

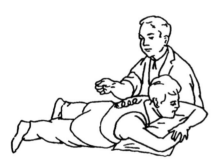

图 13-133　臂肘揉运腰背部

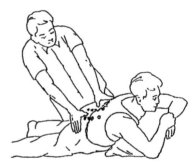

图 13-134　点揉命门、八髎穴

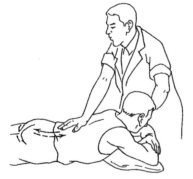

图 13-135　搓揉命门、八髎穴

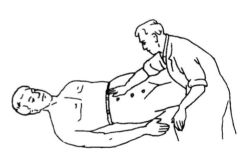

图 13-136　点揉气海、关元穴

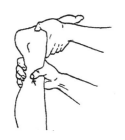

图 13-137　捏揉三阴交穴

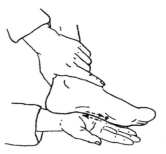

图 13-138　搓揉足底及涌泉穴

十六、泌尿系感染（尿道炎、膀胱炎、肾盂肾炎）

泌尿系感染，为尿道炎、膀胱炎、肾盂肾炎等疾病的总称。临床以尿频、尿急、尿痛为主要表现，多见于女性患者。

【治疗方法】

治法：消炎止痛法。

操作步骤：①患者俯卧于治疗床上，术者站其身旁，双手掌按揉患者腰背脊柱两侧肌肉及膀胱经经穴（图 13-139）。②双手拇指点揉脊柱两侧华佗夹脊穴，点揉膀胱经肺俞、脾俞、肾俞、膀胱俞及八髎穴（图 13-140）各约半分钟。③双手掌按摩腰骶及臀部 3~5 分钟（图 13-141）。④患者翻身仰卧，术者手掌着力，反复摩腹数遍。右手抓提拿揉小腹肌肉，边抓边提边放松数遍，使膀胱有热胀感（图 13-142）。⑤中指点揉振颤气海、关元、中极穴（图 13-143）。⑥一手拿揉大腿内侧肌肉及五里、阴廉、急脉、阴陵泉、足三里、三阴交穴（图 13-144），各约半分钟。

本方法适用于治疗泌尿系感染，可缓解症状，提高抵抗能力。急性期应注意休息，多饮水以增加尿量，以利于细菌及分泌物的排出。

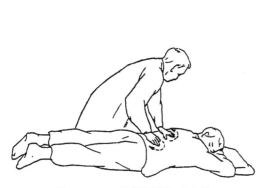

图 13-139　按揉腰背肌肉穴位

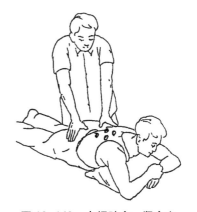

图 13-140　点揉肺俞、肾俞穴

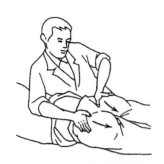

图 13-141　按摩腰骶部

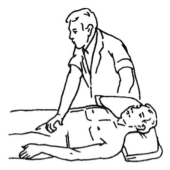

图 13-142　抓提拿揉小腹肌肉

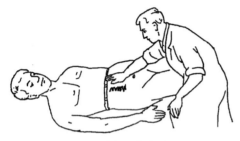

图 13-143　点揉振颤气海、关元

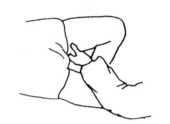

图 13-144　拿揉五里、急脉穴

十七、前列腺炎

前列腺炎，是中年男性每易发生的一种泌尿系疾病。临床上有急慢性之分。

【治疗方法】

治法之一：点穴消炎法。

操作步骤：①患者俯卧于治疗床上，术者站其身旁，手掌反复按揉腰骶部数次。双手拇指点揉肾俞、大肠俞、膀胱俞、命门、腰阳关、白环俞、环跳、承扶及八髎穴（图 13-145），各约半分钟。双手掌搓揉按摩腰骶和双臀部（图 13-146）。②患者翻身呈仰卧位，术者手掌按摩小腹部数次。中指点揉气海、关元、中极穴，各约半分钟（图 13-147）。一手捏揉大腿内侧肌肉及急脉、阴廉、五里、阴市、阴陵泉、三阴交穴，各约半分钟。手掌搓摩双足心及涌泉穴，各 3~5 分钟。

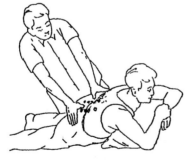

图 13-145　点揉肾俞、八髎穴

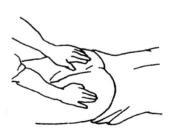

图 13-146　按摩腰骶及臀部

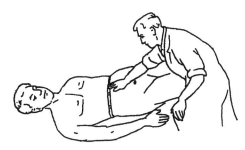

图 13-147　点揉气海、关元穴

治法之二：按摩前列腺法。

操作步骤：①患者采用膝胸卧式，卧于治疗床上，脱下裤子暴露臀部。②术者右手中指戴指套，蘸少许甘油或液状石蜡，伸入患者肛门直肠之中，中指指腹着力，按于前列腺上，反复轻柔按摩 3~5 分钟（图 13-148）。

本方法也是直肠指诊前列腺检查法，可摸清前列腺的大小和肿胀与否；略用力按摩即可使前列腺液排出，以做涂片镜检；同时也可进行轻柔的按摩治疗，一般每周治疗 1~2 次，也可在前列腺液检查、复查的同时，配合进行治疗。

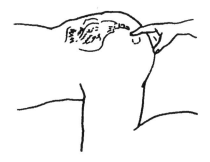

图 13-148　肛内按摩前列腺

十八、肾下垂

肾下垂，常发生在体型瘦长的人身上，女性多于男性，右肾较左肾常见。肾脏在人体中，随着呼吸和体位的改变而产生活动，其活动幅度一般不超过一个椎体，若超过这个活动范围，就称活动肾或肾下垂。活动幅度特别大的称游离肾。

【治疗方法】

治法：健脾益肾，补升中气法。

操作步骤：①患者俯卧于治疗床上，术者双手掌按摩揉动患者腰背脊柱及其两侧膀胱经（图 13-149）。②双手拇指点揉脊柱两侧华佗夹脊穴及膀胱经五脏六腑腧穴，重点点揉两侧肾俞、脾俞、气海俞、大肠俞穴（图 13-150），各约 1 分钟。③双手拇指着力按于腰骶关节处，向两侧肾区分推十余次（图 13-151）。④患者翻身仰卧，术者手掌按揉小腹部，自下向上反复推揉托举肾部数次（图 13-152），随呼吸而进退，反复 7~8 次。⑤双手掌抓提拿揉小腹部，边抓提边拿揉边放松 5~7 遍。⑥患者侧卧，术者一手按住腰部，一手按于小腹向上托举肾区 3~5 次（图 13-153）。⑦患者仰卧，屈膝屈髋（图 13-154），双侧大腿尽量贴紧腹部，挤推下垂之肾回复原位，双手抱膝坚持 3~5 分钟。

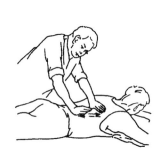

图 13-149　按摩脊柱膀胱经

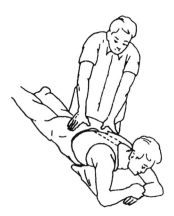

图 13-150　点揉华佗夹脊穴

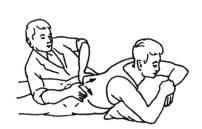

图 13-151　分推腰肾部

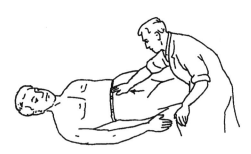

图 13-152　向上推举肾部

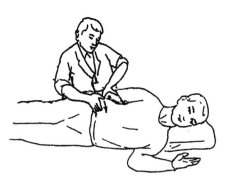

图 13-153　向上托举肾区

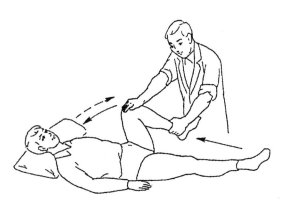

图 13-154　屈膝屈髋挤推肾区

十九、腹痛（腹胀、少腹痛）

腹痛，是指胃脘以下，肚脐周围部位的疼痛症状。若腹中胀满不适，则称腹胀。少腹痛，是指关元穴以下部位疼痛，多与泌尿生殖系疾病有关。

【治疗方法】

治法之一：行气散瘀，消郁化滞法。

操作步骤：①患者仰卧于治疗床上，术者站于床头前方，双手掌自上向下推揉胸腹中线任脉及两侧胃经（图13-155）3~5遍。②双掌自胸腹中线向两侧分推，边推边向下移位置（图13-156）3~5遍。③双手拇指沿胸腹中线任脉，自上向下反复交替推动，自天突经膻中至鸠尾，过中脘、神阙、气海至关元穴3~5遍（图13-157）。④中指点揉振颤中脘、梁门、神阙、天枢、气海、关元穴各1分钟（图13-158）。⑤双手掌推揉腹部，以脐为中心顺时针方向推揉旋转揉腹十余遍（图13-159）。⑥双手抓提拿揉腹部，边抓提边拿揉边放松（图13-160）3~5遍。⑦患者俯卧，术者双手拇指点揉脾俞、胃俞、大肠俞、委中、承山、足三里穴（图13-161）。⑧双手掌交替推揉腰背膀胱经及下肢后侧肌肉、穴位，由上向下反复3~5遍。

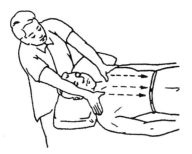

图13-155　推揉任脉及胃经

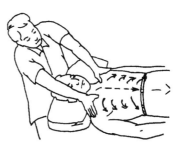

图13-156　分推胸腹部

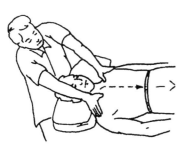

图13-157　交替顺推任脉诸穴

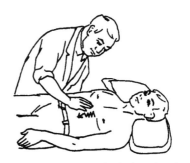

图13-158　点揉振颤中脘、关元穴

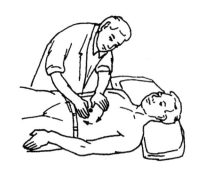

图 13-159　绕脐环形推揉腹部

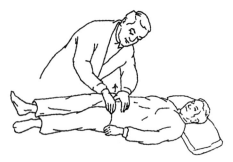

图 13-160　抓提拿揉腹部

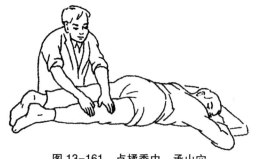

图 13-161　点揉委中、承山穴

治法之二：温中回阳，补脾益肾法。

操作步骤：①患者俯卧于治疗床土，术者双手拇指点揉脊柱两侧华佗夹脊穴及膀胱经俞穴（图 13-162），脾俞、胃俞、肾俞、大肠俞穴处重点揉按。②手掌搓揉脊柱督脉及两侧膀胱经肌肉、穴位，边搓边揉边向下移动，经命门至八髎穴及其腰骶部（图 13-163），至其发热为度，从肺俞经脾俞至肾俞穴 3~5 遍。③双手掌推揉脊柱两侧膀胱经五脏六腑俞及下肢肌肉、穴位（图 13-164）3~5 遍。④患者翻身呈仰卧位，术者手掌按揉腹部，手掌按于脐上神阙穴处，反复交替顺时针和逆时针方向揉动（图 13-165），至其腹中发热为度（调补神阙）。⑤双手抓提拿揉气海、关元穴，三抓三提拿而揉之 3~5 遍（图 13-166）。⑥捏揉两侧足三里、三阴交、昆仑、太溪穴（图 13-167），搓揉双足底及涌泉穴（图 13-168）。

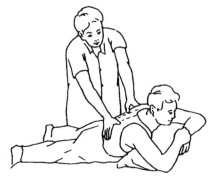

图 13-162　点揉华佗夹脊穴

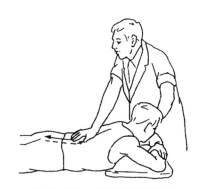

图 13-163　搓揉腰骶八髎穴

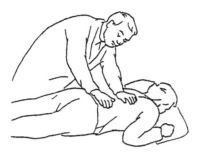

图 13-164　推揉脊柱两侧及下肢

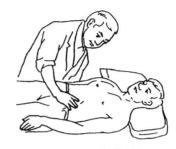

图 13-165　调补神阙

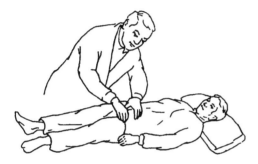

图 13-166　抓提拿揉气海、关元穴

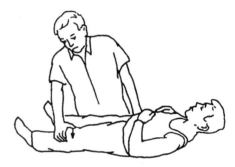

图 13-167　捏揉足三里穴

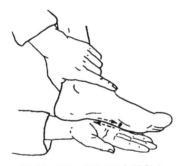

图 13-168　搓揉足底涌泉穴

本方法适用于治疗一般腹痛、腹胀，消化不良、腹泻、便秘、小便不畅等症。若用于补气止泻，腹部多做逆时针方向揉法；若用于清热通便，腹部多做顺时针方向揉法。

二十、面神经麻痹（口眼㖞斜、面瘫）

面神经麻痹，亦称面瘫。因其表现为口歪眼斜，故又称口眼㖞斜，临床以青壮年较为常见。本症分为中枢性和周围性两种类型，中枢性面瘫多见于中老年人。

【治疗方法】

治法之一：散风牵正法。

操作步骤：①患者仰卧于治疗床上，术者坐其床头前方，双手中指抠揉风府、风池、哑门、翳风穴（图 13-169），各约半分钟。②双手拇指点揉推运两太阳、神庭、百会穴，各约 1 分钟。③中指点揉推运两侧阳白、攒竹、鱼腰、丝竹空、耳门、听宫、听会、上关、下关、颊车穴，各 1 分钟（图 13-170）。④中指指尖点揉推运承泣、四白、迎香、地仓、禾髎、人中、承浆穴（图 13-171）。⑤手掌搓揉患侧面颊部肌肉（图 13-172），拇指掐揉内关、合谷穴，各 3~5 次。

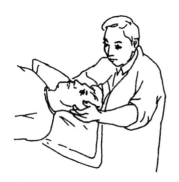

图 13-169　抠揉风府、风池穴

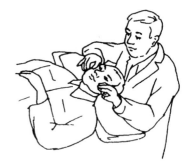

图 13-170　点揉推运下关、颊车穴

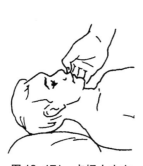

图 13-171　点揉人中穴

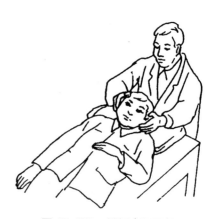

图 13-172　搓揉摩运面颊

治法之二：里应外合法。

操作步骤：①患者仰卧于治疗床上，术者站其右侧，手指按揉风池、太阳、下关、颊车、人中、承浆穴。②左手按扶住患者头额部固定，右手拇指包裹纱布（或戴上指套），伸入患者口中，与在外的食中指相对应，捏揉口中的咬合线及面颊部禾髎、地仓、颊车、人中、承浆穴（图 13-173），各约 1 分钟。

合并有舌肌麻痹或言语不利者，双手拇食指均裹上纱布（或戴上手套），伸入患者口中，将舌体牵出，反复捏揉，或双手拇食指交替捔动，持续 2~3 分钟，称入海擒龙法（口称海口，舌称赤龙）。

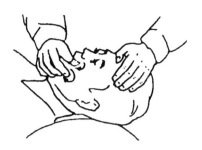

图 13-173　里应外合法

本方法适用于各种面神经麻痹，对中枢性面神经麻痹、口舌部麻痹症状明显及言语不利者，也有一定的效果。

二十一、臂丛神经炎（臂丛神经痛）

臂丛神经炎，是指臂丛神经受到病毒感染而出现的炎症。臂丛神经痛，是指臂丛神经遭受损伤（包括外伤和感染等）而引起的疼痛。在其损伤后期，则会出现上肢麻痹、肌肉萎缩等症状，称臂丛神经麻痹。

【治疗方法】

治法：捏揉抠拨镇痛法。

操作步骤：①患者端坐于治疗凳上，术者站其身旁，右手捏揉颈部两侧肌肉穴位，重点捏揉风池、风府、大椎、大杼穴，各 1~2 分钟（图 13-174）。②右手捏揉上肢肌肉，拇指点揉抠拨患侧缺盆穴，手法由轻柔逐渐加重，使其产生较强烈的酸麻胀感，传导放散至手部（图 13-175）3~5 遍。③中指指尖伸入患侧腋窝中反复抠拨极泉、青灵穴（臂丛神经腋路，图 13-176），促使其酸麻胀感放散至上肢及手部。④拇指指尖抠拨曲池、手三里穴，同时中指指尖抠拨少海、小海穴（图 13-177），各反复 3~5 次。⑤拇中二指指尖相对捏揉内关、外关、合谷穴（图 13-178）。⑥揉肩部及上肢肌肉。⑦拍子反复拍打肩部及上肢（图 13-179）。⑧用钳形拳顺序牵拔五指（图 13-180）。

本方法适用于治疗臂丛神经炎、臂丛神经痛、臂丛神经麻痹等症。

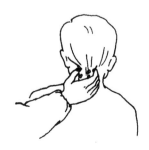

图 13-174　捏揉颈椎及穴位

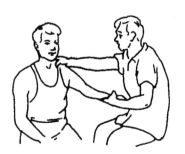

图 13-175　点揉抠拨缺盆穴

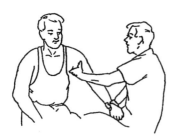

图 13-176　抠拨极泉、青灵穴

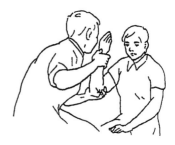

图 13-177　抠拨曲池、小海穴

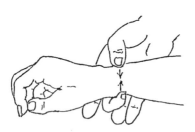

图 13-178　捏揉内关、外关穴

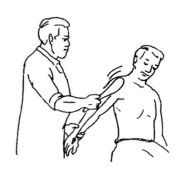

图 13-179　拍打肩部上肢

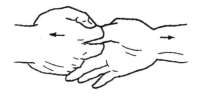

图 13-180　顺序牵拔五指

二十二、多发性神经炎

多发性神经炎，是指各种原因引起的全身多数周围神经的对称性损伤。临床表现为四肢远端呈手套袜子型分布的感觉障碍，下运动元瘫痪和营养障碍。

【治疗方法】

治法：理气活血，疏通经络法。

操作步骤：①患者俯卧于治疗床上，术者站其身旁，双手掌搓揉患者脊柱两侧肌肉、穴位 3~5 遍（图 13-181）。②双手拇指点揉脊柱两侧肌肉及华佗夹脊穴（图 13-182），点揉膀胱经五脏六腑腧穴。③双手拿揉下肢肌肉和点揉环跳、殷门、委中、承山、昆仑、太溪穴（图 13-183）。④手掌搓揉下肢后侧肌肉，反复 5~7 遍（图 13-184）。⑤拍子拍打腰背三条线及下肢后侧 3~5 遍（图 13-185）。⑥患者翻身呈仰卧位，术者捏揉上肢肌肉 3~5 遍，中指抠拨极泉、青灵、小海穴（图 13-186），拇中二指尖相对捏揉内关、外关、曲池、合谷穴（图 13-187）。⑦向内和向外摇腕。⑧逐个顺序牵拔五指（图 13-188）。以同样方法做对侧。⑨双手拿揉下肢肌肉（图 13-189）3~5遍，重点拿揉伏兔、风市、阴市、血海、梁丘、阳陵泉、阴陵泉、足三里、解溪、太冲穴，各约 1 分钟。⑩向内和向外摇踝（图 13-190），逐个摇趾（图 13-191），顺序牵拔五趾。以同样方法做对侧。⑪拍子拍打颈肩左右侧线、上肢四周（图 13-192）、腰背三条线、下肢肌肉（图 13-193），各 3~5 遍。手法结束。

本方法适用于治疗多发性神经炎、末梢神经炎，四肢麻木、麻痹等症。

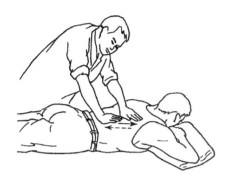

图 13-181　搓揉脊柱两侧肌肉

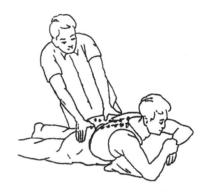

图 13-182　点揉华佗夹脊穴

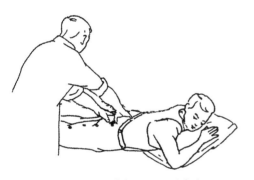

图 13-183　点揉环跳、委中穴

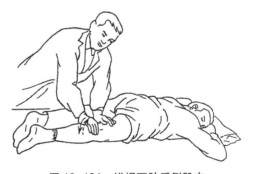

图 13-184　搓揉下肢后侧肌肉

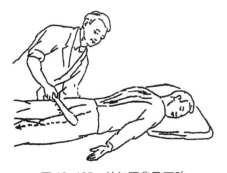

图 13-185　拍打腰背及下肢

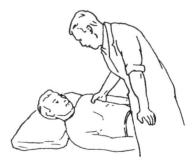

图 13-186　抠拨极泉穴

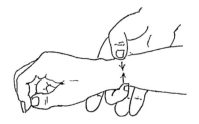

图 13-187　捏揉内关、外关穴

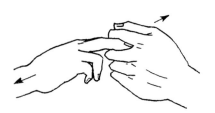

图 13-188　顺序牵拔五指

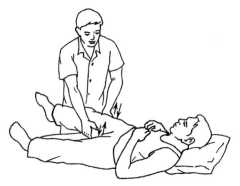

图 13-189　拿揉下肢肌肉、穴位

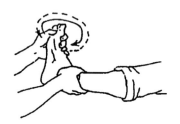

图 13-190　摇踝

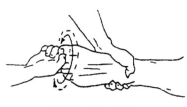

图 13-191　摇趾

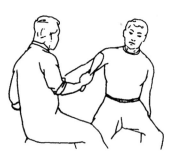

图 13-192　拍打肩部及上肢

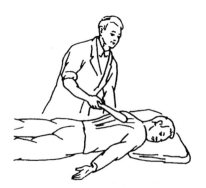

图 13-193　拍打腰背及下肢

二十三、神经衰弱

神经衰弱，是一种以大脑神经功能障碍为特征的疾病，是最常见的神经官能症，以青壮年较为多见。

【治疗方法】

治法：益气安神法。

操作步骤：①患者仰卧于治疗床上，术者坐其床头前方，双手中指按于患者颈后两风池穴，同时两手拇指按于两太阳穴，反复抠揉十余次（图13-194）。②双手拇指自患者印堂穴沿眉弓向两侧分推至两太阳穴（图13-195）3~5遍。③双拇指交替自印堂划动，经神庭、上星、前顶至百会穴（图13-196）。④双手四指指尖掐揉颤点两眉弓，边颤点边向两侧移动（图13-197），各3~5遍。⑤双手拇指点揉推运两太阳穴（图13-198）。双手十指微屈十指尖颤点划动头两侧之皮肤，中指指尖点揉两风池、安眠1、安眠2穴（风池与翳风之间是翳明穴，翳风与翳明穴之间是安眠1，翳明与风池之间是安眠2。图13-199）各1~2分钟。⑥双手拇指推揉胸腹中线任脉及其两侧肾经、胃经（图13-200）3~5遍。⑦中指点揉振颤膻中、鸠尾、中脘、神阙、关元、气海穴，各约1分钟（图13-201）。⑧双手掌顺时针方向和逆时针方向环形揉按脐周（图13-202）。⑨双手拿揉下肢肌肉，拿揉足三里、三阴交穴（图12-203）。⑩患者翻身坐起，术者双手拿揉大椎、肩井、肩髃穴及肩部两侧肌肉（图13-204）。⑪患者俯卧于床上，术者双手拇指点揉脊柱两侧肌肉及华佗夹脊穴（图13-205），各反复3~5遍。⑫双手拇指点揉膀胱经及五脏六腑腧穴（图13-206）。手掌反复搓揉命门、肾俞、八髎穴（图13-207），拿揉下肢后侧肌肉及环跳、承扶、殷门、委中、承山穴，反复搓揉两足心涌泉穴（图13-208）各反复3~5遍。⑬用拍子拍打腰背三条线及下肢四面（图13-209），各反复3~5遍。

本方法用于治疗神经衰弱，还可根据症状加用某些重点穴位和手法。

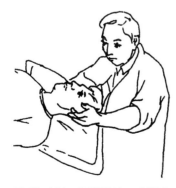

图13-194　抠揉风池、太阳穴

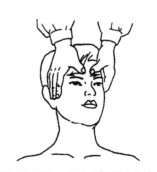

图13-195　印堂分推至太阳穴

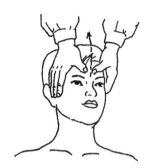

图 13-196　印堂划动至百会

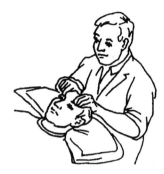

图 13-197　颤点两眉弓

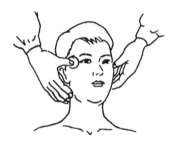

图 13-198　点揉推运太阳穴

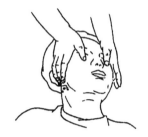

图 13-199　点揉安眠 1、安眠 2 穴

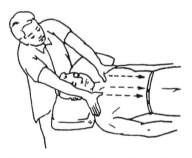

图 13-200　推揉任脉及肾经、胃经

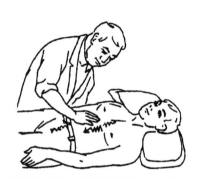

图 13-201　点揉振颤膻中、关元穴

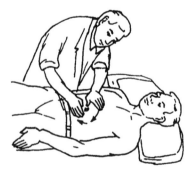

图 13-202　环形按揉脐周

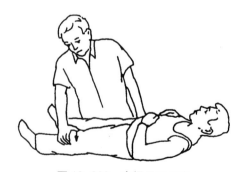

图 13-203　拿揉足三里穴

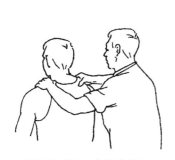

图 13-204　拿揉肩井穴

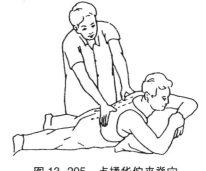

图 13-205　点揉华佗夹脊穴

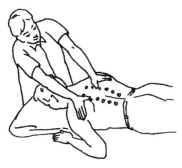

图 13-206　点揉五脏六腑腧穴

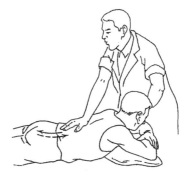

图 13-207　搓揉命门、八髎穴

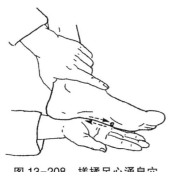

图 13-208　搓揉足心涌泉穴

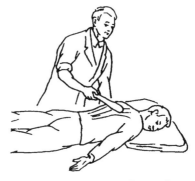

图 13-209　拍打腰背和下肢

二十四、癔症（歇斯底里）

癔症，亦称歇斯底里（外来语译音），以青壮年和女性较为多见。常因精神刺激之后而发病，呈阵发性发作，症状复杂而多变，可类似多种疾病。

【治疗方法】

治法：清心理气降浊法。

操作步骤：①患者仰卧于治疗床上，术者坐其床头前方，双手中指抠揉风府、风池穴，同时双手拇指点揉推运两太阳穴（图 13-210），持续 3~5 分钟。②双手拇指指尖自印堂穴交替向上划动，经神庭、上星、前顶、至百会穴（图 13-211）反复 3~5 遍。③双手拇指自印堂穴向两侧沿眉弓分推至头维穴，转向下方过曲鬓耳前至下颌角 7~8 遍（图 13-212）。④术者站于床头前，双拇指交替推胸腹中线任脉，自天突至膻中，经鸠尾，过中脘，至神阙，经气海、关元至中极 3~5 遍。双手拇指自两锁骨下气户穴起，向下直推，经步廊、天枢至冲门穴止（图 13-213）3~5 遍。⑤双手掌自胸腹中线向两侧分推，边推边向下移动位置（图 13-214）3~5 遍。⑥双手拇指自两侧上肢天府穴推经侠白穴至尺泽穴 3~5 遍；自天泉穴推向曲泽穴，自极泉穴推至少海穴 3~5 遍；自肘窝曲泽推经内关至劳宫穴，并掐揉内关、合谷、劳宫穴 3~5 次（图 13-215）。⑦患者翻身俯卧，术者双手拇指点揉脊柱两侧华佗夹脊穴（图 13-216），自上而下 3~5 遍，点揉两侧膀胱经五脏六腑腧穴。⑧手掌按揉脊柱两侧和两下肢后侧，各反复 3~5 遍。⑨手掌搓揉足心，掐揉涌泉穴（图 13-217），反复 3~5 次。手法结束。

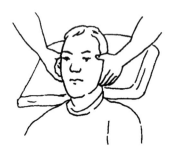

图 13-210 抠揉风池、太阳穴

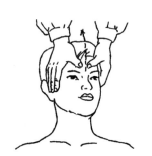

图 13-211 印堂划至百会穴

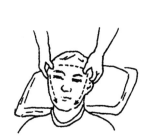

图 13-212 分推前额及面颊

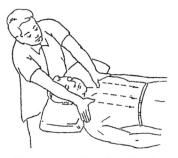

图 13-213 推任脉、胃经穴

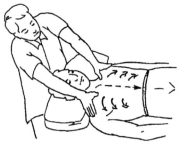

图 13-214 分推胸腹部

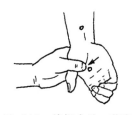

图 13-215 掐揉内关、劳宫穴

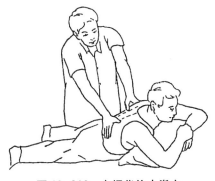

图 13-216 点揉华佗夹脊穴

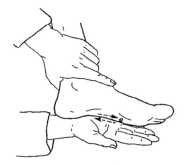

图 13-217 搓揉足心

二十五、失眠

失眠，是指患者长期不易入睡为特点的一种症状，是较常见的睡眠障碍，可见于多种疾病，尤以神经衰弱及陈旧性慢性疾病患者为最。

【治疗方法】

治法：镇静安眠法。

操作步骤：①患者仰卧于治疗床上，术者坐其床头前方，双手食中环三指分别点揉安眠穴（又称翳明穴）、安眠 1、安眠 2（图 13-218）3~5 分钟，点揉风池、玉枕、脑空穴。②双拇指指腹交替自百会穴向前搓动，经前顶、上星、神庭至前额印堂穴，再交替自印堂穴划动至百会穴，各反复十余次（图 13-219）。③拇指指腹自内向外，自外向内搓摩前额（图 13-220）反复十余次。④双手中指点揉攒竹、鱼腰、阳白、太阳穴。⑤中指自大眼角沿眶上缘及眉弓反复向外分推抹动十余次（图 13-221）。⑤双手十指颤点划动头皮，边颤点边移动位置，以刺激头部皮肤和穴位（图 13-222）。⑥拇指捏揉内关、神门穴（图 13-223），各 3~5 分钟。

本方法适用于各种失眠、神经衰弱、头痛、头昏等症，对合并有其他疾病者，加用其他穴位和手法。

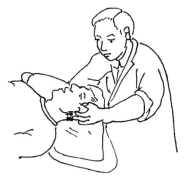

图 13-218 点揉安眠穴

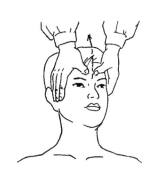

图 13-219 印堂划至百会

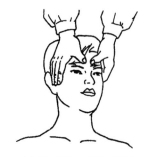

图 13-220　搓摩前额

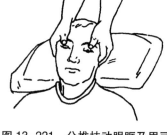

图 13-221　分推抹动眼眶及眉弓

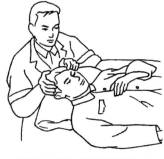

图 13-222　颤点划动头皮

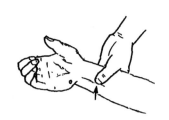

图 13-223　捏揉内关、神门穴

二十六、晕厥

晕厥，是一种突然发生的短暂的意识丧失状态，与昏迷不同，昏迷是指高级神经活动受到严重抑制，意识丧失持久而不易迅速恢复。

【治疗方法】

治法之一：掐人中法。

操作步骤：①将患者放置仰卧位，头低足高（以利于脑部的供血供氧），解松领口和腰带（以使呼吸通畅）。②术者拇指指尖掐于患者人中穴处（在鼻唇沟中上 1/3 处），持续用力（以加强刺激作用），至患者苏醒为度（图 13-224）。患者苏醒后按揉头部和胸腹。

本方法适用于抢救各种晕厥、休克、癫痫发作、中暑、中风等症。

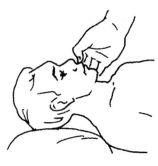

图 13-224　掐人中

治法之二：勾魂四把钩子法。

操作步骤：①将患者放置仰卧位，解松领口腰带。②术者拇中指相对，中指伸入患者腋窝之中，反复抠拨极泉穴和捏掐胸大肌肌腱，使其产生强烈的酸麻胀感（图13-225），促使患者苏醒。③若不醒，抠捏对侧；仍不醒，抠捏腹股沟内下端的急脉穴和股内收肌肌腱处（图13-226）；还不醒，抠捏对侧，以醒为度，此四处合称勾魂四把钩子。

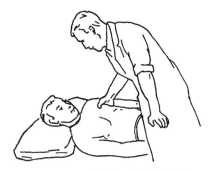
图 13-225　抠捏极泉及胸大肌

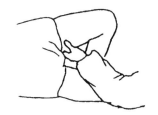
图 13-226　抠捏急脉穴及股内收肌

本方法适用于抢救各种晕厥、休克、癫痫发作、中暑、中风等症。并应及时拨打120急救电话，有条件者应及时送医院抢救。此法仅是临时应急抢救措施之一。

二十七、脑出血后遗症（半身不遂）

脑出血后遗症，是指脑部出血或脑血栓形成后，出现的一侧肢体瘫痪，口眼歪斜、舌强语涩等后遗症，又谓半身不遂、中风偏瘫，多见于有高血压病史的中老年患者。

【治疗方法】

治法：通经活络康复法。

操作步骤：①患者俯卧于床上，术者用双手掌按揉脊柱及其两侧肌肉，双手拇指点揉脊柱两侧华佗夹脊穴及足太阳膀胱经的五脏六腑腧穴3～5遍（图13-227）。②用双手拿揉下肢后侧肌肉，在环跳、承扶、殷门、委中、承山、昆仑、太溪穴处重点拿揉（图13-228），对于患侧更应多拿揉数次。③拍子拍打腰背三条线和下肢后侧的足太阳膀胱经3～5遍（图13-229）。④患者翻身仰卧，双手拿揉下肢前侧肌肉（图13-230），在伏兔、风市、阴市、血海、梁丘、阳陵泉、阴陵泉、足三里、三阴交、解溪、太冲穴处行重点拿揉3～5遍。⑤拍子拍打下肢前内外侧3～5遍（图13-231）。⑥提起下肢做屈膝屈髋内收外展和摇髋活动，各反复7～8次（图13-232）。⑦做向内向外摇膝活动7～8次（图13-233），做向内向外摇踝活动7～8次（图13-234）。⑧掌根按压冲门穴3～5分钟再放松（图13-235），促使热流窜及下肢（理气活血）。⑨将患者扶起呈坐位，双手拿揉肩及上肢肌肉，抠拨按揉缺盆、极泉、青灵、曲池、肩髃、臂臑、手三里、小海、内关、外关、合谷穴，各约半分钟（图13-236）。⑩旋转摇肩活动7~8次（图13-237），旋转屈伸肘关节7~8次（图13-238），旋摇拔伸腕关节7~8次（图13-239）。⑪一手握住腕部，一手握呈钳形拳，逐个顺序牵拉拔伸旋摇五指（图13-240）。⑫拍子拍打肩部及上肢四周3~5遍（图13-241）。

　　本方法适用于治疗脑出血后遗症，半身不遂，中风偏瘫和肢体活动不利者。若有面瘫或言语不清等。加用有关穴位和治疗手法。

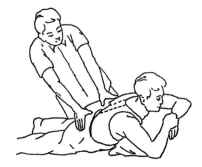

图13-227　点揉华佗夹脊穴

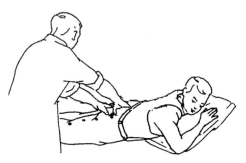

图13-228　拿揉环跳、委中穴

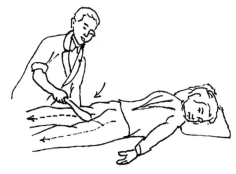

图13-229　拍打腰背和下肢

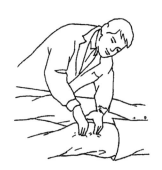

图13-230　拿揉下肢前侧肌肉

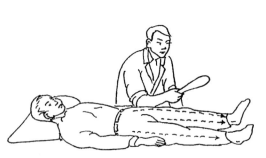

图13-231　拍打下肢前内外侧

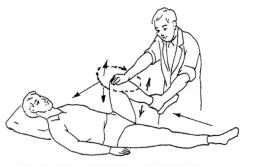

图13-232　屈膝屈髋内收外展摇髋活动

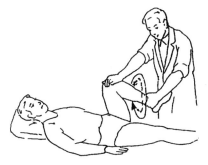

图 13-233　摇膝活动

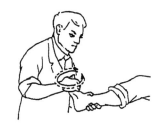

图 13-234　摇踝活动

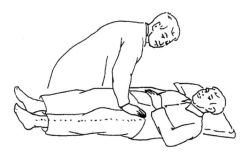

图 13-235　按压冲门穴

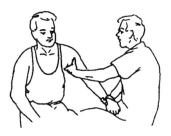

图 13-236　抠拨极泉、青灵穴

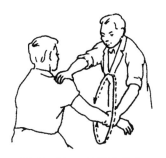

图 13-237　旋摇肩关节

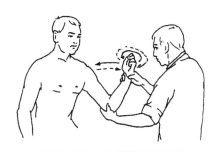

图 13-238　旋摇屈伸肘关节

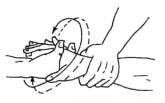

图 13-239　旋摇拔伸腕关节

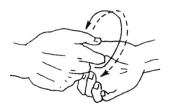

图 13-240　旋摇拔伸指关节

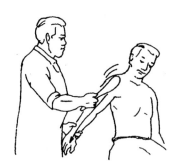

图 13-241　拍打肩部及上肢

二十八、糖尿病

糖尿病，是一种比较常见的内分泌代谢疾病，以多饮、多食、多尿、尿糖及血糖增高为典型特征。重症患者常伴发酮症酸中毒、高渗昏迷等。中医称其为消渴。

【治疗方法】

治法：调理脏腑法。

操作步骤：①患者仰卧于床上，术者站其身旁，手掌推揉胸腹部 3～5 遍。②中指按揉振颤膻中、鸠尾、中脘、梁门、期门、章门、神阙、气海、关元、天枢、中极穴（图 13-242）。各约半分钟。③烦渴多饮者，重点按揉左梁门、左章门穴（图 13-243），各约 1 分钟；多饮多食者，按揉中脘、建里自中脘向上推按至咽部 3～5 遍（图 13-244）；多尿者，按揉水分、气海、关元、中极、止尿穴（图 13-245）3～5 遍。④患者坐位，术者手掌自上向下推按腰背脊柱两侧，反复 3～5 遍（图 13-246）。⑤患者俯卧，术者双手拇指点揉脊柱两侧华佗夹脊穴和膀胱经五脏六腑腧穴（图 13-247），反复 3～5 遍。⑥烦渴多饮者，按揉肺俞、心俞、膈俞、肝俞、脾俞穴（图 13-248），并配合点按下肢足三里、阳陵泉穴（图 13-249），各约半分钟；多饮多食者，按揉胃俞、脾俞、肾俞，按三阴交，搓揉涌泉穴（图 13-250）；多尿者，按揉肺俞、肝俞、肾俞、膀胱俞，拿肩井，揉百会，搓揉腰骶部（图 13-251）。⑦拍子反复拍打腰背三条线及下肢（图 13-252），反复 3～5 遍。

本方法适用于治疗轻型糖尿病，对病情较重合并有并发症的患者，还应配合其他疗法。

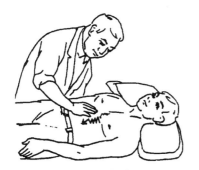

图 13-242　按揉振颤膻中、中脘穴

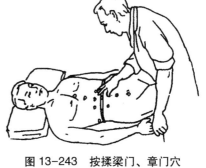

图 13-243　按揉梁门、章门穴

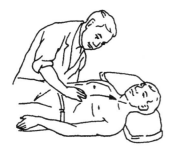

图 13-244　自中脘逆推至咽部

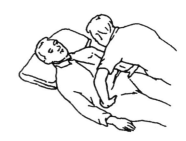

图 13-245　按揉止尿穴

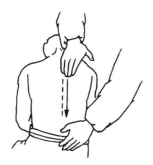

图 13-246　推按腰背脊柱两侧

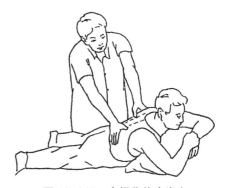

图 13-247　点揉华佗夹脊穴

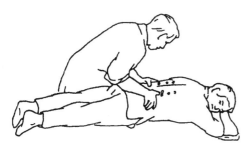

图 13-248　点揉肺、心、膈俞穴

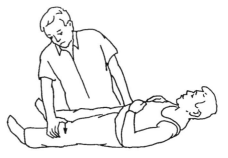

图 13-249　点按足三里、阳陵泉穴

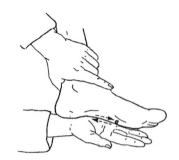

图 13-250　搓揉足底涌泉穴

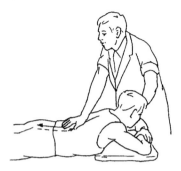

图 13-251　搓揉腰骶部

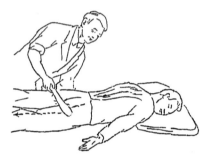

图 13-252　拍打腰背及下肢

二十九、肥胖症

　　肥胖，是人体内脂肪积聚过多所致。当摄入人体内食物热量超过消耗量时，其多余的热量主要转化为脂肪，储存于各组织皮下而形成肥胖。一般超过正常体重的 10% 为过重，超过体重的 20% 以上者为肥胖。体重的增加也可以由于肌肉发达或水液潴留而增加，在诊断之时，应排除这两种因素。

　　【治疗方法】

　　治法：按摩减肥法。

　　操作步骤：①患者仰卧于治疗床上，术者站其身旁，双手掌推揉任脉、肾经、胃经胸腹部（图 13-253），由上至下反复 7~8 遍。②右手中指按揉颤点中脘、天枢、大横、气海、神阙穴（图 13-254），各约 1 分钟。③双手掌交替以肚脐为中心，逆时针方向反复推揉 7~8 遍（图 13-255）。④双手抓揉提拿腹中线任脉及胃经，从上向下，边抓提边移动 3~5 遍（图 13-256）。⑤双手前后交替反复抓提腹直肌，自上向下，边抓边放边移动位置 3~5 遍。⑥在右腹部两侧上中下等距离选定三点，四指按揉颤动，每点两分钟（图 13-257）。⑦双手交替以肚脐为中心，顺时针方向反复推揉（图 13-258）约 3~5 分钟。⑧患者坐起，术者双手捏揉上肢肌肉及穴位（图 13-259）。⑨患者俯卧，术者双手按摩腰背脊柱督脉和两侧膀胱以及下肢后侧肌肉及穴位。⑩拍子反复拍打腰背三条线及四肢四面（图 13-260）各反复 3~5 遍。

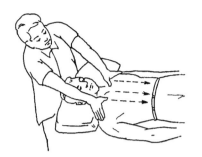

图 13-253 推揉按摩腹部

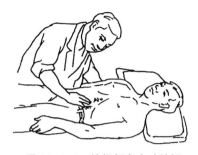

图 13-254 按揉颤点中脘神阙

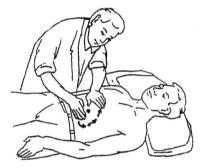

图 13-255 逆时针推揉腹部

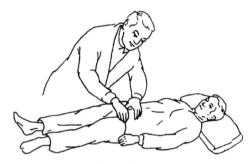

图 13-256 抓揉提拿腹中线

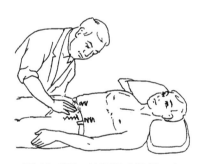

图 13-257 按揉颤动腹部三点

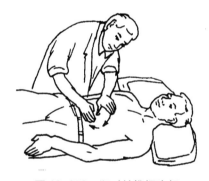

图 13-258 顺时针推揉腹部

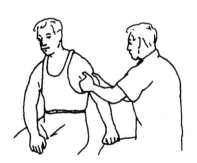

图 13-259 捏揉上肢肌肉及穴位

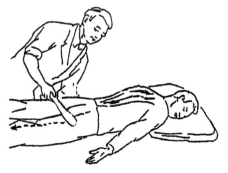

图 13-260 拍打腰背、四肢

第三节　妇科病症

一、痛经

痛经，是指在行经前或行经期间，发生难以忍受的下腹疼痛，甚至影响生活和工作。

【治疗方法】

治法：活血行经止痛法。

操作步骤：①患者仰卧于治疗床上，术者站其身旁，手掌按摩腹部约两分钟，自上向下推揉任脉、冲脉及肾经、胃经（图13-261）3~5次。②拇指或中指点揉振颤气海、关元、中极穴（图13-262），各1~2分钟。③拿揉阳陵泉、阴陵泉、足三里、三阴交、合谷、劳宫、太冲穴（图13-263），各1~2分钟。④捏揉调经穴（足底涌泉穴外1寸处）（图13-264），各1~2分钟。⑤双手掌在小腹部顺时钟方向推揉3~5分钟，双手抓提拿揉小腹部3~5次（图13-265），手掌按揉运摩小腹3~5分钟。⑥患者翻身俯卧，术者用双手掌按揉腰背两侧肌肉及膀胱经穴位3~5遍（图13-266）。⑦双手拇指点揉肝俞、脾俞、肾俞、命门、八髎穴及腰骶部的痛经反射点（压痛点）各约半分钟（图13-267）。⑧双手掌推运按摩两胁及腰骶部，约3~5分钟（图13-268）。⑨拍子拍打腰背三条线及下肢后面（图13-269）3~5遍。

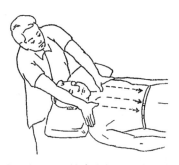

图13-261　按摩腹部冲脉、任脉

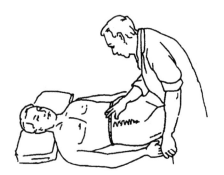

图13-262　点揉振颤气海关元

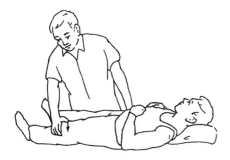

图 13-263 拿揉足三里三阴交

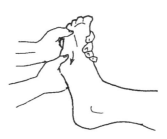

图 13-264 捏揉调经穴

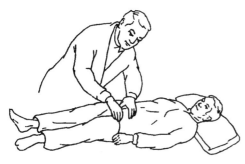

图 13-265 抓提拿揉小腹部

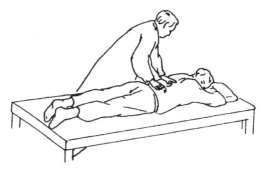

图 13-266 点揉膀胱经穴位

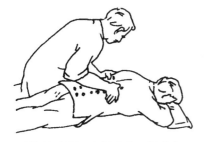

图 13-267 点揉脾俞、肾俞穴

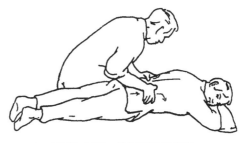

图 13-268 推运两胁及腰骶

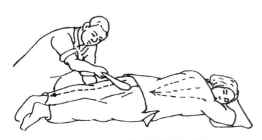

图 13-269 拍打腰背及下肢

二、闭经

妇女凡年过 18 周岁，月经尚未见初潮的，即称谓原发性闭经。若月经周期已经建立之后，连续 3 个月以上的停经，称继发性闭经。青春期前、妊娠期、哺乳期以及绝经后的无月经，都属于正常生理现象。至于生殖道先天性缺陷，或后天性损伤，经血不能外流的，均不属于闭经的范围。

【治疗方法】

治法：调补气血行经法。

操作步骤：①患者仰卧于治疗床上，术者站其身旁，手掌推运拿揉腹部（图 13-270）、抓提拿揉腹部，各 3~5 次；由上向下沿冲任二脉，反复推按腹部 3~5 遍。②拇指和中指相对，掐捏内关、外关、合谷、劳宫穴 3~5 次（图 13-271）。③中指点揉振颤上脘、中脘、下脘、水分、气海、关元、中极穴（图 13-272）。④拇指捏揉阳陵泉、阴陵泉、足三里、三阴交、太冲、调经穴 3~5 次（图 13-273）。⑤患者翻身呈俯卧位，术者双手掌按摩腰骶部 3~5 遍（图 13-274）。⑥双手拇指和中指点揉膈俞、肝俞、脾俞、肾俞、志室、命门、八髎穴（图 13-275）。⑦双手拇指点揉两侧肾俞、章门、带脉穴，各 1~2 分钟（图 13-276）。⑧双手掌按摩背部脊柱两侧肌肉及腰骶部。⑨拍子拍打腰背三条线及下肢四面，各 3~5 遍。

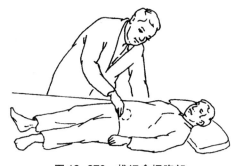

图 13-270　推运拿揉腹部

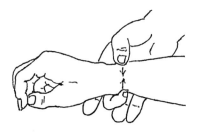

图 13-271　掐捏内关、外关穴

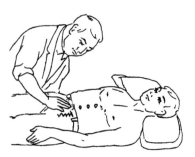

图 13-272　点揉振颤气海、关元穴

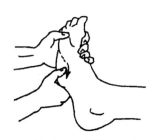

图 13-273　捏揉调经穴

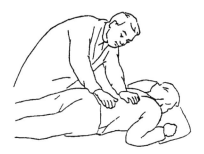

图 13-274　按摩腰骶部

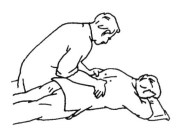

图 13-275　点揉脾俞、肾俞穴

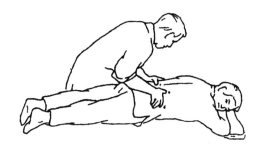

图 13-276　拿揉肾俞、章门穴

　　本方法适用于治疗因各种神经精神障碍，及功能紊乱等引起的闭经，但应注意除外早期妊娠，以免引起不良后果。

三、月经不调

　　月经不调，是指妇女月经病的统称，也称月经失调，包括中医所说的月经先期、月经后期、月经前后不定期、崩漏、淋漓、闭经等症。

【治疗方法】

治法之一：补气血调冲任法。

　　操作步骤：①患者俯卧于治疗床旁，术者站其身旁，双手掌按摩患者脊柱两侧及腰骶部膀胱经肌肉及穴位（图 13-277）。②双手拇指点揉按压肾俞、命门及八髎穴，至有酸胀之感为度（图 13-278）。③双手拿揉两侧肾俞、章门及带脉穴 3~5 次（图13-279）。④患者翻身呈仰卧位，术者手掌按揉小腹部数遍。拇指或中指点按气海、关元、中极、归来、子宫穴（图 13-280），随呼吸而沉浮进退，至有酸胀沉感为度。⑤双手捏揉两侧阳陵泉、阴陵泉、足三里、三阴交、太冲、调经穴（图 13-281）。⑥双手拇指交替推任脉、冲脉及肾经、胃经，由上向下反复 3~5 遍（图 13-282）。⑦双手抓提腹部冲任二脉，边抓提边放松边向下移动位置（图 13-283），反复 3~5 遍。

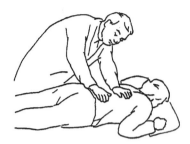

图 13-277　按摩脊柱及腰骶部

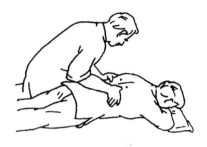

图 13-278　点揉肾俞、命门、八髎穴

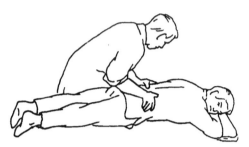

图 13-279　拿揉肾俞及章门穴

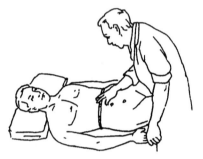

图 13-280　点按气海、关元穴

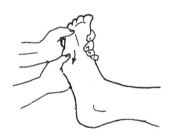

图 13-281　捏揉调经穴

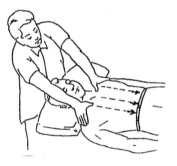

图 13-282　推任脉、冲脉

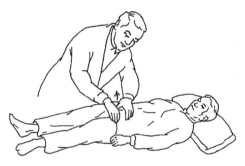

图 13-283　抓提腹部

治法之二：疏通督任调经法。

操作步骤：①患者俯卧于治疗床旁，术者站其床头前方，双手掌按摩推揉脊柱督脉及其两侧膀胱经肌肉、穴位3~5遍（图13-284）。②双手拇指交替顺推自大椎推到至阳穴，从至阳推至命门穴，自命门推至长强穴（图13-285）3~5遍。顺推两侧膀胱及其五脏六腑腧穴。③双手握呈跪指式推揉脊柱棘突之间隙中的穴位，自大椎穴推起，边推边揉边向下移动，至长强穴止3~5遍（图13-286）。④双手拇指点揉督脉及膀胱经的主要穴位，如至阳、膈俞、脾俞、命门、肾俞、腰眼、章门、次髎、环跳穴，各约1分钟（图13-287）。⑤双掌按揉腰骶及两臀部和下肢后侧肌肉（图12-288）3~5遍。⑥患者翻身呈仰卧位，术者站其床头前方，双手拇指沿冲任二脉由上向下，交替直推自天突推至膻中穴，自膻中推经中脘至神阙穴，自神阙穴经过气海、关元至中极穴3~5遍（图13-289）。⑦拇指或中指点揉振颤气海、关元、中极穴（图13-290），抓提拿揉小腹3~5次。⑧拇指捏揉风市、血海、足三里、三阴交、太冲、调经穴（图13-291）。⑨双手拿揉下肢肌肉，手掌根分别按压两侧冲门穴（图13-292），持续按压3~5分钟，放开时可有热流感放散至足，以调其血脉。

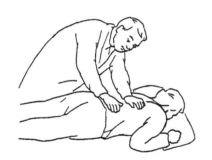

图13-284　推揉督脉及膀胱经

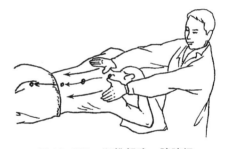

图13-285　顺推督脉、膀胱经

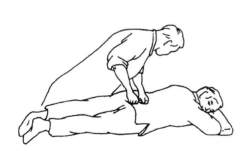

图13-286　跪指推揉脊柱

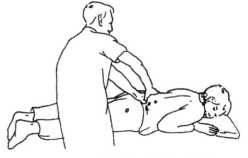

图13-287　点揉肾俞、腰眼、环跳穴

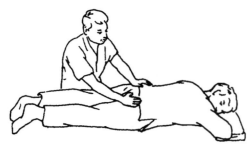

图 13-288 按揉腰骶及臀部

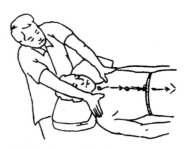

图 13-289 交替直推任脉诸穴

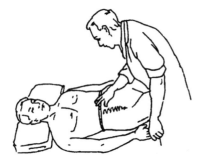

图 13-290 点揉振颤气海、关元穴

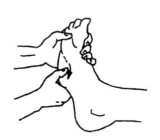

图 13-291 捏揉调经穴

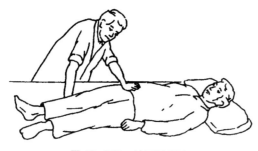

图 13-292 按压冲门穴

本方法适用于治疗各种月经不调、痛经、闭经及月经前后诸症。

四、功能性子宫出血（崩漏）

功能性子宫出血，是由内分泌失调引起的子宫异常出血。简称功血症，中医称崩漏。

【治疗方法】

治法：提气止血法。

操作步骤：①患者仰卧位，术者站其身旁，手掌轻柔按摩腹部数遍，手掌调补神阙（即按于脐上逆时针方向和顺时针方向交替揉动，逆多顺少为调补）（图 13-293）。②中指揉按气海、关元穴及小腹部，各 2~3 分钟（图 13-294），手法轻举而勿沉。③手掌抓提拿揉冲任二脉，由腹直肌从上向下，边抓提边拿揉边放松（图 13-295）3~

5遍，称三抓提气法。④右手捏揉曲池、合谷、阳陵泉、足三里、三阴交、太冲穴和捏调经穴（在足底、涌泉穴外1寸，与足背足临泣穴相对）（图13-296），各1~2分钟。⑤患者翻身俯卧，术者双手掌按揉腰背脊柱督脉及其两侧膀胱经（图13-297）。⑥拇指点按膈俞、脾俞、胃俞、肾俞、次髎、命门穴（图13-298），各约半分钟。

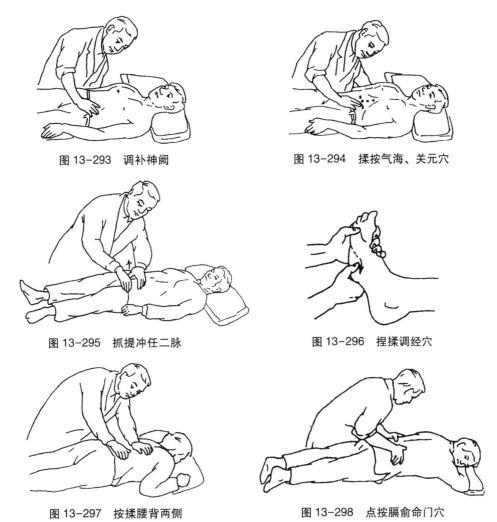

图13-293　调补神阙　　　　　　　　　图13-294　揉按气海、关元穴

图13-295　抓提冲任二脉　　　　　　　图13-296　捏揉调经穴

图13-297　按揉腰背两侧　　　　　　　图13-298　点按膈俞命门穴

五、月经前后诸症

月经前后诸症，是指每次月经期前后，所出现的各种症状，如头痛、头胀、腰酸膝软，胸闷烦躁，乳房胀满，以及四肢浮肿，夜寐不安，饮食减退等。一般多见于经前期，行经过后便逐渐减轻或消失。

【治疗方法】

治法：健脾补肾安神法。

操作步骤：①患者俯卧于治疗床上，术者站其身旁，手掌按揉患者腰背脊柱及其两侧肌肉，以掌根揉按足太阳膀胱经及其五脏六腑腧穴（图13-299）3~5遍。②双手拇指点揉心俞、膈俞、肝俞、脾俞、肾俞、八髎穴（图13-300）。③手掌推揉下肢后侧肌肉及膀胱经穴位（图13-301）3~5遍。④患者翻身仰卧，手掌自上向下反复推揉胸腹部，自胸腹中线向两侧分推胸腹部（图13-302），边推边向下方移动3~5遍。⑤双手交替，以脐部为中心，顺时针方向反复推揉腹部（图13-303）7~8遍。⑥中指点揉振颤膻中、中脘、气海、关元、中极、天枢、归来穴（图13-304）。⑦捏揉阳陵泉、阴陵泉、足三里、三阴穴、太冲、调经穴（图13-305），各约1分钟。⑧拍子拍打腰背三条线及下肢（图13-306），反复3~5遍。

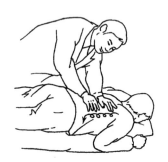

图 13-299　按揉五脏六腑腧穴

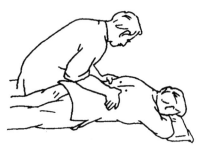

图 13-300　点揉膈俞、肾俞穴

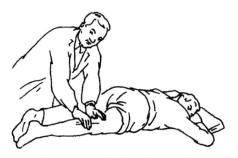

图 13-301　推揉下肢肌肉穴位

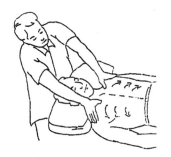

图 13-302　分推胸腹部

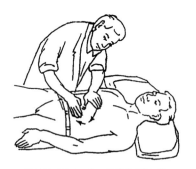

图 13-303　顺时针推揉腹部

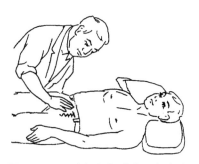

图 13-304　点揉振颤膻中、气海穴

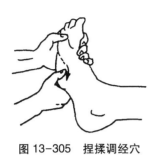

图 13-305　捏揉调经穴

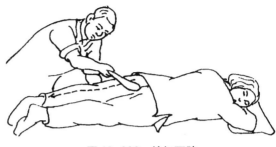

图 13-306　拍打下肢

六、带下病

在正常情况下，妇女阴道内可分泌出一种白色黏液，其量随月经周期改变，无局部刺激症状者，称为带下。若妇女带下的量、色、质发生改变，而且伴有一定症状，则称带下病。

【治疗方法】

治法：健脾益肾止带法。

操作步骤：①患者仰卧于治疗床上，术者站其身旁，手掌按揉腹部冲任二脉，调补神阙（图 13-307）。②中指按揉中脘、天枢、气海、关元、中极穴，各约 1 分钟（图 13-308）。③拇指掐按点揉下肢肌肉及血海、阳陵泉、足三里、三阴交穴，各约半分钟（图 13-309）。④手掌推摩小腹数次，边抓提边拿揉边放松，反复 3~5 次（图 13-310）。⑤患者翻身俯卧、术者拇指或中指点揉命门、肾俞、次髎、长强穴（图 13-311）。⑥双手掌按揉腰骶及臀部，在肾俞、命门、腰阳关、八髎、环跳穴处，进行重点按揉（图 13-312），进行搓摩，使其温热之感传至小腹为度。

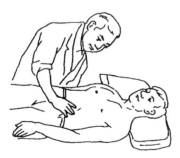

图 13-307　调补神阙

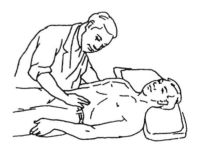

图 13-308　按揉气海、关元穴

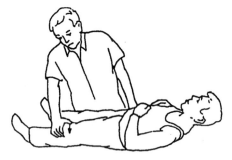

图 13-309　掐按点揉足三里穴

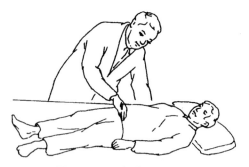

图 13-310　推摩抓提腹部

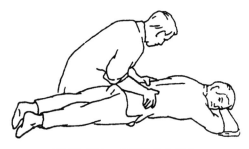

图 13-311　点揉肾俞命门穴

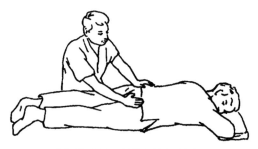

图 13-312　按揉腰骶及臀部

七、盆腔炎

妇女内生殖器及其附件周围结缔组织或盆腔腹膜发炎时，统称为盆腔炎。炎症可局限于一个部位，亦可波及几个部位，有急性和慢性两种。

【治疗方法】

治法：消炎消肿，健脾益肾法。

操作步骤：①患者仰卧于床上，术者站其身旁，手掌按揉腹部数遍。②中指点揉振颤气海、关元、中极、归来、子宫穴，各 1~2 分钟（图 13-313）。③双手反复抓提拿揉少腹部及两侧冲任二脉及穴位（图 13-314），反复 7~8 遍。④拇食二指反复捏揉大腿内侧肌肉及五里、阴廉、急脉穴，各约 1 分钟（图 13-315）。⑤拇指捏揉血海、阴陵泉、足三里、三阴交，各约 1 分钟（图 13-316）。⑥患者翻身呈俯卧位，术者手掌推揉腰骶部；双拇指点揉肾俞、大肠俞、命门、腰阳关、八髎穴，各约半分钟（图 13-317）；双手叠掌按压腰骶部，1~2 分钟（图 13-318）；手掌搓揉腰骶及下肢后面 3~5 遍；半握拳拍打腰背三条线及下肢。

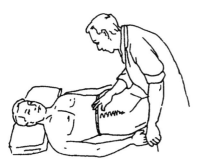

图 13-313 点揉振颤气海、关元穴

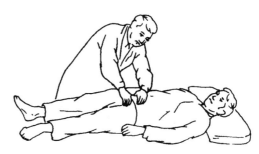

图 13-314 抓提拿揉冲任二脉

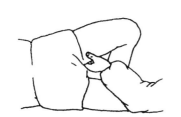

图 13-315 捏揉大腿内侧肌肉及穴位

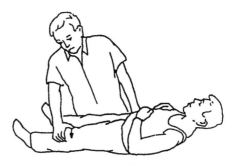

图 13-316 捏揉足三里穴

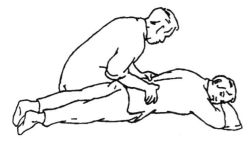

图 13-317 点揉肾俞、命门穴

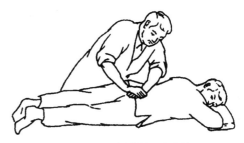

图 13-318 叠掌按压腰骶部

八、子宫脱垂

子宫自正常位置沿阴道下降，子宫颈外口下降于坐骨棘水平以下，甚至子宫全部脱出于阴道口外，称子宫脱垂。

【治疗方法】

治法：提升托举法。

操作步骤：①患者仰卧于治疗床上，术者站其身旁，手掌进行轻揉的抚摩腹部，自小腹向上推揉7~8遍（图13-319）。②中指点揉中极、曲骨、归来、子宫穴（图13-320），各1~2分钟。③双手拿揉腹部，并抓而提之，提而颤之（图13-321）5~6

次。④双手四指指尖交替自曲骨穴（耻骨结节上缘中央）向上托举小腹部7~8遍。⑤拇指捏揉大腿内侧五里、阴廉、血海、阴陵泉、足三里、三阴交、太冲穴（图13-322），各约1分钟。用力柔和持续，使子宫有上提之感觉。⑥患者翻身呈俯卧位，术者手掌按摩搓揉腰骶部7~8遍（图13-323）。⑦拇指点揉肾俞、命门、秩边、承扶穴（图13-324），各约半分钟。

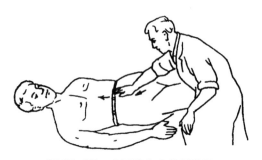

图13-319　自下腹向上推揉腹部

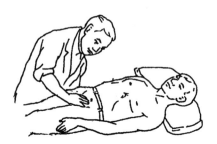

图13-320　点揉中极、曲骨穴

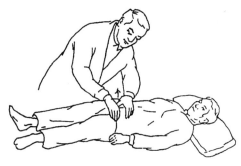

图13-321　抓提腹部

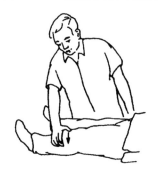

图13-322　捏揉足三里穴

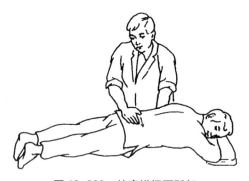

图13-323　按摩搓揉腰骶部

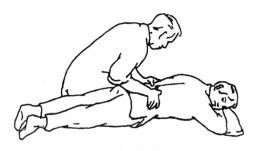

图13-324　点揉肾俞、命门穴

九、产后乳汁不足

产后乳汁不足又称产后少乳，是指妇女生育后，乳汁分泌量少，甚或全无乳汁分泌。近些年来，大龄生育和剖腹产的比例升高，产后乳汁不足的现象也有所上升。

【治疗方法】

治法：补气健脾催乳法。

操作步骤：①患者俯卧于床上，术者站其身旁，手掌按揉背部及脊柱两侧 3~5 遍。②双手拇指点揉背部膀胱经厥阴俞、膈俞、膏肓俞穴，各 1~2 分钟（图 13-325）。③患者翻身仰卧，术者中指点揉膻中、乳根、中脘穴，各约 1 分钟（图 13-326）。④双手按揉乳房周围，沿乳腺分泌方向，从乳房周围向乳头方向推揉（图 13-327），各十余遍，用以疏通乳腺管路，促使乳汁分泌。

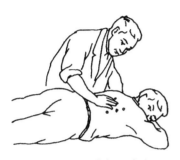

图 13-325　点揉膈俞穴

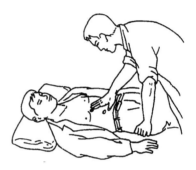

图 13-326　点揉膻中、中脘穴

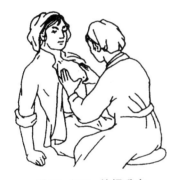

图 13-327　按揉乳房

十、急性乳腺炎

急性乳腺炎，大多是因为急性化脓性细菌感染所致，常发生在妇女哺乳期间，尤以初产妇较为多见。中医称其为乳痈，又称吹乳。发生于妊娠期的，称为内吹乳痈；发生在哺乳期的，称为外吹乳痈。

【治疗方法】

治法：初期排乳消炎法。

操作步骤：①患者坐于治疗凳上，术者用双手捏揉患者风池、肩井、大椎、合谷、内关、少泽等穴（图 13-328），拇指点揉膈俞、肝俞、脾俞、胃俞穴，各 1~2 分钟。

②按揉乳房周围乳根、天溪、食窦、屋翳、胸乡穴（乳房局部按摩，应事先将乳房用酒精棉球消毒，周围涂上少许润滑油（如液状石蜡、甘油、凡士林等，乳下方放一毛巾。接受排出之积乳用）。③患者自己或术者双手轻柔按摩乳房四周，从乳房四周轻轻向乳头方向，沿着乳腺管的走行反复推按，把瘀滞的积乳逐渐排出，促使乳腺管畅通（图13-329）。也可用吸乳器协助吸出积乳，其肿痛即可缓解，反复数次可愈。

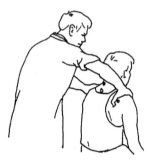

图13-328　捏揉肩井穴

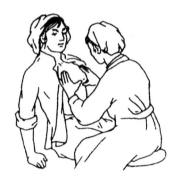

图13-329　按揉乳房

本方法只可用于乳腺炎的初期尚未成脓之时，若已成脓，则应切开引流消炎治疗等。

十一、产后腹痛

产妇分娩之后，由于子宫收缩而引起的下腹部疼痛，称产后腹痛，也称宫缩痛，俗称儿枕痛。哺乳时较为明显，一般3~4日后即可自行消失，个别严重者则需综合治疗。

【治疗方法】

治法：补气血行瘀滞法。

操作步骤：①患者仰卧于床上，术者站其身旁，手掌轻轻按揉腹部，调补神阙（图13-330），再揉按气海、关元穴。②手掌由上向下推揉小腹，反复3~5遍（图13-331），以行瘀滞。③患者翻身俯卧，术者双手自脊柱向两侧沿肋间隙分推，边推边向下移动位置3~5遍（图13-332）。由上向下沿两侧足太阳膀胱经，反复顺推3~5遍（图13-333）。④手掌推揉臀部及下肢后侧（图13-334），反复顺推3~5遍。⑤拍子轻拍腰脊三条线及下肢（图13-335）3~5遍。手法结束。

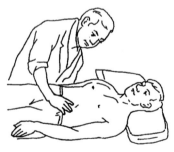

图13-330　调补神阙

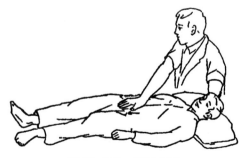

图13-331　推揉小腹

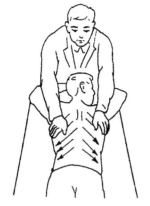

图 13-332　分推脊柱两侧

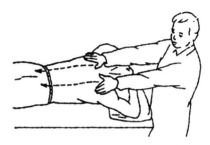

图 13-333　沿膀胱经向下顺推

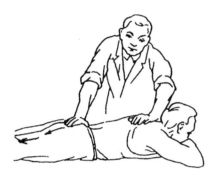

图 13-334　推揉臀部及下肢

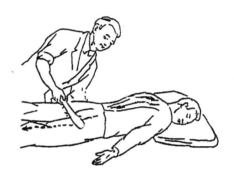

图 13-335　拍打腰背及下肢

十二、妇女尿失禁

妇女尿失禁，大多为张力性尿失禁，多见于经产妇女。

【治疗方法】

治法：补气止尿法。

操作步骤：①患者先仰卧于床上，术者站其身旁，手掌按揉患者腹部，双拇指，按压两侧止尿穴（图 13-336），持续按压 3~5 分钟，至其酸胀感串及小腹部。②中指点揉振颤气海、关元、中极穴（图 13-337），各 1~2 分钟。③拇食二指捏揉急脉、阴廉、五里穴及下肢内侧肌肉，各 1~2 分钟（图 13-338）。④患者翻身俯卧，术者手掌搓揉腰骶部（图 13-339）。⑤双手拇指点揉命门、肾俞、膀胱俞、八髎穴（图 13-340）。⑥推揉下肢后侧肌肉，捏揉足三里、阴陵泉、三阴交、行间穴（图 13-341）3~5 遍。⑦手掌搓揉双足心涌泉穴（图 13-342）反复 30~50 次，至足心发热为度。

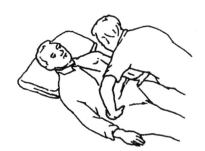

图 13-336　按压止尿穴

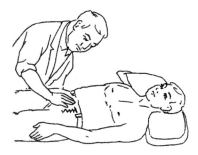

图 13-337　点揉振颤气海、关元穴

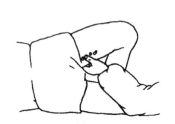

图 13-338　捏揉五里、急脉穴

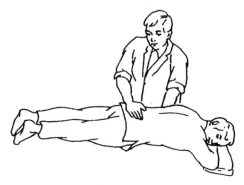

图 12-339　搓揉腰骶部

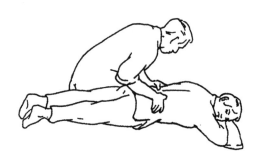

图 13-340　揉肾俞、命门穴

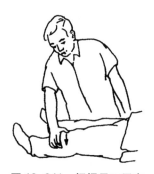

图 13-341　捏揉足三里穴

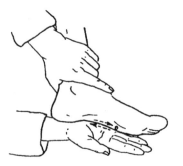

图 13-342　搓揉足心涌泉穴

十三、更年期综合征

妇女在 50 岁左右，是卵巢功能衰退及内生殖器逐渐萎缩的过渡时期，在这段时期经常出现月经紊乱，烦躁易怒，精神萎靡，头昏目眩，耳鸣，心悸，夜寐不安，潮热易出汗，口干，纳减等症状，这些证候三三两两出现，可延续数月数年不等，西医称其更年期综合征，中医称其绝经期前后诸证。

【治疗方法】

治法：健脾补肾安神法。

操作步骤：①患者仰卧于治疗床上，术者站其身旁，手掌按揉腹部调补神阙，由上腹向下推揉胸腹部 7~8 遍（图 13-343）。②中指点揉膻中、中脘、建里、气海穴（图 13-344），各 1~2 分钟。③肝肾阴虚型患者，重点揉按右侧幽门穴及梁门穴，各 2~3 分钟;；心肾不交型，重点揉按左侧章门穴 2~3 分钟（图 13-345）；脾肾阳虚型，重点揉按水分穴 2~3 分钟；月经紊乱者，重点揉按三阴交穴和调经穴，各反复 2~3 分钟；白带过多而少腹疼痛者，重点按揉关元、中极穴，点揉带脉、足三里、三阴交穴（图 13-346），先左后右。④左手拇指按阑门穴（脐上 5 分），左手中指按压左侧带脉穴，右手拇指按压左三阴交穴，同时按压 2~3 分钟，至腹部及腿部有发热感为度。变换左右位置做对侧。⑤患者翻身呈俯卧位，术者用手掌，反复按摩腰背脊柱两侧肌肉 3~5 遍（图 13-347）。⑥双手中指点按两侧肩井穴，同时两手拇指按压大椎穴 2~3 分钟；两中指按于两肩井穴不动，两拇指沿肩胛内缘向肺俞穴处按后向上提拨 3~5 次。⑦双手拇指点揉脊柱两侧华佗夹脊穴及膀胱经的五脏六腑腧穴 3~5 遍（图 13-348）。⑧双手掌自脊柱中线向两侧缘肋间隙分推，边分推边向下移动位置（图 13-349）。⑨自上向下顺推腰背脊柱及两侧膀胱经肌肉及穴位（图 13-350），各反复 3~5 遍。⑩心悸失眠者，重点推揉心俞、肺俞、膏肓穴（图 13-351）；疲乏无力，烦躁易怒者，重点推揉肝俞、脾俞、肾俞；耳鸣加点揉翳风、阳陵泉；头痛加点揉风池、太阳；潮热汗出加点揉复溜、三阴交。⑪最后用拍子拍打腰背三条线及下肢四面（图 13-352），反复 3~5 遍。

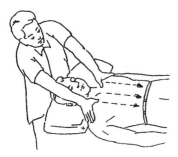

图 13-343　由上向下推揉胸腹部

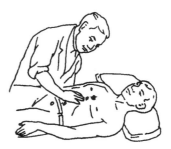

图 13-344　点揉膻中、中脘穴

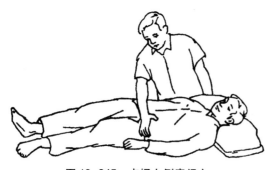

图 13-345　点揉左侧章门穴

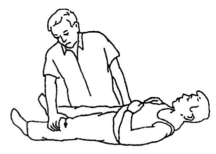

图 13-346　掐点揉足三里穴

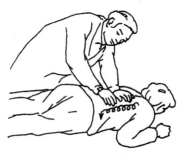

图 13-347　按摩脊柱两侧

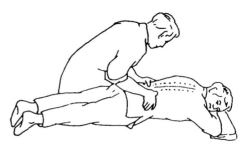

图 13-348　点揉华佗夹脊穴

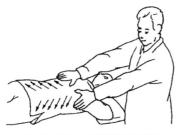

图 13-349　分推脊柱两侧

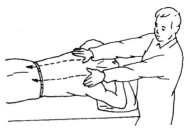

图 13-350　顺推脊柱两侧膀胱经

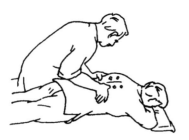

图 13-351　点揉心俞、肺俞穴

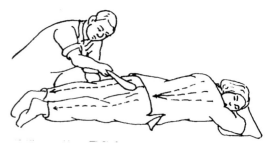

图 13-352　拍打腰背及下肢

第四节　五官科病症

一、近视眼

近视眼以视远物模糊不清，而视近物正常为特征，中医称能近怯远症。

由于眼球内结构器质性病变，而导致的近视眼，称真性近视眼；由于眼的调节器官痉挛，所引起的近视眼，称假性近视眼。按摩治疗假性近视眼效果较好。

【治疗方法】

治法：点穴按摩法。

操作步骤：①患者坐于治疗凳上，术者站其身旁，左手扶住头顶固定，右手自上而下捏揉颈项两侧肌肉，捏揉风池、风府、天柱穴，反复5~6遍（图13-353）。②中指抠揉翳风、翳明穴，双手拿揉肩井、大杼穴及颈肩部肌肉（图13-354）。③患者仰卧于床上，术者坐其床头前方，双手拇指抹揉患者前额及眼周（图13-355）。④一手食中二指掐两睛明穴，另一手食中二指点揉两攒竹穴，各约1分钟（图13-356）。⑤两手拇指点揉太阳、承泣及瞳子髎穴（图13-357），各约半分钟。⑥双手拇指分抹前额眉弓及眼眶上缘（图13-358）。⑦双手拇指揉按推运两太阳穴（图13-359），一直向下推至角孙穴，反复5~6遍。⑧双手四指指尖颤点双眉弓及眼眶上缘，边掐揉颤点边向两侧移动，5~6遍（图13-360）。⑨双手拇指按摩双眼上睑，按压双眼球（图13-361）。掐揉合谷、二间穴。手法结束。

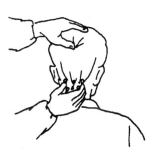

图13-353　捏揉颈项两侧肌肉

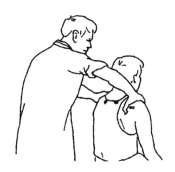

图13-354　拿揉肩井、大杼穴

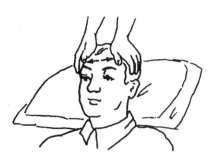

图 13-355　抹揉前额及眼周

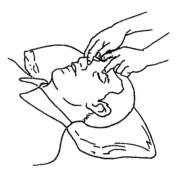

图 13-356　掐揉睛明、攒竹穴

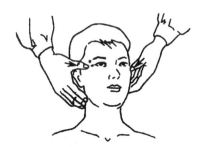

图 13-357　点揉太阳穴

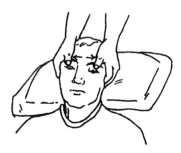

图 13-358　抹前额眉弓及眼眶

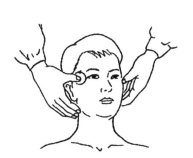

图 13-359　双运太阳穴

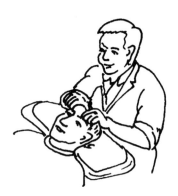

图 13-360　掐按颤点双眉弓

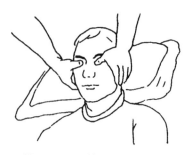

图 13-361　按双眼睑及眼球

二、麻痹性斜视

麻痹性斜视，是由于眼球外部的肌肉麻痹，影响到眼球的运动而引起。在一般情况下，两眼球的运动，是由于眼外肌的相互联系、相互依赖而协调一致的。

若眼外肌不能保持平衡协调一致，两眼就不能同时注视一个目标。即一眼的视线对正目标时，而另一眼的视线则偏斜向目标的一侧，即为斜视。有内斜视与外斜视之分。内斜视俗称对眼；对斜视俗称蟹睛。

【治疗方法】

治法：按摩牵正法。

操作步骤：①患者仰卧于治疗床上，术者坐其头顶前方，双手中指抠揉两侧风池、风府穴，同时两拇指顺势点揉两太阳穴，各2~3分钟（图13-362）。②双手拇指点揉百会及四神聪穴，同时一手食中二指指尖掐两侧睛明穴，抠揉两攒竹穴（图13-363），各2~3分钟。③两拇指点揉鱼腰及瞳子髎穴，双拇指交替自印堂经神庭、上星、前顶至百会穴交替划动（图13-364）3~5遍。④双手拇指自印堂穴向两侧分推两眉，经攒竹、鱼腰、太阳至角孙穴（图13-365）3~5遍。⑤双手拇指点揉推运两太阳穴，按压2~3分钟（图13-366），持续对挤按压两太阳穴2~3分钟（图13-367），使其产生的酸胀之感窜及头脑之中。⑥拇指腹轻柔按摩眼周并用其余四指指腹按摩面部肌肉（图13-368）5~6遍。⑦拇指指尖掐内关、合谷穴（图13-369），各1~2分钟。⑧内斜视患者，重点点揉患侧太阳、瞳子髎穴；外斜视患者，重点点揉患侧睛明、攒竹穴。手法开始宜轻，逐渐略加用力，使其酸胀之感传至眼中或头脑之中为佳。

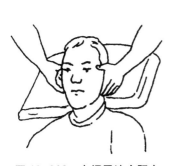

图13-362 点揉风池太阳穴

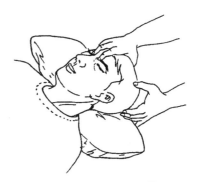

图13-363 抠揉睛明及攒竹穴

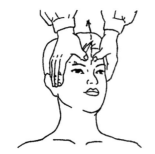

图 13-364　自印堂划动至百会穴

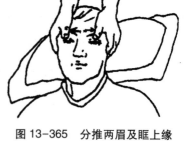

图 13-365　分推两眉及眶上缘

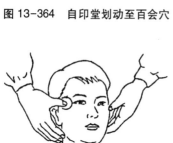

图 13-366　双运太阳

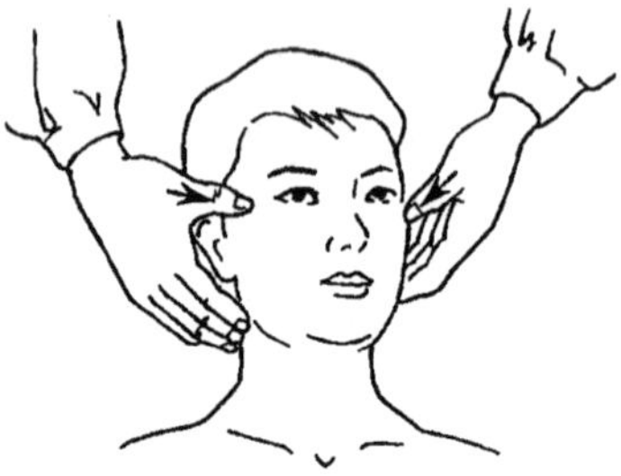

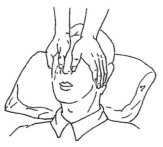

图 13-367　对挤按压两太阳穴

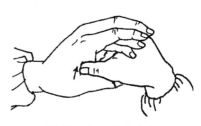

图 13-368　按摩眼周及面部

图 13-369　掐合谷穴

三、眼睑下垂

眼睑下垂，是指上眼睑麻痹不能抬起，掩盖住部分或全部瞳仁，影响视物。又称睢目、睑废、睑皮垂缓等。可发生于单眼或双眼，有先天性和后天性之分。

【治疗方法】

治法：益气升提法。

操作步骤：①患者仰卧于治疗床上，术者坐其床头前方，双手拇指指腹着力，自印堂推向睛明穴，沿眶上缘，经鱼腰、丝竹空，横推向瞳子髎至太阳穴（图 13-370）；沿眶下缘，经球后穴，横推向承泣穴至睛明穴，如此绕眼眶反复推揉 5~6 分钟（图13-371）。

主要用于刺激眼轮匝肌及其眼周穴位神经。②双手拇指搓揉前额及眉弓部，自外向内，自内向外，边搓揉边移动位置，反复十余遍（图13-372）。③双拇指指腹交替自印堂向神庭穴抹动，边抹边向两侧移动位置，均自眉部抹向发际边，至全额抹遍，反复3~5遍，至额部红润为度。④患者坐起，术者左手扶住患者头顶固定，右手拇指和中指按揉颈部两侧肌肉；抠揉两侧翳风穴，以酸胀得气为度；拿揉两侧风池、天柱穴（图13-373）。⑤拿揉颈项两侧肌肉，自风府至大椎，从上而下顺推5~6遍。⑥拇指点揉风府、哑门、百会、四神聪穴。⑦双手拿揉肩井、大杼及颈肩两侧肌肉（图13-374）。

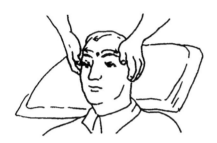

图13-370　印堂分推至两太阳穴

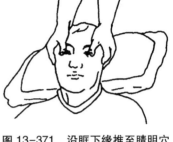

图13-371　沿眶下缘推至睛明穴

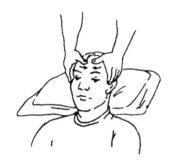

图13-372　搓揉前额及眉弓

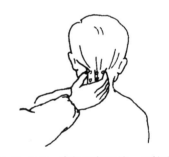

图13-373　拿揉颈部风池、天柱穴

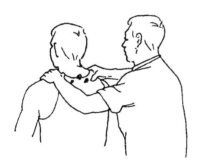

图13-374　拿揉肩井、大杼穴

临证加减：先天性睑下垂，配合按摩左侧脾俞、胃俞、肾俞、命门穴，以透热为度；并搓揉涌泉穴，以局部发热为度。后天性睑下垂，配合做顺时针方向摩腹，重点按揉中脘、气海穴。按揉大椎、脾俞、胃俞穴；搓督脉、命门、八髎穴，以透热为度。癔症性睑下垂，配合拿揉两桥弓穴（胸锁乳突肌），按揉章门、期门穴，搓揉涌泉穴。

四、急慢性鼻炎

急性鼻炎，是指鼻腔黏膜急性炎症，大多发生于伤风感冒初期，是一种常见多发症状，并由空气传染的急性病。几乎每个人都患过此症。

慢性鼻炎，是指由于各种原因引起的鼻黏膜的一种慢性炎症。

【治疗方法】

治法：按摩开窍消炎法。

操作步骤：①患者仰卧于治疗床上，术者坐其床头前方，双手中指抠揉风池、风府穴7~8遍（图13-375）。②双手拇指点揉攒竹、印堂、百会、四神聪穴。③双拇指指尖交替自印堂穴划动，经神庭、上星、前顶至百会穴3~5遍（图13-376）。④双手拇指指腹搓揉前额部（图13-377），自印堂至太阳5~6遍。双手拇指指腹交替交叉搓揉对侧鼻侧部（图13-378），自迎香经睛明至印堂穴会合十余遍。⑤双手中指点揉迎香、睛明及攒竹穴（图13-379），使酸胀感经鼻腔窜至脑中。⑥双手拇指按于鼻之两侧上下搓动和向两侧分推（图13-380）。⑦拇指掐揉两侧内关、合谷、列缺穴（图13-381），各1~2分钟。

急性期的全身症状治疗，同治疗感冒的方法，以上仅为局部的治疗手法。

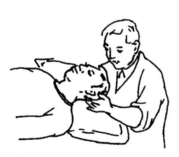

图13-375 抠揉风府、风池穴

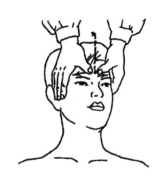

图13-376 自印堂划动至百会穴

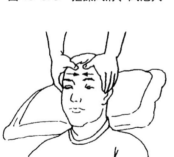

图13-377 搓揉前额部

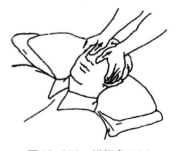

图13-378 搓揉鼻两侧

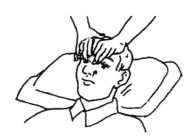

图 13-379　点揉攒竹穴

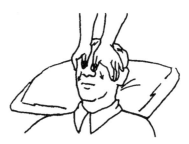

图 13-380　搓推鼻两侧

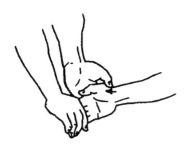

图 13-381　掐揉列缺穴

五、鼻塞

鼻塞，是指鼻腔阻塞，呼吸不通的一种症状，可因多种原因引起。

【治疗方法】

治法：通窍开塞法。

操作步骤：①患者仰卧于治疗床上，术者坐其床头前方，双手中指指尖抠揉风府及两侧风池穴 3~5 次（图 13-382）。②拇指尖点揉百会、神庭、上星、印堂穴，双手拇指指尖交替自印堂穴划动，经神庭、上星、前顶至百会穴（图 13-383）3~5 遍。③双手中指指尖点揉鼻之两侧迎香穴及两眉头之攒竹穴（图 13-384），反复 3~5 分钟，促使其酸胀之感经鼻窜入头脑中。④右手食中二指掐揉迎香穴及两侧鼻翼，同时左手食中二指持续按压两攒竹穴 1~2 分钟（图 13-385），加强刺激作用，使鼻酸眼胀眼泪流出，其塞可通。⑤双手拇指指腹搓摩鼻旁两侧 1~2 分钟（图 13-386）。⑥拇指指尖掐揉两侧合谷、列缺、内关穴，各 1 分钟（图 13-387）。手法结束。

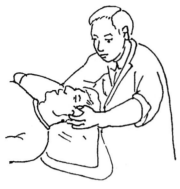

图 13-382　抠揉风府、风池穴

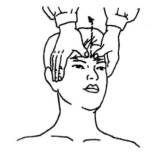

图 13-383　印堂穴划动至百会穴

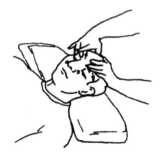

图 13-384　点揉攒竹穴

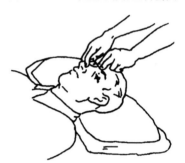

图 13-385　按压攒竹穴

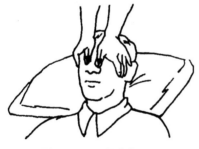

图 13-386　搓摩鼻两旁

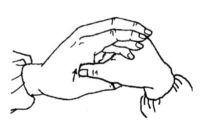

图 13-387　掐揉合谷穴

六、牙痛

引起牙痛的原因很多，一般多因胃有湿热郁而化火，或外感风寒郁而化热，故有风火牙痛之说。也有虚火上炎，或过食甘酸之物，侵蚀牙齿而致龋齿，或急性牙髓炎、急性牙根尖炎、牙周炎、牙龈炎、牙本质过敏等，都可引起牙痛。

【治疗方法】

治法：点穴镇痛法。

操作步骤：①患者仰卧于治疗床上，术者坐其床头前方，手掌反复按摩面颊及其痛牙周围部位（活血通络），食指反复点揉耳后翳风、耳前听宫，以及上关、下关、大迎、颊车穴（图13-388），使酸胀之感窜及所痛之牙根，要根据所痛之牙，选择其附近的穴位，如点揉颧髎、巨髎、地仓、人中、承浆、禾髎、迎香穴（图13-389）。②对重要穴位多点揉弹拨，其产生较强烈的酸胀之感放散至所痛之牙根部，其效最佳。待其痛止，手掌轻轻揉按所点之各穴。③拇指指尖掐揉内关、列缺、合谷穴（图13-390），各2~3分钟。

按摩治疗牙痛，可缓解其疼痛症状，但仍应进行详细检查，针对病因根治。

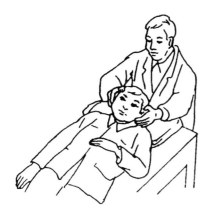

图13-388　点揉翳风、颊车穴

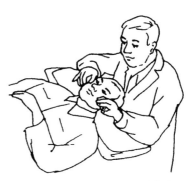

图13-389　点揉颧髎、地仓穴

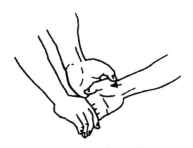

图13-390　掐揉列缺穴

七、耳鸣、耳聋

耳鸣和耳聋，是听觉障碍的两个不同症状。耳鸣是指自觉耳中鸣响，有如蝉鸣，或如机器轰鸣之声，有似潮声，或大或小，影响正常听觉。耳聋是指听力减退，甚至听觉完全丧失。耳鸣日久，可发展成耳聋，正如《医学入门》所说耳鸣乃聋之渐也。

【治疗方法】

治法：益气升清开窍法。

操作步骤：①患者坐于治疗凳上，术者站其前面，双手反复按揉面部及耳周各部穴位。拇指点揉百会、四神聪穴（图13-391）。②一手按定头部，一手拿揉颈项两侧，自风池经天柱至大椎3~5次（图13-392）。③中指指尖点揉风府、翳风、耳门、听宫、听会穴（图13-393），使酸胀感窜及耳中。④双手掌捂住双耳，使耳壳前屈，盖住耳道压紧，两中指按于脑后枕骨粗隆处，双食指按于中指背上，交互用力使食指滑落，弹打脑后两枕骨粗隆处 36 下，使头脑之中产生轰鸣感（图 13-394）。⑤双手向耳前方提拉，至双手中指按住双耳背，食指弹打耳背 3～5 次（图 13-395），加强耳中轰鸣感程度。放开双耳，双手掌心严密盖紧双耳道，用力压紧使耳内压力升高，再猛然快速放开，使耳内形成短暂的负压（图 13-396）3～5 次，以此加大压差，推动鼓膜活动，纠正鼓膜下陷。⑥拇指掐揉内关、后溪、中渚、三阳络穴（图 13-397），各 1～2 分钟。

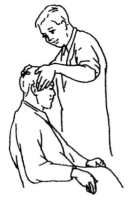

图 13-391　点揉百会、四神聪穴

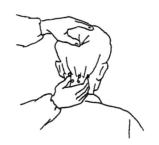

图 13-392　拿揉颈椎风池、天柱穴

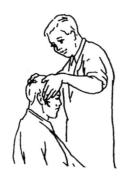

图 13-393　点揉耳门、听宫、听会穴

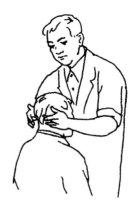

图 13-394　弹打脑后枕骨

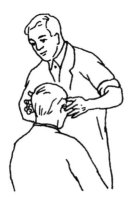

图 13-395　弹打两耳背

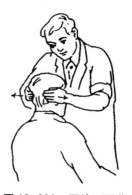

图 13-396　压放双耳道

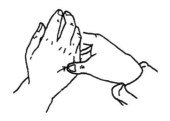

图 13-397　掐揉中渚穴

临证加减：风火盛者，点揉风门、肺俞、肝俞穴。痰火壅者，点揉肺俞、脾俞、丰隆穴。肾精亏虚者，加搓揉肾俞、命门穴。脾胃虚弱者，加揉中脘、脾俞、胃俞、足三里。

八、声门闭合不全（嘶哑、失音）

声门闭合不全，目前病名尚不统一，如有发音无力症、喉肌无力症及发音疲劳症等名称，是指在发声时，两平行的声带间声门裂隙不能完全闭合，闭合时其裂隙仍在1毫米以上，故而出现嘶哑，甚至不能发音。中医称为嘶哑、喉音或失音等。

【治疗方法】

治法：按摩回音法。

操作步骤：①患者先坐于治疗凳上，术者站其身旁，左手扶住头顶固定，右手从上向下捏揉颈项两侧肌肉3~5遍。拇指尖点揉风府、哑门穴各约1分钟，右手捏揉两侧风池、天柱、大椎穴（图13-398）3~5次。②患者仰卧于床上，术者拿桥弓，捏揉两侧胸锁乳突肌约3~5分钟（13-399）。③拇中指相对捏揉结喉两侧人迎穴（图13-400），用力由轻渐重（促使其喉咙中产生发胀、发痒或欲咳之感，如有痰涎等分泌物，让其咳出），反复捏揉5~10分钟。④拇指尖掐揉内关、合谷、列缺、少商穴（图13-401）。

喉肿痛者用拇指尖掐至阴穴3~5分钟（图13-402），癔证失音者拇指尖掐涌泉穴3~5分钟（图13-403）。

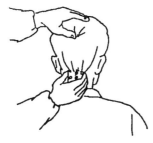

图 13-398　捏揉风池、天柱穴

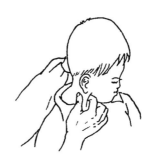

图 13-399　拿桥弓（捏揉胸锁乳突肌）

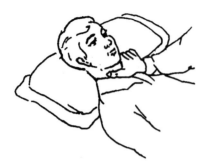

图 13-400 捏揉两侧人迎穴

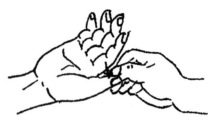

图 13-401 掐揉少商穴

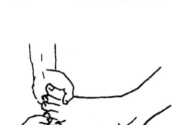

图 13-402 掐至阴穴

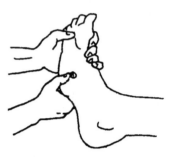

图 13-403 掐涌泉穴

第十四章　小儿科病症

一、小儿发热

发热，是指体温异常升高，又称为发烧，是小儿最常见的一个症状。小儿时期正常体温可在一定范围内波动，一日之中以凌晨 2~6 时体温最低，下午 5~7 时最高。活动、进食均可促使体温升高。正常腋下体温为 36~37℃，超过 37℃ 则为低热，超过 39℃ 则为高热。

【治疗方法】

治法之一：表证——解表祛邪法。

操作步骤：①患儿仰卧，术者双手拇指指腹在两眉之间至前发际，自下向上交替反复直推 30~50 次（称推攒竹，又称开天门，图 14-1）。②自眉头沿眉弓向两眉梢分推 30~50 次（称推坎宫，又称推眉弓或分推阴阳，图 14-2）。③双手中指在眉梢太阳穴向耳后推运 30~50 次（称运太阳法）。④术者左手持定患儿左手，右手拇指在患儿左手无名指末节螺纹面推向指根，反复直推约 100 次（称清肺经法，图 14-3）。⑤左手握住患儿左手背，右手食中二指相并在患儿左前臂，自腕横纹向肘横纹直推 100~300 次（称清天河水法，图 14-4）。

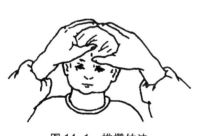

图 14-1　推攒竹法

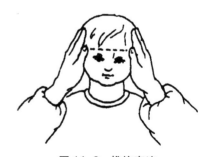

图 14-2　推坎宫法

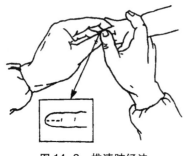

图 14-3　推清肺经法

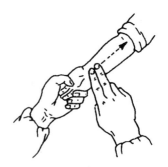

图 14-4　清天河水法

治法之二：里证——清里法。

操作步骤：①患儿仰卧，术者左手持定患儿左手，右手拇指在患儿拇指第一节（近节）掌面，反复向指根方向直推 100 次（称推胃经法，图 14-5）。②推无名指 100 次（称清肺经）。沿食指桡侧，自虎口推向指尖 100 次（称清大肠经法，图 14-6）。③拇指揉患儿手掌心内劳宫穴及运内八卦各 30~50 次，顺推大鱼际 100 次，清天河水 100~300 次。④拇指自患儿肘臂尺侧推向腕横纹 100~300 次（称退六腑法，图 14-7）。⑤右手食中二指按于患儿脐旁 2 寸两天枢穴，揉按 30~50 次（称揉天枢法，图 14-8）。

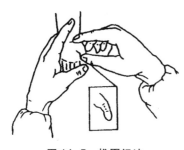

图 14-5　推胃经法

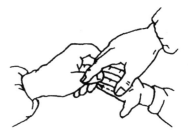

图 14-6　清大肠经法

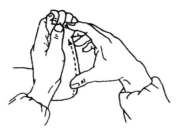

图 14-7　退六腑法

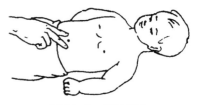

图 14-8　揉天枢法

治法之三：滋阴清热法。

操作步骤：①患儿平卧于床上，术者左手持定患儿左手，将其拇指屈曲，右手拇指在患儿拇指末节掌面或桡侧面，自末端推向指根约 100 次以上（称补脾经法，图 14-9）。在无名指掌面而向指尖方向旋推 100 次（称补肺经法）。②拇指自患儿小指根推起，经掌指关节掌侧、小鱼际绕至内劳宫穴，反复推运 30~50 次，推运时掌心滴入冷水推运（称水底捞月法，图 14-10）。③清天河水法推 100~300 次。④术者左手持定患者左脚，右手拇指着力，自足心涌泉穴向上直推 100 次（称推涌泉法，图 14-11）。⑤右手拇指按揉足三里穴，反复 100 次（称按揉足三里法，图 14-12）。

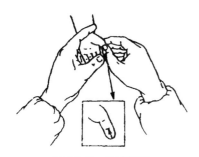

图 14-9 补脾经法

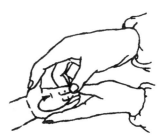

图 14-10 水底捞月法

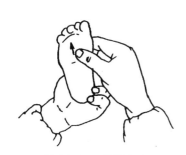

图 14-11 推涌泉法

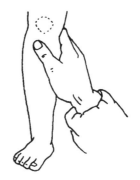

图 14-12 按揉足三里法

二、小儿感冒

小儿感冒，是指由病毒或细菌感染，引起小儿鼻咽部炎症，即小儿常见的上呼吸道感染，简称上感。营养不良体质虚弱的小儿易患本症，且病愈后免疫力低下，故可多次反复发病。

【治疗方法】

治法：清热解表法。

操作步骤：患儿仰卧，术者先用推攒竹法、推坎宫法、揉太阳法。

临证加减：

1. 风寒偏重 ①风寒偏重者，加拿揉风池法，右手拇指与食中指相对捏拿两风池穴 10~20 次（图 14-13）。②拇指按于患儿百会穴处，反复揉动 10~30 次（图 14-14）。③揉二扇门法，左手握住患儿左手固定，右手食中二指，分别按于患儿掌背中指根两侧凹陷处，反复按揉 100~300 次（图 14-15）。④拇指指尖按揉内八卦穴 10~20 次（图 14-16）。能发汗透表与风池配合其效更佳。

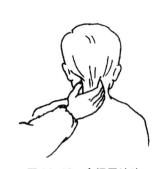

图 14-13　拿揉风池法

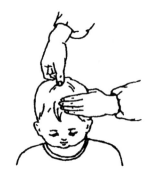

图 14-14　按揉百会法

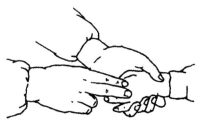

图 14-15　揉二扇门法

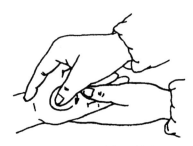

图 14-16　按揉八卦法

2. 风热偏重　①风热偏重者，加清肺经法、清天河水法、退六腑法。②夹有食滞者，加推脾经法，拇指推揉患儿拇指掌侧面各 50~100 次（图 14-17）；揉板门法，拇指按揉鱼际穴 30~50 次（图 14-18）；揉中脘法，掌根揉按中脘穴 30~50 次（图 14-19）；揉天枢法，揉天枢穴 50 余次（图 14-20）；按揉足三里法，拇指按揉足三里 100 次（图 14-21）。

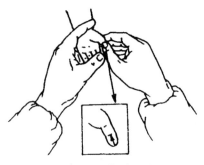

图 14-17　推脾经法

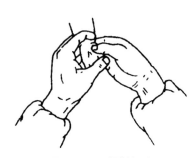

图 14-18　揉板门法

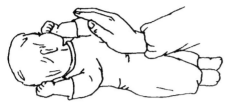

图 14-19 揉中脘法

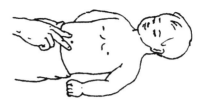

图 14-20 揉天枢法

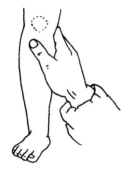

图 14-21 揉按足三里法

三、急性支气管炎

急性支气管炎，是指气管、支气管黏膜的急性炎症，以咳嗽为主，常继发于上呼吸道感染之后，也可继发肺炎，是儿科常见疾病。

【治疗方法】

治法：宣肺止咳法。

操作步骤：①患儿仰卧于床上，术者用清肺经法，即用拇指推患儿手无名指掌侧末节约 100 次（图 14-22）；按天突法，即用中指端按揉天突穴（胸骨切迹上缘凹陷处正中，图 14-23），反复按揉 10~20 次。②双手拇指自患儿膻中穴（在胸骨正中，两乳头连线的中点）向两侧分推至两乳头（称分推膻中法，图 14-24），反复 30~50 次。③食中二指端分别按揉两侧乳下（称揉乳根法），双手中指指端分别按揉两乳向外旁开 2 寸（称揉乳旁），各反复 50 余次。

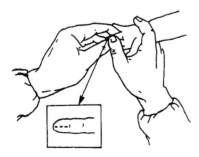

图 14-22 清肺经法

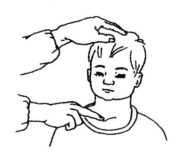

图 14-23 揉天突法

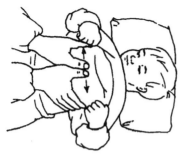

图 14-24　分推膻中法

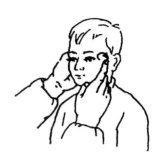

图 14-25　运太阳法

临证加减：①外感症重者，加推攒竹、推坎宫、拿风池手法和运太阳法，即用双拇指揉运两侧太阳穴（图 14-25），并反复推向耳后。②内伤症重者，加补脾经、补肺经、补肾经、揉肺俞手法。术者拇指端分别旋推患儿拇指端（脾经）、无名指端（肺经）各 100 次，按揉肺俞穴、肾俞穴各 100 次。

四、支气管肺炎

支气管肺炎，又称小叶肺炎，是婴幼儿常见的一种肺炎，多发于冬春季气候骤变时。

【治疗方法】

治法：宣肺消炎法。

操作步骤：①将患儿抱坐，术者清肺经（手法同前）。②推上三关，左手持定患儿左手，右手拇指，自腕横纹沿前臂桡侧向上反复直推（图 14-26）。③退下六腑，从前臂尺侧肘横纹推向腕横纹（图 14-27）各 100~300 次。④按揉天突、按揉肺俞（手法同前）。⑤按弦搓摩，术者站于患儿身后，双手掌相对合抱于患儿胁肋两侧搓摩，自上而下边搓摩边移动，反复 30 余遍（图 14-28）。

重症肺炎应住院及时抢救治疗。

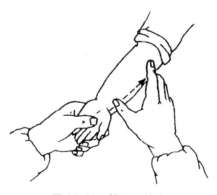

图 14-26　推上三关法

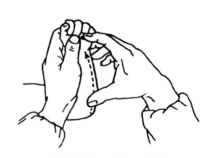

图 14-27　退下六腑法

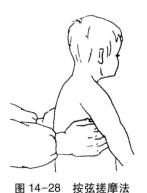

图 14-28　按弦搓摩法

五、支气管哮喘

支气管哮喘，是呼吸道的过敏性变态反应性疾病，往往反复发作，很难治愈。

【治疗方法】

治法：降气平喘法。

操作步骤：①患儿仰卧，术者做清肺经法、按揉天突法（手法见前）、开璇玑法。双手拇指腹自胸骨中线璇玑穴至鸠尾穴，沿肋间隙向两侧分推，边推边由上向下移动3~5遍，称开胸法（图14-29）；开胸法后，双拇指交替反复自璇玑穴直推经膻中至鸠尾，自鸠尾推至脐上神阙，反复3~5遍，摩挪腹部5~6遍（图14-30），合称开璇玑法。②患儿翻身俯卧，术者食中二指按揉风门、肺俞穴各30余次（图14-31）。③食中二指在患儿手掌中以手心为圆心，顺时针方向揉运100~300次（称顺运内八卦法，图14-32）。

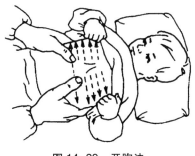

图 14-29　开胸法

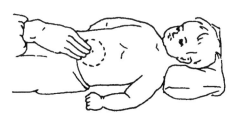

图 14-30　摩挪腹部法

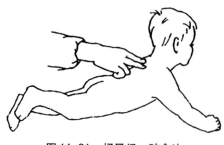

图 14-31 揉风门、肺俞法

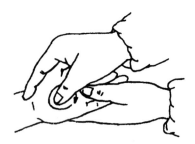

图 14-32 顺运内八卦法

临证加减：①发热者，加清天河水法、分推肩胛骨法，双拇指沿患儿肩胛内缘自上向下反复分推 100 余次（图 14-33）。②畏寒者，加推三关法。③久病体虚，肾不纳气者，加推上三关法、补肾经法、揉丹田法，掌根按于患儿脐下 2~3 寸之间，反复揉动两分钟（图 14-34）。

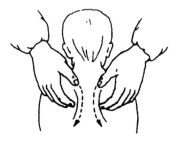

图 14-33 分推肩胛骨法

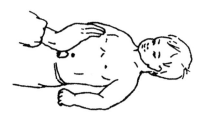

图 14-34 揉丹田法

六、暑热症

暑热症，是婴幼儿特有的发热性疾病，常发生于夏季，故又称夏季热，多见于半岁至 3 岁之间的小儿。

【治疗方法】

治法：清热消暑法。

操作步骤：①将患儿移至阴凉通风处，术者做补肾经法（图 14-35），拇指端在患儿左手小指末节自指根向指尖方向旋推 200 次。②做清胃经法（图 14-36），拇指端推揉患儿拇指本节掌侧面 100 次（烦渴甚者可多推至 300 次）。③做清肺经法，推上三关法，清天河水法。④做打马过天河法，左手握住患儿左手固定，右手食中二指相并，揉内劳宫 30 次；自中指至前臂正中天河水，反复拍打 3~5 遍（图 14-37）。⑤推大椎穴 100 次（图 14-38）。⑥分推肩胛骨法（图 14-39），双手拇指沿脊柱两旁，肩胛骨内缘，自上向下反复分推，风门、肺俞穴处重点按揉搓摩，各反复 30~50 次。⑦拇指搓揉双足涌泉穴，向足尖方向直推 100 次（图 14-40）。

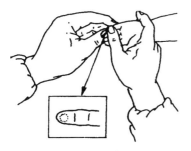

图 14-35 补肾经法

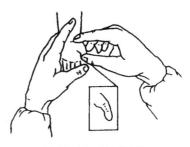

图 14-36 清胃经法

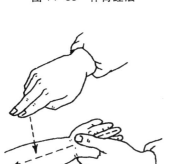

图 14-37 打马过天河法

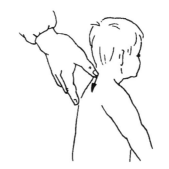

图 14-38 推揉大椎法

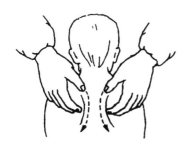

图 14-39 分推肩胛骨法

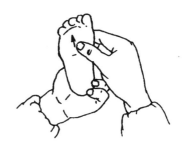

图 14-40 搓揉涌泉法

七、百日咳

百日咳，又称为顿咳，是小儿时期常见的一种急性呼吸道传染病。病程较长，可迁延到 6 岁以上，尤以 2~5 岁小儿多见。好发于冬春两季，病愈后可获持久性免疫，目前广泛推广预防接种，发病率已大大降低。

【治疗方法】

治法：镇咳化痰法。

操作步骤：①患儿仰卧，术者做清肺经法、清天河水法、清胃经法、运内八卦法。②做揉掌小横纹法，中指端按揉患儿左手掌面小指掌关节尺侧横纹头，反复按揉 100

次（图 14-41）。③做掐揉小天心法，中指掐揉大小鱼际交接处 100 次（又称掐揉鱼际交法，图 14-42）。④做按揉天突法、开璇玑法。⑤将患儿抱坐，做推天柱骨法，食中二指沿颈椎棘突由上向下直推，反复 100 次（图 14-43），再做分推肩胛骨法。

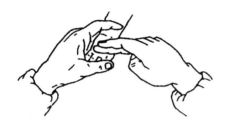

图 14-41　按揉掌小横纹法

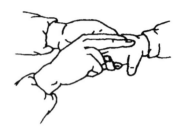

图 14-42　掐揉小天心法

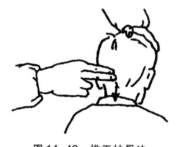

图 14-43　推天柱骨法

八、麻疹

麻疹，是一种急性发疹性传染病。以发热 3~4 日后，皮肤出现红色如麻粒大小的疹子为特征。1~5 岁小儿发病率最高，四季均可发病，以冬春两季为多，现已少见。

【治疗方法】

治法之一：疹前期——解肌透表法。

操作步骤：患儿仰卧，术者做推攒竹法、推坎宫法、揉太阳法、清肺经法、揉风门法、揉肺俞法、推上三关法。

治法之二：出疹期——清热解表法。

操作步骤：①患儿仰卧，术者做清天河水法、掐揉小天心法。②做揉一窝风法，左手握住患儿左手，右手中指端按揉患儿左手背腕中凹陷处，反复按揉 30 次（图 14-44）。③做掐揉二扇门法，左手持定患儿左手，右手食中二指尖分别掐住患儿左手中指根部两侧指间隙，反复掐 3~5 次，掐后揉 30 次（图 14-45）。④做清肺经、清胃经、揉肺俞法。⑤做推脊法，食中二指着力，按于患儿脊柱两侧，由上向下，反复直推 100余次（图 14-46）。

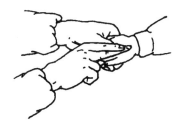

图 14-44　揉一窝风法

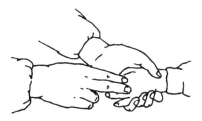

图 14-45　掐揉二扇门法

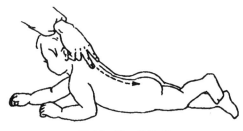

图 14-46　推脊法

治法之三：恢复期——养阳补虚法。

操作步骤：①患儿仰卧，术者做补脾经、补肺经、补肾经、揉板门法。②做揉中脘法，掌根按于患儿上腹中脘穴，反复揉动 50 余次（图 14-47）。③做清天河水、按足三里法。④患儿翻身俯卧，做推脊法、捏脊法。⑤做揉二人上马法，拇指尖按于患儿手背四五掌骨之间凹陷处，反复揉动 100 余次（图 14-48），也可掐 3~5 次。

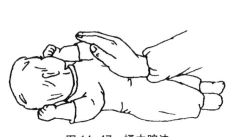

图 14-47　揉中脘法

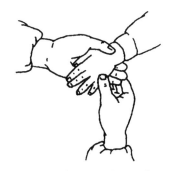

图 14-48　揉二人上马法

九、流行性腮腺炎

流行性腮腺炎，俗称痄腮，是由腮腺炎病毒引起的一种急性传染病。临床以发热及耳下腮部肿痛为其主要特征，冬春季节较为多见，呈散发流行。好发于 5~9 岁儿童，可并发脑炎、睾丸炎等。一般预后较好，可自然痊愈，并获持久性免疫力。

【治疗方法】

治法：清热解毒消肿法。

操作步骤：①患儿仰卧，术者做清胃经、清天河水、退六腑法。②拇指掐人中（之后），揉牙关（即颊车穴）反复揉之 30 余次（图 14-49）。③患儿翻身俯卧，术者食中二指指端，分别按于脊柱大椎穴两侧，自上向下反复直推 100 次（称推脊法，图 14-50）。④做揉二人上马法。⑤搓揉双足涌泉穴，向足尖方向直推 50 次。

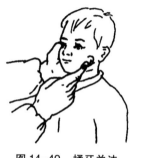

图 14-49 揉牙关法

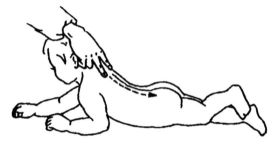

图 14-50 推脊法

十、小儿惊风

小儿惊风，又称惊厥，俗称抽风，是小儿时期比较常见的中枢神经系统的急性症状。大多突然发作，但仔细观察常有先驱症状，如惊跳、抖动、发呆、呼吸不规则等，以抽搐和意识不清为其主要特征，严重者可因脑组织和局部机体缺氧而遗留后遗症状，甚至窒息，危及生命，要进行紧急处理。

【治疗方法】

治法之一：掐人中法。

操作步骤：患儿仰卧，松开衣扣，术者用拇指尖掐患儿人中穴（鼻柱沟中上 1/3 处），并持续用力，以加强刺激，至患儿苏醒后哭啼为度（图 14-51）。

治法之二：掐合谷法。

操作步骤：患儿仰卧，术者左手托起患儿之手，右手拇指尖反复掐患儿合谷穴，并持续用力，使其产生较强烈的刺激，至患儿苏醒为度（图 14-52）。

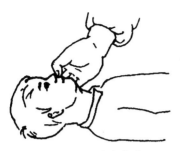

图 14-51　掐人中法

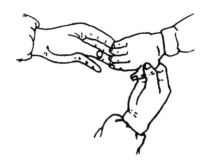

图 14-52　掐合谷法

治法之三：掐仆参法。

操作步骤：患儿仰卧，术者左手托起患儿小腿，右手拇指尖掐住患儿足跟仆参穴（足跟外侧，昆仑穴下凹陷处），反复掐而揉拿之（图 14-53），至患儿苏醒为度。

治法之四：掐十王法。

操作步骤：患儿仰卧，术者左手托起患儿之手，右手拇指尖逐个掐患儿十指甲根上方的十王穴（在十个指甲根上 0.1 寸处），掐至患儿苏醒为度（图 14-54）。

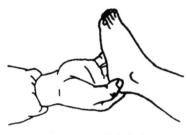

图 14-53　掐仆参法

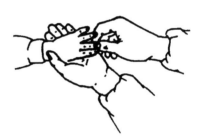

图 14-54　掐十王法

治法之五：掐皮罢法。

操作步骤：患儿仰卧，术者左手托住患儿左手，右手拇指尖掐住患儿左手拇指甲内皮罢穴（拇指甲端内里，又称肝记，用力掐之酸痛难忍），持续用力掐 3~5 次，或以患儿苏醒为度（图 14-55）。

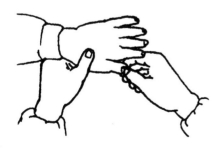

图 14-55　掐皮罢法

治法之六：勾魂四把钩子法。

操作步骤：①患儿放平床上，术者右手伸入患儿腋窝中与拇指端相对，反复抠揉胸大肌肌腱及极泉穴，使其产生较强烈的酸麻胀感（称抠腋窝法，图 14-56），以患儿苏醒为度。②右手抠揉患儿大腿内侧腹股沟下端股内收肌肌腱及急脉穴，使其产生较强烈的酸麻胀感（称抠腹股沟法，图 14-57）。若仍不醒再做对侧，以患儿苏醒为度。与抠腋窝法合称勾魂四把钩子法。

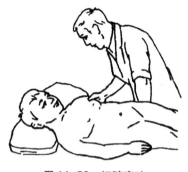
图 14-56　抠腋窝法

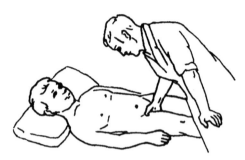
图 14-57　抠腹股沟法

十一、小儿夜啼

小儿夜啼，是指 1 岁以内的小儿，长期夜间啼哭不止，或时哭时止间而不断的哭闹，其白天如常。时间过久影响健康，应及时治疗。

【治疗方法】

治法：宁心健脾法。

操作步骤：①患儿仰卧，术者做清心经法，左手握住患儿左手背，右手拇指在患儿左手中指，自指尖向指间纹直推 100 次（又称推心经法，图 14-58）。②做清肝经法，右手指端，在患儿左手食指螺纹面，自指尖向指间纹直推 100 次（又称推肝经法，图 14-59）。③做按揉外劳宫法，左手持定患儿左手，右手中指在患儿手背中央（第三四掌骨之间），反复按揉 30 次（图 14-60）。④做推脾经法。⑤做摩腹法，右手四指指腹在患儿腹部脐周反复运摩 5~10 分钟（图 14-61）。⑥捏揉双腿足三里穴，搓摩涌泉穴，至足心底发热为度。

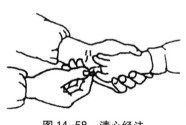
图 14-58　清心经法

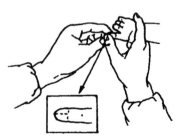
图 14-59　清肝经法

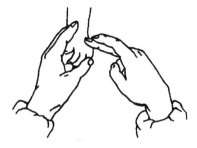

图 14-60 按揉外劳宫法

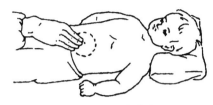

图 14-61 摩腹法

十二、小儿口腔炎

小儿口腔炎，是指发生在小儿口腔黏膜的炎症，包括舌炎、齿龈炎或口角炎等，多由病毒、细菌或霉菌引起。常发生于婴幼儿，尤以营养不良、健康不佳者多见。可单独发病，亦可继发于全身性疾病，如急性感染，腹泻，久病体弱和维生素 B、C 缺乏症等。

【治疗方法】

治法：清解心脾热毒法。

操作步骤：①患儿仰卧，术者做清脾经、清心经、掐掌小横纹、揉板门、揉小天心、清天河水法。②做掐四横纹法，左手持定患儿左手，右手拇指掐患儿左手食、中、无名、小指的掌面第一指间关节（近掌骨的指间关节）四个横纹各 3~5 次（图 14-62）。③做掐小横纹法，右手中指尖掐患儿左手的食、中、无名、小指指根的指掌关节掌侧的四个横纹各 3~5 次（图 14-63）。④做掐揉总筋法，即左手持定患儿之手，右手拇指端着力，在患儿腕横纹中央总筋穴掐 3~5 次，按揉 100 次（图 14-64）。并应注意保持口腔卫生。

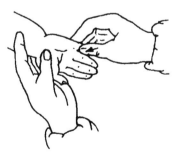

图 14-62 掐四横纹法

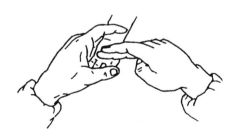

图 14-63 掐小横纹法

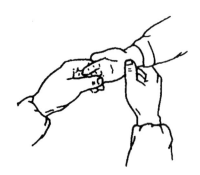

图 14-64　掐揉总筋法

十三、小儿呕吐

小儿呕吐，是一种常见症状，可见于多种病中，是由于胃肠道呈逆行蠕动，或腹肌强力痉挛性收缩，迫使食管或胃内容物从口腔涌出所致。

【治疗方法】

治法：降逆和胃法。

操作步骤：①患儿仰卧，术者做清胃经、推板门法。②做推中脘法，右手食中指自患儿天突下直推至中脘穴，反复 100 次（图 14-65）。③右手四指着力，在患儿腹部，做顺时针方向摩腹 5~10 分钟（图 14-66）。④按揉双侧足三里穴。

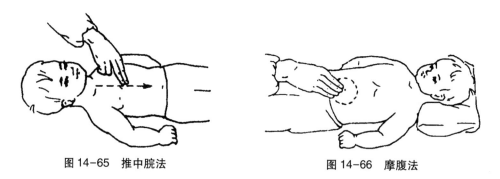

图 14-65　推中脘法　　　　　　　　　　图 14-66　摩腹法

随证加减：①胃寒者，加做补脾经、推上三关、揉外劳宫穴法，各 100 次。②胃热者，加做清大肠、退下六腑、清心经法，各 100 次；做推下七节骨法，患儿俯卧，术者右手拇指自命门向下直推至尾骨尖，反复 100 次（图 14-67）。③伤食者，做补脾经法，患儿屈拇指，术者循拇指桡侧缘向掌根方向直推 100 次；做运内八卦法，术者拇指自患儿手掌小指根起，以内劳宫为中心，沿大小鱼际及各指掌关节旋转推运 30~50 圈（图 14-68）。

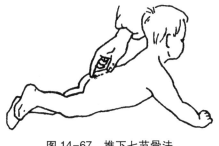

图 14-67　推下七节骨法

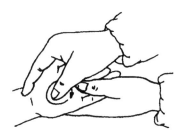

图 14-68　运内八卦法

十四、小儿腹泻

小儿腹泻，又称小儿消化不良，是婴幼儿时期的急性胃肠道功能紊乱综合征，也是小儿常见的多发病之一。此病好发于夏秋季节，临床以腹泻、呕吐、脱水及电解质紊乱为主要特征。

【治疗方法】

治法：健脾燥湿法。

操作步骤：①患儿仰卧，术者做推脾经法。②做推大肠经法，拇指按于患儿食指桡侧面，反复自指尖直推至指根处100余次，再自虎口推向指尖100余次，称为清大肠法（图14-69）。③做推小肠经法，左手持定患儿小指，右手拇指端自患儿小指尖掌外侧推至指根，反复直推100次（又称清小肠经法，图14-70）。④做摩腹法，术者手掌在患儿腹部反复运摩5分钟，以脐为中心做逆时针方向，反复揉腹3分钟（图14-71）。⑤做推上七节骨法，即患儿翻身俯卧，术者拇指端自患儿尾椎端向上直推至命门穴处，反复300次（图14-72）。⑥做揉龟尾法，即用拇指端按揉尾椎端（长强穴）100次（图14-73）。

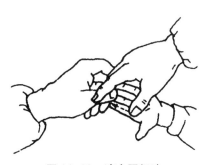

图 14-69　清大肠经法

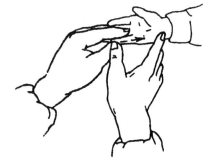

图 14-70　推小肠经法

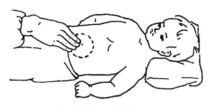

图 14-71 摩腹法

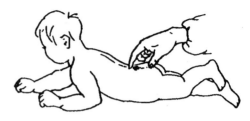

图 14-72 推上七节骨法

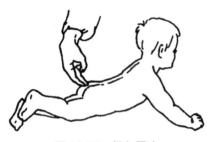

图 14-73 揉龟尾法

随证加减：①偏寒湿者，加揉外劳宫、揉天枢、按揉脾俞、按揉胃俞法。②偏湿热者，加清大肠经、推上三关、退下六腑法。③偏脾虚者，加推扳门、运内八卦、按揉脾俞（食中二指端反复按揉脾俞穴 30~50 次，图 14-74）、按揉胃俞（30~50 次）、捏脊（捏提脊柱两侧肌肉，由下向上三捏一提，3~5 遍，图 14-75）、按揉足三里法。

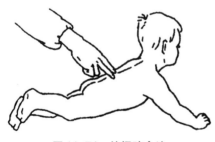

图 14-74 按揉脾俞法

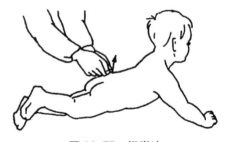

图 14-75 捏脊法

对重型患儿应综合治疗，配合饮食调整。对呕泻严重者，应禁食 6~12 小时，吐泻好转后，逐渐恢复正常饮食。必要时采取输液抢救等措施。

十五、小儿痢疾

痢疾，是由痢疾杆菌引起的消化系统传染病，好发于夏秋季节。以 2~7 岁小儿发病最多，以腹痛，里急后重，下痢赤白为主要表现。

【治疗方法】

治法：清热祛湿解毒法。

操作步骤：①患儿仰卧，术者做清胃经、清大肠经、清小肠经、退下六腑、推板门、清天河水法。②食中指揉天枢穴 50 次，手掌运摩腹部 5 分钟。③做分推腹阴阳法，双手拇指沿两肋弓角边缘向两侧分推 100 次（图 14-76）。④四指掌面反复摩腹顺时针方向 50 次，逆时针方向 30 次（图 14-77）。⑤做揉龟尾法，中指指端按揉尾椎尖处 100 次。⑥做推下七节骨法 100 次，按揉足三里法 20 次。

中毒型患儿，应采用中医结合治疗，对昏迷休克患儿，应及时进行抢救。

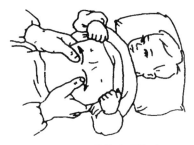
图 14-76 分推腹阴阳法

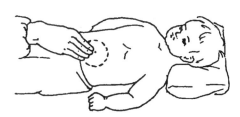
图 14-77 摩腹法

十六、小儿腹痛

小儿腹痛，是儿科临床常见症状，涉及范围较广，许多疾病均可出现腹痛症状。

【治疗方法】

治法：调和脏腑法

操作步骤：①患儿仰卧，术者做按揉中脘法、分推腹阴阳法、揉天枢法各 100 次。②手掌运摩脐周 5 分钟，逆运内八卦 30 次。③推补脾经法、按揉足三里法各 100 次。

临床加减：①寒性腹痛，加揉外劳宫法 100 次，推上三关法 100 次；掐揉一窝风法 100 次，即用拇指尖掐揉患儿手背腕横中央一窝风穴（图 14-78）；拿肚角法 3~5 次，即双手拇指与食中指相对提拿患儿肚角穴（脐下 2 寸，旁开 2 寸处，图 14-79）。②伤食性腹病者，加清大肠法 100 次，即拇指自患儿虎口沿食指桡侧推向指尖方向；推板门 100 次；提拿肚角法 3~5 次。③肠寄生虫性腹痛者，加摩腹、揉脐、按揉脾俞或背部俞穴，按揉压痛点，至腹痛缓解为度。

注意腹痛原因鉴别，排除外科急腹症。

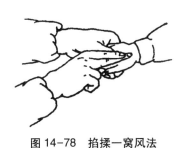
图 14-78 掐揉一窝风法

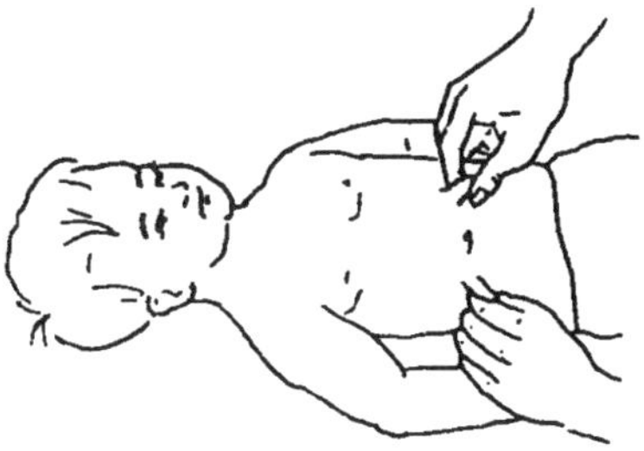

图 14-79 拿肚角法

十七、小儿肠套叠

肠套叠，是指一段肠管套入其连接的肠腔内造成的肠腔梗阻。临床多发生于 2 岁以下的男性小儿，尤以 5~10 个月的婴儿多见，是婴幼儿常见的急腹症。

【治疗方法】

治法：调理肠道，通滞启闭法。

操作步骤：①患儿仰卧，术者右手掌根按摩中脘穴 5 分钟，自喉至中脘向下直推至无恶心呕吐为止。②掌心在患儿小腹顺时针方向或逆时针方向摩腹各 5~10 分钟，以患儿能够接受的方向为原则。③做分推腹阴阳、按揉脐周法各 5 分钟（图 14-80）。④摸及腊肠形肿块，将套入之肠管推出鞘部（一般从下端向近上端推挤）。⑤做提拿肚角法 3~5 次（图 14-81）。⑥拇指与其余四指相对捏揉腹部及其肿块，促其症状缓解。

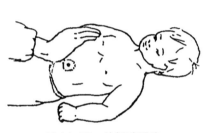

图 14-80　按揉脐周法

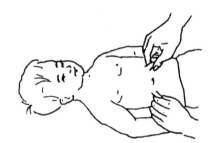

图 14-81　提拿肚角法

本病可配合生油疗法、灌肠疗法等。发病超过 24 小时，保守治疗无效者，可考虑手术治疗。

十八、小儿便秘

小儿便秘，是指小儿大便秘结不通，排便不畅，排便时间延长的一种症状。临床约有 30% 的儿童有不同程度的便秘。

【治疗方法】

治法：导滞通便法。

操作步骤：①患儿仰卧，术者做揉中脘、摩腹、揉天枢、拿肚角法。摩腹多采用顺时针方向，同时用手指拨揉左侧少腹部（相当降结肠粪块处）7~8 次（图 14-82），以加强大肠的蠕动功能，促使大便下行排出。②患儿俯卧，术者中指端按揉龟尾穴 100 次，推下七节骨 100 次，按揉足三里 50 次。③实性便秘者，加清大肠经法、退下六腑法、清天河水法（图 14-83）；虚性便秘者，加推补脾经法、揉肾俞、揉脾俞、捏脊法。

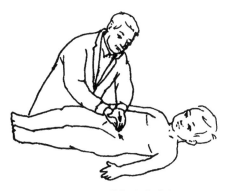

图 14-82 拨揉左少腹部

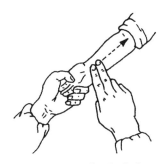

图 14-83 清天河水法

十九、小儿脱肛

脱肛，又称肛管直肠脱垂，俗称掉叠肚，是直肠黏膜、肠管、直肠和部分乙状结肠向下移位，脱出肛门之外的一种疾病。为儿童时期的常见病之一。

【治疗方法】

治法：升提固脱法。

操作步骤：①术者拇指按揉患儿头顶百会穴 100 次（图 14-84）。②患儿仰卧，术者右手掌根揉摩丹田穴（脐下 2~3 寸之间）约 5 分钟（图 14-85）。③食中二指按揉天枢穴 50 次。④患儿俯卧，中指端按揉龟尾穴 100 次，拇指推上七节骨 100 次。

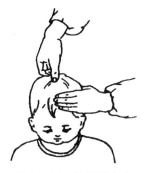

图 14-84 按揉百会法

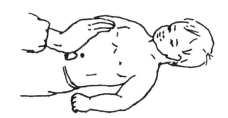

图 14-85 揉摩丹田法

随证加减：①气虚者，加推补脾经、补肺经、推上三关、捏脊、按揉足三里法。②便秘者，加清脾经、清大肠经、推下七节骨法。

二十、小儿遗尿

小儿遗尿，是指 3 岁以上小儿，在睡眠中不自主的排尿，又称为尿床。轻者数夜 1

次，重者一夜数次。随年龄长大，大部分可以不治自愈。

【治疗方法】

治法：温肾固涩法

操作步骤：①患儿仰卧，术者做推补脾经、推补肾经、按揉丹田法。②做按揉三阴交法，拇指按揉三阴交穴（图14-86）。③患儿翻身俯卧，术者手掌在两肾俞及八髎穴处往返横擦，各50次（图14-87），或反复搓摩至其发热为度。

嘱其家长按时叫起小儿排尿，养成按时排尿的习惯非常重要。

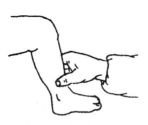

图14-86　按揉三阴交法

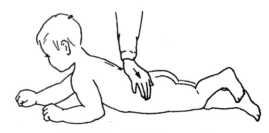

图14-87　横擦肾俞、八髎法

二十一、小儿尿潴留

小儿尿潴留，是指小儿膀胱内蓄有大量尿液，而小便闭塞不通的一种症状。中医称其为癃闭，俗称尿闭。

【治疗方法】

治法：清利下焦法。

操作步骤：①患儿仰卧，术者做清小肠经、按揉小天心法各100次。②推箕门法100次，左手持定患儿下肢，右手食中二指相并在患儿大腿内侧箕门穴处（自膝盖内上缘到腹股沟一线）直推（图14-88）。③拿足膀胱法十余次，即用左手（拿右侧时用右手）拇指与食中指相对在患儿左大腿内侧足膀胱穴（血海穴上6寸，箕门穴上段）拿揉（图14-89）。④按揉三阴交100次，按揉小腹50次，运摩小腹5~10分钟。

如推拿无效应，应及时导尿。

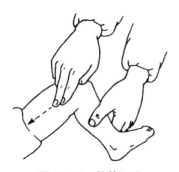

图14-88　推箕门法

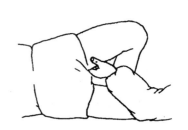

图14-89　拿足膀胱法

二十二、小儿营养不良

小儿营养不良，是一种慢性营养缺乏症，是由于身体长期得不到足够的营养，或长期慢性疾病所引起。多发生于 3 岁以下的婴幼儿。中医称其为疳证。轻者仅有体重减轻；重者除身体消瘦外，各器官的功能也减退。

【治疗方法】

治法：健脾和胃导滞法。

操作步骤：①做补脾经、补肾经法，以捏脊法为主。②推压肾俞穴 3~5 遍，双手拇指指端着力于肾俞穴，向左右推压。③配合揉脐摩腹法（图 14-90），即患儿仰卧，术者掌根揉脐摩腹。④按揉足三里法（图 14-91），即拇指按揉足三里穴。每日 1 次，10 次为 1 疗程。

捏脊法一：患儿俯卧，术者双手相并，两拇指在前，食指中节推起脊柱两侧皮肤肌肉，与拇指相对，双手交替相互协调推而捏之，或三捏一提，边推边捏边提边由下向上推移（图 14-92），反复 3~5 遍。

捏脊法二：患儿俯卧，术者双手相并，两拇指在后与食中指相对，拇指推起脊柱两侧皮肤肌肉交替推捏提之，边推捏边提放边向上推移，反复 3~5 遍（图 14-93）。

以上两法可任选一种，也可交替使用。

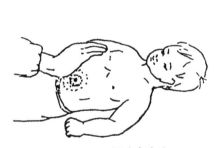

图 14-90　揉脐摩腹法

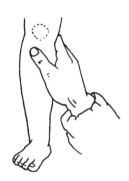

图 14-91　按揉足三里法

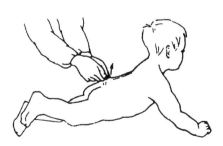

图 14-92　拇指在前捏脊法

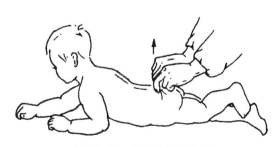

图 14-93　拇指在后捏脊法

二十三、小儿佝偻病

小儿佝偻病是维生素 D 缺乏影响钙质的吸收而引起的佝偻病，俗称小儿软骨病，是小儿常见的一种慢性营养缺乏症。

【治疗方法】

治法：健脾补肾法。

操作步骤：①捏脊法为主。②配合做推补脾经、补肾经、揉中脘、摩腹揉丹田法，按揉脾俞、胃俞，横擦肾俞、八髎法（图 14-94），各反复 3~5 遍。③按揉足三里、阳陵泉法各 3~5 分钟（图 14-95）。④按揉三阴交法（图 14-96）。

注意改善喂养方法，常做日光浴。

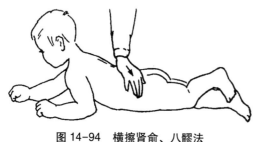

图 14-94　横擦肾俞、八髎法

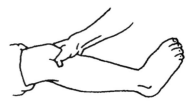

图 14-95　按揉足三里法

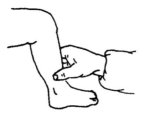

图 14-96　按揉三阴交法

二十四、小儿肌性斜颈

小儿肌性斜颈，又称小儿先天性胸锁乳突肌挛缩性斜颈，是指患儿头颈向患侧倾斜并前倾，颜面旋向健侧。另外，也有个别因颈椎畸形引起的骨性斜颈，或视力障碍引起的代偿姿势性斜颈，及颈肌麻痹引起的神经性斜颈等。俗称歪脖。

【治疗方法】

治法：捏揉扶正法。

操作步骤：①患儿抱坐，患侧向外。术者一手拇指与食中指相对捏揉颈项两侧，重点拿揉风池、天柱穴十余次（图 14-97）。②捏揉患儿患侧胸锁乳突肌，由上向下反复十余次，提拿弹拨 3~5 次（图 14-98）。③一手扶住患侧肩部，另一手扶按于患儿头顶部，向健侧用力推移转动7~8次，逐渐伸展拉长胸锁乳突肌，逐渐缓解其痉挛挛缩（图14-99）。④一手托住患儿下颌，另一手按于头顶，双手协同用力，旋摇头颈部7~8遍（图14-100），以活动颈椎纠正斜颈。不可勉强反拧，以免发生意外。每日1次，10次为1疗程。

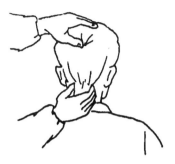

图14-97　捏揉颈项两侧

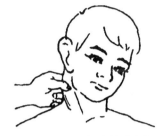

图14-98　捏揉胸锁乳突肌

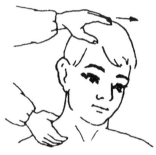

图14-99　将头推向健侧

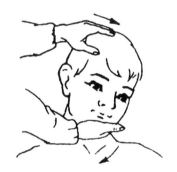

图14-100　旋摇活动颈部

二十五、小儿疝气

小儿疝气，最常见的是腹股沟斜疝，是肠管从位于腹壁下动脉外侧的腹股沟内环突出，向下向前向内斜行，经过腹股沟管，穿出腹股沟外环进入阴囊，是最常见的腹外疝，又称囊疝，俗称大气蛋。多发于男性儿童。

【治疗方法】

治法：推送还纳捻闭法。

操作步骤：①患儿仰卧，术者掌根揉摩丹田穴2~3分钟，逆时针方向多于顺时针方向（图14-101）。②用手将患儿脱垂下来的肿块（肠段），轻轻推送回腹腔之中，同时令患儿提气收腹，以降低腹压，至其脱垂的肠段完全还纳至腹腔之中。③食中指在患儿腹腔下缘之皮外环处（即肠段脱出之口），反复捻揉5~10分钟（图14-102），以促其逐渐闭合。

反复治疗可愈。在治疗期间，应避免患儿哭闹或剧烈咳嗽等增加腹压的动作，以免再次脱出。久治不愈者，应考虑手术修补。

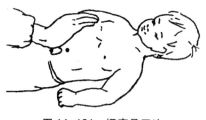

图 14-101　揉摩丹田法

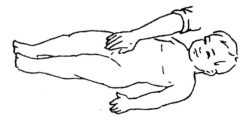

图 14-102　捻揉皮外环处

二十六、小儿先天性马蹄内翻足

小儿足踝内侧的软组织，如胫骨前肌、胫骨后肌、屈踇肌和三角韧带等屈肌群发育不良或萎缩，足背和足外侧的伸肌韧带相应伸长，而使跟腱缩短，足舟骨向内移位，跟骨跖屈内翻，距骨头脱位，形成内翻足，形似马蹄，故名马蹄内翻足。

【治疗方法】

治法：外翻外旋纠正法。

操作步骤：①患儿抱坐，术者一手握住患侧踝部固定，另一手捏揉患肢小腿胫骨前肌和胫骨后肌，捏揉阳陵泉、足三里、三阴交、解溪、昆仑穴（图 14-103）。②一手握住踝部固定，另一手握住患足前部，做足外翻外旋和背伸活动（纠正足内翻内旋及其跖屈现象，图 14-104）。③周岁以内的婴儿，也可在医生指导下，让患儿母亲给患儿做扳正法，每日 2 次。矫正方法：一手握住患肢踝部固定，另一手掌托住患儿足底，向外翻外旋背伸方向反复托顶，用力柔和适度，循序渐进（图 14-105）。④托足之手握住足部，两手协同用力，反复扳正足踝部，活动踝关节周围肌肉韧带（纠正内翻内旋畸形，图 14-106）。定期复查。⑤小儿马蹄外翻足，其治疗原则相同，手法的用力方向相反。

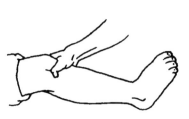

图 14-103　捏揉小腿肌肉穴位

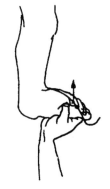

图 14-104　足外翻、外旋、背伸

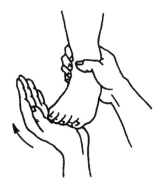

图 14-105 托顶足底法

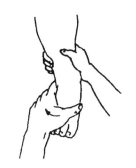

图 14-106 纠正踝关节法

二十七、小儿髋关节滑膜炎

小儿髋关节滑膜炎，又称髋关节一过性滑膜炎或髋关节滑囊炎。

【治疗方法】

治法：活络止痛法。

操作步骤：①患儿仰卧，术者双手反复捏揉患肢大腿内侧肌肉，在五里、阴廉、急脉穴及耻骨外下方与大转子内侧之间，重点拿揉 5~10 分钟（图 14-107）。②手掌大鱼际，按压冲门穴 3~5 分钟，使其产生的热胀之感沿下肢放散至足。③患儿俯卧，术者拇指按揉环跳、承扶、委中、承山穴和大腿后侧肌肉（图 14-108）。手掌摩揉推运臀部及下肢后侧肌肉 3~5 遍。④患儿翻身，做屈膝屈髋和摇髋摇膝活动，各反复 3~5 遍。

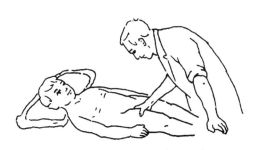

图 14-107 捏揉大腿内侧肌肉

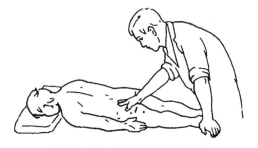

图 14-108 捏揉大腿后侧肌肉

随证加减：①髂耻滑囊炎，加摩揉耻骨外端和摩揉下腹部 5~10 分钟（图 14-109）。②大转子滑囊炎，加推揉摩揉臀部及下肢后侧肌肉（图 14-110）。

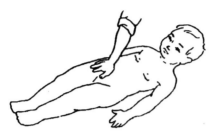

图 14-109　摩揉下腹及耻骨外端

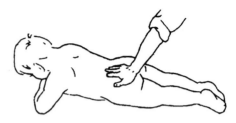

图 14-110　摩揉臀部及下肢后侧

二十八、小儿髋关节扭伤

小儿髋关节扭伤，是指儿童期间由于跌仆等原因引起的髋关节损伤，成年人少见。

【治疗方法】

治法：舒筋活络法。

操作步骤：①患儿仰卧，术者一手反复捏揉伤肢大腿内侧肌肉、肌腱 3～5 分钟（图 14-111）。②一手握住伤肢踝部，另一手握住伤肢小腿部，两手协同用力，抬起伤肢呈屈膝屈髋位，做髋关节的屈伸活动 7～8 次（图 14-112）。③做髋关节的向内旋摇活动和向外旋摇活动（图 14-113），各 10 余次。④双手拿揉下肢肌肉，拍子拍打腰背三条线及下肢（图 14-114）3～5 遍（理气活血）。

嘱患儿近日内不可急跑猛跳，以利于局部损伤的恢复。

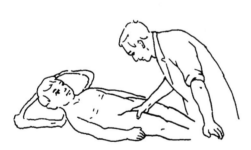

图 14-111　捏揉大腿内侧肌肉

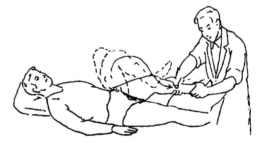

图 14-112　髋关节屈伸活动

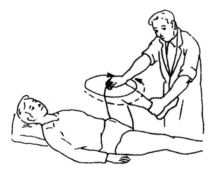

图 14-113　髋关节旋摇活动

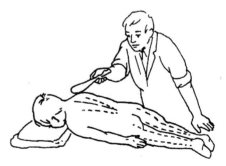

图 14-114　拍打腰背及下肢

二十九、小儿麻痹后遗症

小儿麻痹症，又称为小儿脊髓灰质炎，临床特征先为发热（双峰热）、肢痛，伴有胃肠道或上呼吸道症状，继而发生肢体麻痹和弛缓性麻痹。这是由病毒引起的一种散发性传染病，流行于夏秋之间，1-5岁儿童多见。近些年来采取预防措施，已很少见，发病后可获终生免疫。若发病后一年半以上尚未完全恢复的，称小儿麻痹后遗症。

【治疗方法】

治法：通经活络，濡养筋骨法。

一般在急性期过后，即可用手法进行治疗，恢复也较好，可不留或少留后遗症。数年后已形成后遗症者，其疗效较差。

操作步骤：

1. 头面部治疗手法　①患儿抱坐，术者做按揉百会法，反复100次（图14-115）。②开天门法，反复30~50次（图14-116）。③推坎宫法，反复3~5遍（图14-117）。④推运太阳法，反复30~50次，双手中指推按揉运两太阳穴（图14-118）。⑤按揉地仓穴，掐按人中穴（图14-119）及承浆穴，各20~30次。⑥按揉两侧牙关穴（即颊车穴）30~50次（称按揉牙关法，图14-120）。

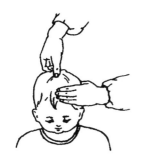

图14-115　按揉百会法

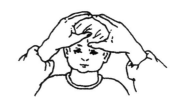

图14-116　开天门法

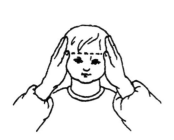

图14-117　推坎宫法

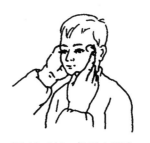

图14-118　推运太阳法

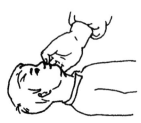

图 14-119 掐按人中法

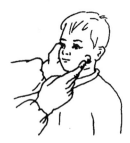

图 14-120 按揉牙关法

2. 颈肩及上肢部治疗手法　①患儿抱坐，术者拿揉颈部两侧肌肉，重点拿揉两风池、天柱、大杼穴（图 14-121），反复拿揉颈肩部两侧肌肉。②右手食中指相并，自上而下直推颈椎（风府至大椎一线），反复 100 次，按而揉之 3~5 遍（称推天柱骨法，图 14-122）。③双手拿揉肩部肌肉及两肩井穴，反复 30~50 次（称拿揉肩井法，图14-123）。④一手握住患肢手腕固定，另一手拇指抠揉缺盆穴，点揉抠拨肩髃穴，各反复 10~20 次（图 14-124）。⑤中指伸入患肢腋窝，反复抠拨极泉、青灵（图 14-125）、小海穴。⑥拇指尖抠拨曲池、曲泽、尺泽穴（图 14-126），反复 3~5 遍。⑦拇指掐揉内关、外关、合谷、总筋、一窝风穴（图 14-127）。⑧捏揉上肢肌肉，反复旋摇活动肩关节（图 14-128），各 3~5 遍。⑨做肘关节屈伸旋摇活动，反复 20~30 次（图 14-129）。⑩做腕关节屈伸旋摇活动，反复 20~30 次（图 14-130）。⑪做拔指法，顺序牵拔五指（图 14-131），充分活动手指各关节。⑫拍子拍打颈肩及上肢四面（图 14-132）3~5 遍。

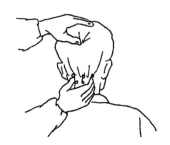

图 14-121 拿揉颈部肌肉、穴位

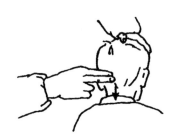

图 14-122 推天柱骨法

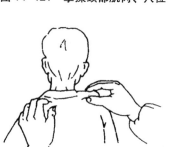

图 14-123 拿揉肩井法

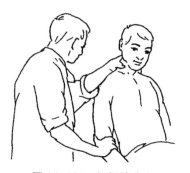

图 14-124 抠揉缺盆穴

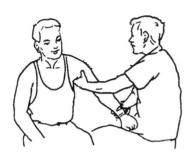

图 14-125 抠拨极泉、青灵穴

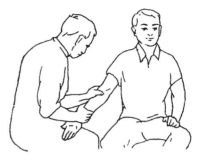

图 14-126 抠拨曲池、曲泽穴

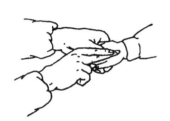

图 14-127 掐揉一窝风穴

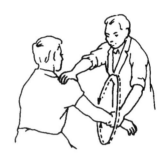

图 14-128 旋摇肩关节

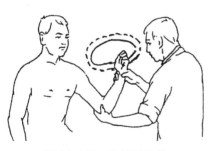

图 14-129 旋摇肘关节

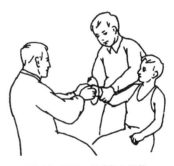

图 14-130 旋摇腕关节

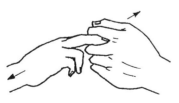

图 14-131 拔指法

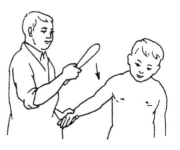

图 14-132 拍打颈肩上肢

3. 腰背部治疗手法 ①患儿俯卧，术者手掌按揉搓摩腰背部脊柱及其两侧肌肉（图14-133），反复3~5遍。②右手掌按揉膈俞、肝俞、肾俞，搓揉命门、腰阳关及八髎穴（图14-134），各1~2分钟。③做推脊法（图14-135）和捏脊法（图14-136），捏揉脊柱两侧肌肉、穴位，各7~8遍。

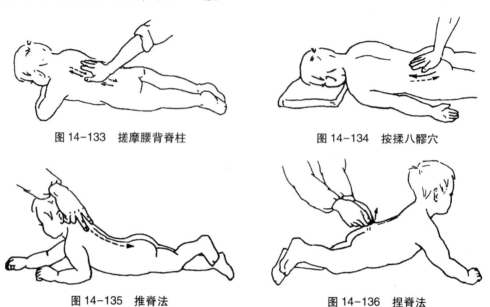

图14-133 搓摩腰背脊柱　　　　　　　图14-134 按揉八髎穴

图14-135 推脊法　　　　　　　图14-136 捏脊法

4. 下肢部治疗手法 ①患儿俯卧，术者手掌拿揉臀部和下肢后侧肌肉（图14-137）。②拇指按揉患肢环跳、承扶、殷门、委中、承山穴（图14-138）。③拇指掐揉悬钟、三阳交、昆仑、太溪穴（图14-139）。④拇指与食中二指指腹相对捻揉跟腱（图14-140）。各反复10遍。⑤患儿仰卧，术者拿揉下肢肌肉（图14-141），按揉伏兔、风市、足五里、阴市、血海、梁丘、阴陵泉、阳陵泉、足三里、三阴交、悬钟、解溪、太冲穴（图14-142）。⑥拇指尖抠刮揉按髌八卦（图14-143）。各反复3~5遍。⑦拍子拍打腰背三条线和下肢四面各3~5遍（图14-144）。⑧做下肢髋关节屈伸和向内向外旋摇活动，各10次（图14-145）。⑨做膝关节的屈伸和向内向外旋摇活动，各10次（图14-146）。⑩做踝关节的屈伸和向内向外旋摇活动，各10次（图14-147）。每日1次，10次为1个疗程。

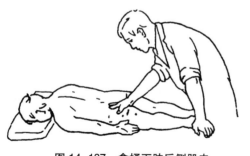

图14-137 拿揉下肢后侧肌肉

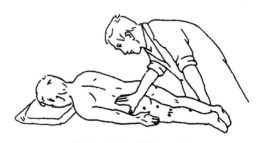

图14-138 按揉环跳穴

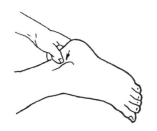

图 14-139 掐揉昆仑、太溪穴

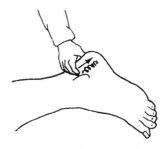

图 14-140 捻揉跟腱

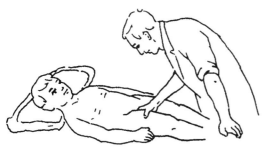

图 14-141 拿揉下肢肌肉

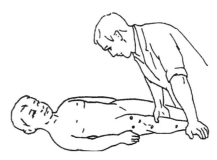

图 14-142 按揉下肢足三里穴

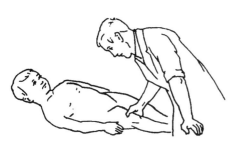

图 14-143 抠刮髌八卦

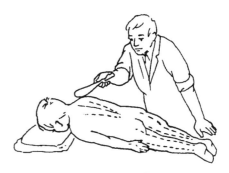

图 14-144 拍打腰背及下肢

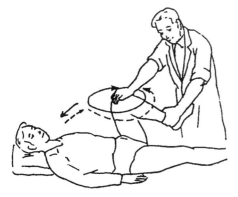

图 14-145 屈伸旋摇髋关节

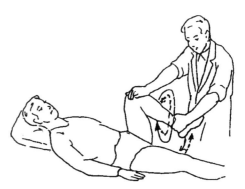

图 14-146 屈伸旋摇膝关节

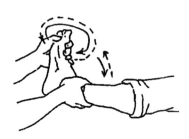

图 14-147 屈伸旋摇踝关节

三十、小儿产伤麻痹

小儿产伤麻痹，是指因产程过长，胎位异常，或用产钳不慎或不恰当的手法助娩，引起的小儿神经损伤，称为产伤性麻痹。

【治疗方法】

治法：通经活血养筋法。

操作步骤：参考治疗小儿麻痹症和脑瘫患儿的颈肩及上肢部治疗手法，并配合颈部弹筋拨络和旋摇活动，反复 5~6 次，重点纠正上肢的内收、内旋。必要时做外展、外旋固定。但在固定中要求每日放开活动 3~4 次，以防止压迫性损伤。配合按摩，防止肌肉继发性挛缩。

三十一、小儿脑性瘫痪

小儿脑性瘫痪，又称痉挛性瘫痪。为上运动神经元的损坏或发育不全，失去对下运动神经元的控制，导致以肌肉运动功能的紊乱为特征的非进行性脑损伤。简称脑瘫。

【治疗方法】

治法之一：健脑补肾，濡养筋骨法。

操作步骤：

1. 头面部治疗手法　①患儿抱坐，术者按揉颈部两侧肌肉及风府、风池、天柱穴，反复 7~8 次（图 14-148）。②抠揉百会、四神聪穴，反复 10 次（图 14-149）。③做开天门法，反复 20~30 次（图 14-150）；推坎宫法，反复 20~30 次（图 14-151）；运太阳法（图 14-152）、揉牙关法，各反复 20~30 次。

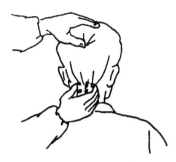

图 14-148　按揉颈部肌肉、穴位

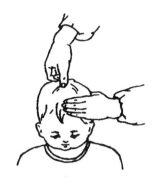

图 14-149　按揉百会穴

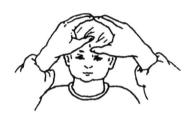

图 14-150　开天门法

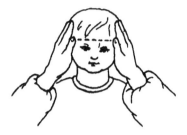

图 14-151　推坎宫法

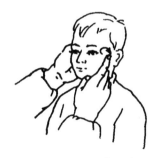

图 14-152　运太阳法

2. 颈肩及上肢部治疗手法　①患儿抱坐，术者拿揉风池、天柱穴及颈项两侧肌肉。②食中指相并推揉风府、哑门，反复由上向下推天柱骨（图 14-153）。③双手拿揉两侧肩井（图 14-154）、肩髃穴，反复 3~5 遍。④拇指抠拨缺盆穴，反复 7~8次（图14-155）。⑤中指抠拨极泉（图 14-156）、青灵穴，各反复 3~5 次。⑥拇指抠拨曲泽、曲池，同时用中指抠拨小海穴（图 14-157）。⑦拇指掐揉内关、外关、总筋、合谷穴（图 14-158），反复各 3~5 次。⑧捏揉肩及上肢肌肉，中指点揉一窝风（图 14-159）。⑨做摇腕活动（图 14-160）。⑩做屈伸摇肘活动（图 14-161）及反复摇肩活动（图14-162）。再做拔伸五指（图 14-163）和旋转摇指活动（图 14-164），充分活动上肢各关节。

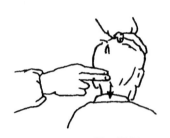

图 14-153　推天柱骨

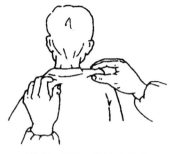

图 14-154　拿揉肩井穴

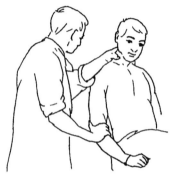

图 14-155　抠拨缺盆穴

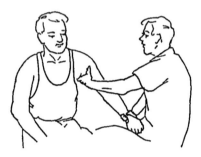

图 14-156　抠拨极泉穴

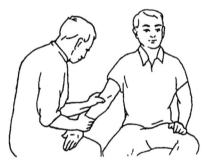

图 14-157　抠拨曲池穴

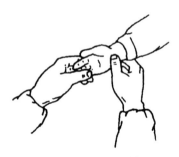

图 14-158　掐揉总筋法

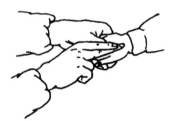

图 14-159　点揉一窝风

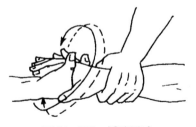

图 14-160　摇腕活动

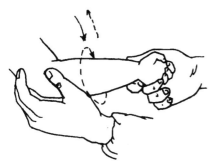

图 14-161　屈伸摇肘活动

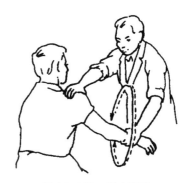

图 14-162　摇肩活动

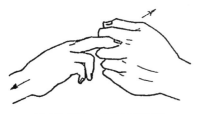

图 14-163　拔伸五指活动

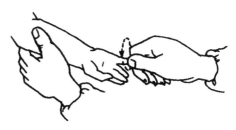

图 14-164　摇指活动

3. 腰背部治疗手法　①患儿俯卧，术者食中二指做揉脊、推脊（图 14-165）、捏脊法（图 14-166），各 3~5 遍。②双手拇指点揉华佗夹脊穴及五脏六腑腧穴（图 14-167）。③撮指点穴，反复敲打腰背部穴位（图 14-168）。④手掌搓揉脊柱及其两侧肌肉（图 14-169），肾俞、命门、腰阳关、八髎穴重点搓揉，至局部发热为度（图 14-170）。

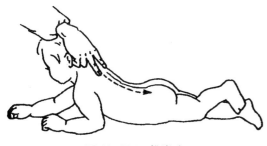

图 14-165　推脊法

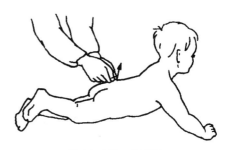

图 14-166　捏脊法

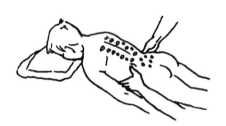

图 14-167　点揉华佗夹脊穴

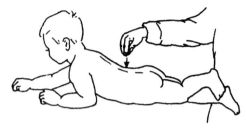

图 14-168　撮指点穴敲打法

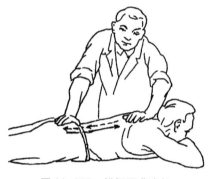

图 14-169　搓揉腰背脊柱

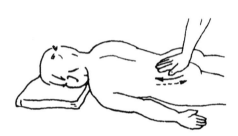

图 14-170　搓揉八髎穴

4. 下肢部治疗手法　①患儿俯卧，术者推揉患儿臀部及下肢后侧肌肉（图 14-171）。②拇指点揉环跳、承扶、殷门、委中、承山、昆仑、太溪穴（图 14-172）。③拇食二指相对，用力捻揉跟腱（图 14-173）。各 3~5 分钟。④患儿翻身仰卧，术者手捏揉大腿内收肌群肌腱，反复 3~5 遍（图 14-174）。⑤做分腿掰髋法，患儿双腿屈膝，双足底相并，术者双手分别按住双膝，向左右两侧持续用力掰开，反复 10 次，以分开双腿双胯，缓解双下肢的剪刀状挛缩（图 14-175）。⑥捏揉大腿肌肉 3~5 遍（图 14-176），点揉伏兔、风市、血海、梁丘、阴陵泉、阳陵泉、足三里、三阴交穴（图 14-177），各 1~2 分钟。⑦拇指抠拨绝骨、解溪穴，掐揉昆仑、太溪、太冲穴（图 14-178）。⑧拇指尖抠刮髌八卦（图 14-179），反复 3~5 遍。⑨屈伸旋摇髋关节，向内向外反复旋摇 7~8 遍（图 14-180）。⑩屈伸旋摇膝关节，向内向外反复旋摇 7~8 遍（图 14-181）。⑪屈伸和向内向外旋摇踝关节（图 14-182），反复 7~8 遍。⑫拍子拍打腰背三条线和下肢四面，反复 3~5 遍（图 14-183）。手法结束。

此病恢复较慢，配合综合治疗，可以缓解症状，改善病情。每日 1 次，10 次 1 个疗程。

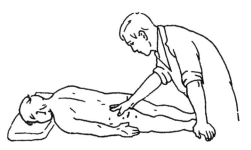

图 14-171　推揉下肢后侧肌肉

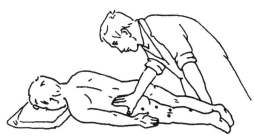

图 14-172　点揉环跳穴

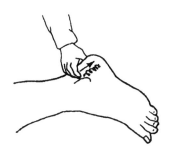

图 14-173　捻揉跟腱

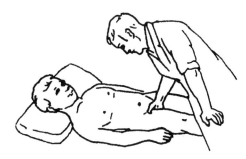

图 14-174　捏揉大腿内收肌群

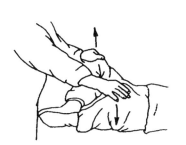

图 14-175　分腿掰髋法

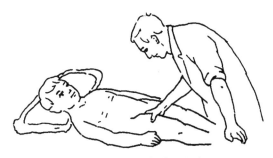

图 14-176　捏揉大腿肌肉

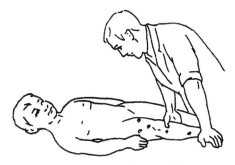

图 14-177　点揉足三里穴

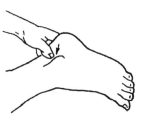

图 14-178　掐揉昆仑穴

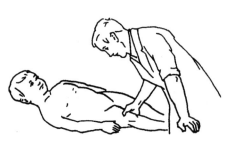

图 14-179　抠刮髌八卦法

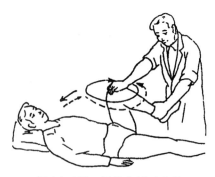

图 14-180　屈伸旋摇髋关节

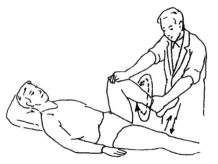

图 14-181　屈伸旋摇膝关节

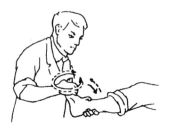

图 14-182　屈伸旋摇踝关节

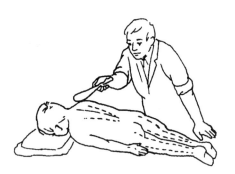

图 14-183　拍打腰背和下肢

第十五章　自我按摩手法

自我按摩手法，是患者运用按摩为自己进行保健或治疗的自我按摩方法。运用穴位经络与按摩手法的相互配合，通过疏通经络、调理气血、改善血液循环，而达到治病防病的目的。

第一节　头部自我按摩手法

头部自我按摩手法，是指作用于头部穴位的自我按摩方法，可疏通头部经络、刺激头部穴位、改善头部气血循行，缓解头痛、头晕、头昏等头部症状，对于预防和治疗头部疾病具有一定的作用（表5-1，图15-1~图15-9）。

表15-1　头部自我按摩手法一览表

头部自我按摩手法
- 点揉百会法
- 点揉风府法
- 点揉风池法
- 点揉头维法
- 梳理头皮法
- 向后抿头法
- 鸣天鼓手法
- 弹打耳壳法
- 合抱双枕法

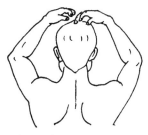

图15-1　点揉百会法
中指尖着力，点于头顶百会穴处，揉动1~2分钟

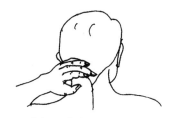

图15-2　点揉风府法
中指尖着力，点于头后风府穴处，揉动1~2分钟

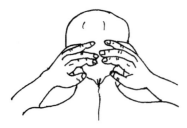

图 15-3　点揉风池法

双手拇指尖着力，点于后头两侧风池穴，揉动 1~2 分钟

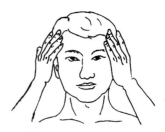

图 15-4　点揉头维法

双手中指尖着力，点于两头额角后头维穴处，揉动 1~2 分钟

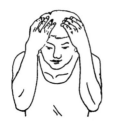

图 15-5　梳理头皮法

双手十指散开微屈呈爪形手，两手交替梳理挠动头皮 3~5 遍

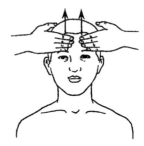

图 15-6　向后抿头法

双手五指并拢呈柳叶掌，交替从头前方向后方抿动，各十余次

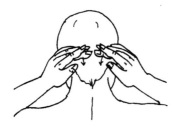

图 15-7　鸣天鼓法

双手掌心分别捂住双耳，十指按于头后，双食指翘于中指背上，交叉用剪力弹打头后枕骨粗隆部 30~40 次

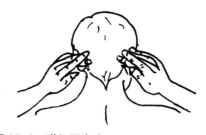

图 15-8　弹打耳壳法

双手将双耳向前卷屈，盖住双耳道，食指翘于中指背上，交叉用剪力使食指滑落弹打双耳壳 3~7 次

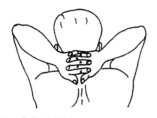

图 15-9　合抱双枕法

双手十指交叉合抱于脑后枕骨粗隆处，以掌根着力，揉按头后侧及枕骨粗隆

第二节　面部自我按摩手法

　　面部自我按摩手法，是指作用于颜面部穴位的自我按摩方法，具有刺激穴位、疏通经络、理气活血、改善五官功能的作用，并有美容颜的效果（表15-2，图15-10~图15-23）。

表15-2　面部自我按摩手法一览表

面部自我按摩手法
- 点揉印堂法
- 点揉攒竹法
- 掐点睛明法
- 双运太阳法
- 掐揉迎香法
- 双刮眉弓法
- 拇指抹鼻法
- 点按耳前三穴法
- 点按翳风法
- 点揉四白法
- 点揉颊车法
- 掐按大迎法
- 点揉承浆法
- 干浴颜面法

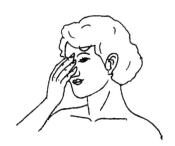

图15-10　点揉印堂法
右手中指指尖着力，点于两眉之间的印堂穴处，反复揉动1~2分钟

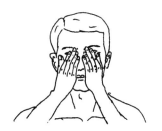

图15-11　点揉攒竹法
双手中指指尖着力，点于两眉头攒竹穴处，反复揉动1~2分钟

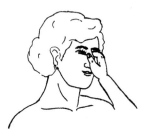

图 15-12　掐点睛明法

拇食二指指尖着力，掐点于两大眼角睛明穴处，反复掐点十余次

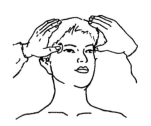

图 15-13　双运太阳法

双拇指指腹着力，按于两太阳穴上，反复揉动 2~3 分钟，对挤 3~5 次

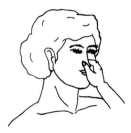

图 15-14　掐揉迎香法

拇食二指指尖着力，掐揉鼻翼两侧的迎香穴处十余次。掐揉至鼻中发酸，目欲流泪

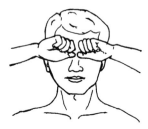

图 15-15　双刮眉弓法

双手屈指半握，以食指中节桡侧面着力，按于印堂穴向两侧沿眉弓刮动十余次，并刮动前额部

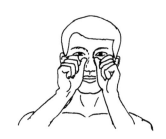

图 15-16　拇指抹鼻法

双手握拳，拇指背面着力，分别按于鼻之两侧，由上而下抹动十余次

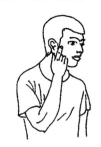

图 15-17　点按耳前三穴法

双手食指指尖着力，逐个点按两耳耳门、听宫、听会穴，各反复 3~5 遍

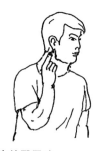

图 15-18　点按翳风法

双手食指指尖着力，分别点按于耳垂后方的翳风穴处，反复点揉十余次

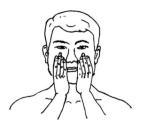

图 15-19　点揉四白法

双手中指指尖着力，分别点揉两眼下方四白穴，反复点揉十余次

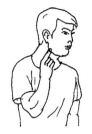

图 15-20　点揉颊车法
双手食指指尖着力，反复点揉两侧颊车穴十余遍。也可点揉耳下穴（在耳垂下半寸处）

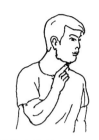

图 15-21　掐按大迎法
双手拇指指尖着力，反复掐按下颌缘两侧的大迎穴十余次

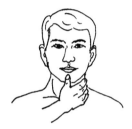

图 15-22　点揉承浆法
右手拇指指尖着力，反复点揉下颌中央承浆穴十余次。也可点揉颏三角（承浆穴下半寸）

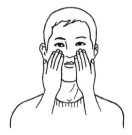

图 15-23　干浴颜面法
双手掌相对摩擦搓热，平按于颜面部，反复上下搓摩揉按十余遍

第三节　颈部自我按摩手法

颈部自我按摩手法，是指作用于颈项部穴位的自我按摩方法，具有刺激经络穴位、理气活血、缓解肌肉痉挛的作用，可治疗颈椎病、落枕、咽喉疾病（表 15-3，图 15-24~图 15-27）。

表 15-3　颈部自我按摩手法一览表

颈部自我按摩手法
- 捏揉天柱法
- 拿揉人迎法
- 合掌刁颈法
- 捏揉桥弓法

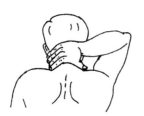

图 15-24 捏揉天柱法

右手拇食二指指腹相对着力，反复捏揉颈项部，天柱穴处重点捏揉，反复十余遍

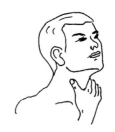

图 15-25 拿揉人迎法

右手拇食二指指腹相对着力，反复拿揉结喉两侧人迎穴 10~20 次，至喉中发痒欲咳

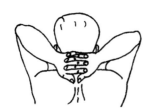

图 15-26 合掌刁颈法

双手十指交叉合掌按于颈项后侧，以大鱼际及掌根着力，挟持住颈后两侧大筋用力滑动，反复十余次

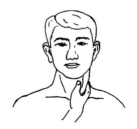

图 15-27 捏揉桥弓法

右手拇食二指指腹相对着力，捏于对侧胸锁乳突肌上，由上向下反复捏揉十余次。左手做对侧

第四节　肩部自我按摩手法

肩部自我按摩手法，是指作用于肩部及上臂部穴位的自我按摩方法，具有刺激肩关节周围经络穴位、放松肌肉、理气活血的作用，可治疗肩关节周围炎、肩部损伤等疾患（表 15-4，图 15-28~图 15-33）。

表 15-4 肩部自我按摩手法一览表

	拿揉肩井法
	捏揉肩关法
	点揉肩髃法
肩部自我按摩手法	抠拨极泉法
	抠拨青灵法
	捏揉上臂法
	搓摩上肢法

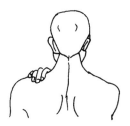

图 15-28　拿揉肩井法

拇指指腹与其余四指指腹相对着力，反复拿揉对侧肩井穴处十余次

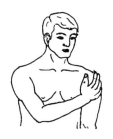

图 15-29　捏揉肩关法

拇中指指尖相对着力，捏于对侧前后肩关穴处，反复捏揉 1~2 分钟

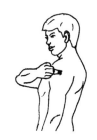

图 15-30　点揉肩髃法

中指指尖着力，反复点揉对侧肩髃穴 1~2 分钟

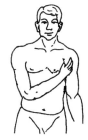

图 15-31　抠拨极泉法

拇指指尖着力，反复抠拨对侧极泉穴 10 余次，也可抠拨青灵穴（极泉下 2 寸）

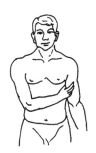

图 15-32　捏揉上臂法

拇指指腹与其余四指指腹相对着力，反复捏揉对侧上臂 5~10 遍

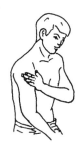

图 15-33　搓摩上肢法

手掌着力，反复搓摩对侧上肢 5~10 遍

第五节　肘部自我按摩手法

肘部自我按摩手法，是指作用在肘关节部的自我按摩方法，具有刺激经络穴位、放松肌肉、理气活血的作用，可治疗肘部损伤和疾病（表 15-5，图 15-34~图 15-39）。

表 15-5　肘部自我按摩手法一览表

肘部自我按摩手法 ⎰ 点揉曲池法
　　　　　　　　　抠揉小海法
　　　　　　　　　捏揉曲泽法
　　　　　　　　　抠揉天井法
　　　　　　　　　点揉手三里法
　　　　　　　　　捏揉前臂法

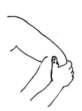

图 15-34　点揉曲池法

拇指指尖着力，反复点揉对侧肘外曲池穴 1~2 分钟

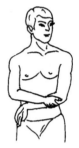

图 15-35　抠揉小海法

中指指尖着力，反复抠揉对侧小海穴 7~8 次

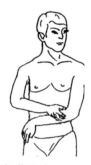

图 15-36　捏揉曲泽法

拇指着力，按于对侧曲泽穴（肘横纹中央），反复捏揉 1~2 分钟

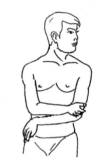

图 15-37　抠揉天井法

食指指尖着力，反复抠揉对侧天井穴（肘后鹰嘴窝）1~2 分钟

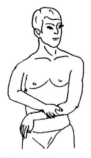

图 15-38　点揉手三里法

拇指指尖着力，反复点揉对侧手三里穴 1~2 分钟

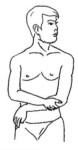

图 15-39　捏揉前臂法

拇指指腹与其余四指指腹相对着力，反复捏揉前臂 3~5 遍

第六节　腕部自我按摩手法

　　腕部自我按摩手法，是指作用于腕部穴位的自我按摩方法，具有刺激经络穴位、放松肌肉、理气活血的作用，可治疗腕关节损伤与疾患（表15-6，图15-40~图15-46）。

表15-6　腕部自我按摩手法一览表

腕部自我按摩手法
- 捏揉腕周法
- 合掌摇腕法
- 掐揉内外关法
- 点揉阳溪法
- 点揉阳池法
- 捏揉大陵法
- 抠刮列缺法

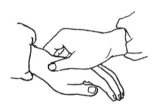

图 15-40　捏揉腕周法
拇食二指指腹相对着力，反复捏揉对侧手腕四周 3~5 遍

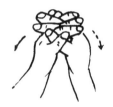

图 15-41　合掌摇腕法
双手十指交叉合掌抱拳，做上下摇动、左右摆动、左右旋转摇腕活动

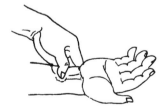

图 15-42　掐揉内外关法
拇中指指尖相对着力，掐于对侧腕上内外关穴，反复揉 1~2 分钟

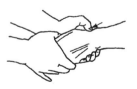

图 15-43　点揉阳溪法
拇指指尖着力，点于对侧腕部桡侧阳溪穴处，反复点揉 1~2 分钟

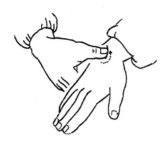

图 15-44 点揉阳池法

拇指指尖着力，点于对侧腕背阳池穴上，反复点揉 1~2 分钟

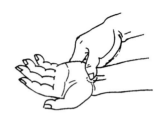

图 15-45 捏揉大陵法

拇指指尖着力，反复捏揉对侧腕横纹中央的大陵穴 1~2 分钟

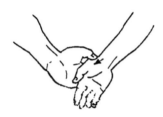

图 15-46 抠刮列缺法

拇指指尖着力，反复抠刮对侧腕部桡侧的列缺穴 7~8 次

第七节 手部自我按摩手法

手部自我按摩手法，是指作用于手部穴位上的自我按摩方法，具有刺激经络穴位、放松肌肉韧带、理气活血的作用，不但可治疗手部损伤和疾患，而且可调节全身的功能（表 15-7，图 15-47~图 15-52）。

表 15-7 手部自我按摩手法一览表

手部自我按摩手法	
	掐揉合谷法
	掐揉内外劳宫法
	掐十二井法
	掐十宣法
	捻指法
	拔指法

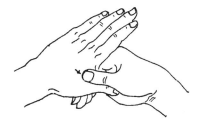

图 15-47 掐揉合谷法

拇中指指尖着力，掐于对侧手部合谷穴上，反复揉按 7~8 次

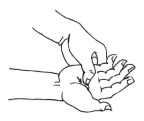

图 15-48 捏揉内外劳宫法

拇中指指尖相对着力，掐于对侧手心的内外劳宫穴，反复揉按 7~8 次

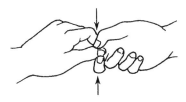

图 15-49 掐十二井法

拇指指尖着力，反复掐对侧手的少商、商阳、中冲、关冲、少泽、少冲、十二个井穴，各 3~5 次

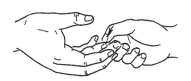

图 15-50 掐十宣法

拇指指尖着力，反复掐对侧手的十指尖部 3~5 次

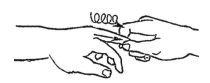

图 15-51 捻指法

拇食二指指腹相对着力，逐个捻揉对侧手指两侧及内外侧，各反复 3~5 次

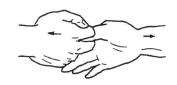

图 15-52 拔指法

手呈钳形拳，食中指着力，逐个挟持对侧手指拔伸，反复 3~5 次

第八节 胸部自我按摩手法

胸部自我按摩手法，是指作用于胸部穴位的自我按摩方法，具有刺激经络穴位、宽胸利膈、理气活血、调节脏腑功能的作用（表 15-8，图 15-53~图 15-60）。

表 15-8　胸部自我按摩手法一览表

胸部自我按摩手法
{
点揉天突法
点揉膻中法
点揉中府法
点揉云门法
点揉大包法
点揉章门法
双掌梳肋法
双掌顺气法
}

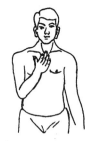

图 15-53　点揉天突法
右手中指指尖着力，反复点揉两锁骨之间的天突穴 1~2 分钟

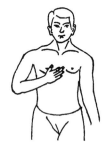

图 15-54　点揉膻中法
右手中指指尖着力，反复点揉两乳之间的膻中穴 1~2 分钟

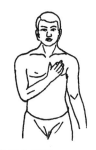

图 15-55　点揉中府法
中指指尖着力，反复点揉对侧胸上方中府穴 1~2 分钟

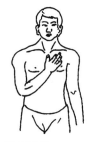

图 15-56　点揉云门法
中指指尖着力，反复点揉对侧锁骨中线下方云门穴 1~2 分钟

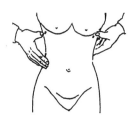

图 15-57　点揉大包法
双手拇指指尖着力，反复点揉同侧胸上两侧的大包穴 1~2 分钟

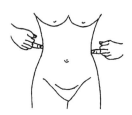

图 15-58　点揉章门法
双手中指指尖着力，反复点揉同侧胸 11 肋端的章门穴 1~2 分钟

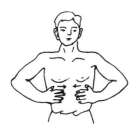

图 15-59　双掌梳肋法

双手掌着力，按于胸部两侧肋骨上，反复由
后向前推动十余次

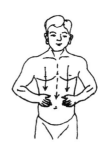

图 15-60　双掌顺气法

双手掌着力，由上向下，沿胸骨中线交替推
动十余次；再分开，沿锁骨中线由上向下推
胸部两侧十余次

第九节　腹部自我按摩手法

腹部自我按摩手法，是指作用于腹部的自我按摩方法，具有刺激经络穴位、加速胃肠蠕动、健脾和胃、理气止痛的作用，可消除妇科炎症，促使二便畅通（表 15-9，图 15-61~图 15-68）。

表 15-9　腹部自我按摩手法一览表

腹部自我按摩手法 ┤
- 点揉三脘法
- 点揉鸠尾法
- 点揉气海、关元法
- 点揉天枢法
- 按揉神阙法
- 双掌揉腹法
- 双掌顺推法
- 双掌颤腹法

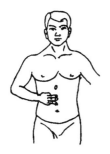

图 15-61　点揉三脘法

右手食中环三指指尖着力，分别点按于腹中线之
上、中、下三脘穴处，反复按而揉之 1~2 分钟

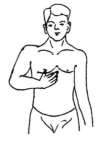

图 15-62　点揉鸠尾法

右手中指指尖着力，点按于鸠尾穴（剑突
下半寸），反复按揉之 1~2 分钟

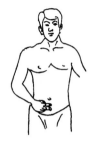

图 15-63　点揉气海、关元法

右手食中二指指尖着力，分别点按于 1.5 寸气海穴和脐下 3 寸关元穴处，反复按揉 1~2 分钟

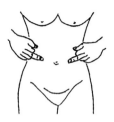

图 15-64　点揉天枢法

双手中指指尖着力，点按于脐旁左右 2 寸的天枢穴处，反复按揉 1~2 分钟

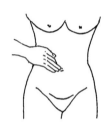

图 15-65　按揉神阙法

右手中指指腹着力，按于脐肚中央神阙穴处，反复按揉 1~2 分钟

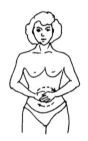

图 15-66　双掌揉腹法

双手叠掌着力，旋转按揉中脘穴(顺时针、逆时针方向)各十余遍，再按揉神阙、关元穴

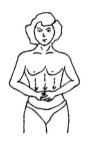

图 15-67　双掌顺推法

双手掌着力，沿腹中线交替反复向下顺推十余次，再沿腹两侧线反复向下顺推十余次

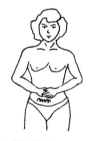

图 15-68　双掌颤腹法

双手叠掌，按于上腹中脘、神阙穴，下腹关元穴处，反复颤动 1~2 分钟

第十节　腰背部自我按摩手法

腰背部自我按摩手法，是指作用于腰背部经络穴位的自我按摩方法，具有刺激经络穴位、调节气血循环、强腰健肾的作用（表 15-10，图 15-69~图 15-72）。

表 15-10　腰背部自我按摩手法一览表

腰背部自我按摩手法 { 点揉肾俞法
点揉命门、阳关法
搓摩腰肾法
搓摩八髎法

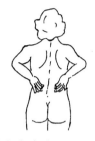

图 15-69　点揉肾俞法

双手中指指尖着力，分别点按于两侧肾俞穴（第二腰椎旁开 1.5 寸），反复揉按 2~3 分钟

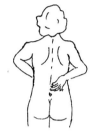

图 15-70　点揉命门、阳关法

右手中指指尖着力，点按于命门（第二腰椎棘突下）和腰阳关穴（第四腰椎棘突下），反复点按揉动 1~2 分钟

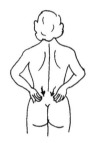

图 15-71　搓摩腰肾法

双手掌着力，按于两侧腰肾部，反复搓摩 2~3 分钟，至其发热

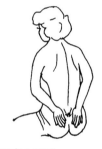

图 15-72　搓摩八髎法

双手掌着力，按于八髎穴处，反复搓摩 2~3 分钟，至其发热

第十一节　臀髂部自我按摩手法

臀髂部自按摩手法，是指作用于臀髂部经络穴位的自我按摩手法，具有刺激经络穴位、调节气血、散风止痛、强健筋骨，防治腰腿疼痛的作用（表 15-11，图 15-73~图 15-75）。

表 15-11　臀部自我按摩手法一览表

臀髂部自我按摩手法 { 点揉居髎、环跳法
按压冲门法
搓摩髂股法

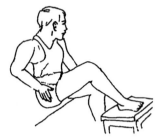

图 15-73　点揉居髎、环跳法

双手中指指尖着力，分别点揉两侧居髎、环
跳穴，各反复 1~2 分钟

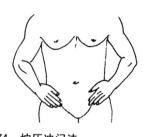

图 15-74　按压冲门法

双手中指指尖着力，分别按压于两侧冲门穴
（腹股沟中段股动脉搏动处）3 分钟放开
（放开时局部有发热感）

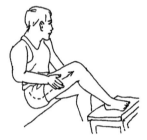

图 15-75　搓摩髂股法

双手掌着力，反复搓摩两侧髂部及股部，由
上向下往返搓摩 2~3 分钟

第十二节　膝部自我按摩手法

膝部自我按摩手法，是指作用于膝部经络穴位的自我按摩方法，具有刺激经络穴
位、强健筋骨的作用（表 15-12，图 15-76~图 15-82）。

表 15-12　膝部自我按摩手法一览表

膝部自我按摩手法
- 点揉血海、梁丘法
- 点揉膝眼法
- 抠揉髌八卦法
- 点揉阳陵泉法
- 点揉足三里法
- 捏揉承山法
- 搓摩小腿法

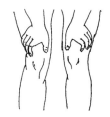

图 15-76　点揉血海、梁丘法
双手拇中二指指尖相对着力，分别点按于内膝眼上 2 寸血海穴及外膝眼上 2 寸梁丘穴，反复点按捏揉 1~2 分钟

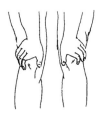

图 15-77　点揉膝眼法
双手拇食二指指尖相对着力，分别点按于内外两膝眼处，反复点按捏揉 1~2 分钟

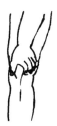

图 15-78　抠揉髌八卦法
双手五指指尖着力，分别点按于髌周八点（髌八卦），反复抠揉 1~2 分钟

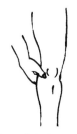

图 15-79　点揉阳陵泉法
双手拇指指尖着力，分别点按于两侧阳陵泉穴（腓骨小头前下方），反复揉按 1~2 分钟

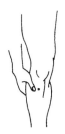

图 15-80　点揉足三里法
双手拇指指尖着力，分别点按于两侧足三里穴（膝下 3 寸），反复揉按 1~2 分钟

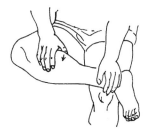

图 15-81　捏揉承山法
双手拇指指腹交替着力，反复捏揉两腿承山穴（在腿肚后侧中央）1~2 分钟

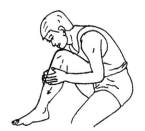

图 15-82　搓揉小腿法
双手掌着力，按于小腿内外两侧，由上而下反复搓摩 1~2 分钟

第十三节　足踝部自我按摩手法

足踝部自我按摩，是指作用于足踝部经络穴位的自我按摩方法，具有刺激穴位、舒筋活络、调理气血、强健筋骨的作用（表 15-13，图 15-83~图 15-87）。

表 15-13　足踝部自我按摩手法

足踝部自我按摩手法
- 捏揉跟腱法
- 捏揉昆仑、太溪法
- 点揉解溪法
- 点揉太冲法
- 搓摩涌泉法

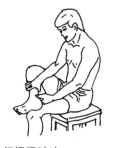

图 15-83　捏揉跟腱法

拇食二指相对着力，由上而下反复捏揉对侧跟腱各 10 余次

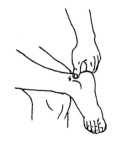

图 15-84　捏揉昆仑、太溪法

拇食二指相对着力，反复捏揉对侧昆仑（外踝后）、太溪穴（内踝后）各 10 余次

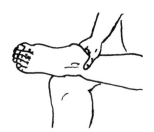

图 15-85　点揉解溪法

拇指指尖着力，反复点揉对侧解溪穴（踝前中央两筋间）各 10 余次

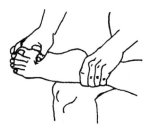

图 15-86　点揉太冲法

拇指指尖着力，反复点揉对侧太冲穴（第一二跖骨之间）各 10 余次

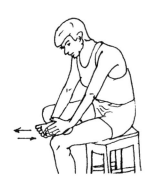

图 15-87　搓摩涌泉法

手掌着力，反复搓摩对侧足心涌泉穴至足心
发热

第十六章　颈肩腰痛保健功法

颈肩腰痛是中老年人的常见多发病，积极有效的医治方法不多，平常可采取活动锻炼来防治颈肩腰痛。本保健功法，在临床确实取得了较好的效果，推荐如下。

第一节　颈椎病保健功法

颈椎病是中老年人的常见多发病，随着电视、电脑、手机的普及和运用，其发病率有所上升，年龄段有所下降。有不少的青壮年人，由于长期从事电脑工作和低头玩手机，引起项韧带及肩胛提肌的劳损、痉挛、僵硬而诱发颈椎病，且多伴有头昏、头痛，甚至恶心、注意力不能集中、记忆力衰退、吃不香睡不实，身体处于亚健康状态，俗称电脑手机综合征。适当的锻炼本功法，配合手法按摩治疗，多能缓解症状而消除病痛（图 16-1～图 16-18）。

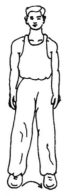

图 16-1　预备姿势
两腿叉开与肩同宽，挺胸收腹，两臂自然下垂，头正颈直，目视前方

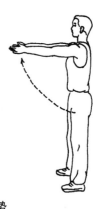

图 16-2　起势
两手掌翻转，掌心向前，慢慢向前上方抬起与肩平齐，配合吸气，慢慢收回呼气，反复 7～8 遍（二八呼或四八呼）

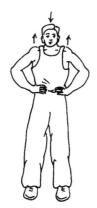

图 16-3　提肩缩颈

两手叉腰，双肩上提，头项回缩配合吸气，
还原放松呼气，反复 7~8 遍

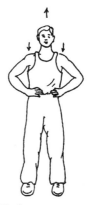

图 16-4　头项相争

头颈向上拔伸，两肩下沉，扩胸吸气，还原放
松呼气，反复 7~8 遍

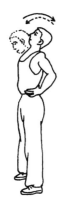

图 16-5　先仰后俯

先慢慢仰头吸气，再慢慢前屈低头呼气，
反复 7~8 遍

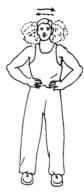

图 16-6　丹凤摆尾

将头歪向左侧呼气，回至中立位吸气；歪向右
侧呼气，回至中立位吸气，各反复 7~8 遍

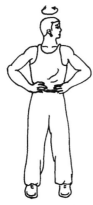

图 16-7　苍龙摇头（左摇）

头慢慢摇向左侧呼气，回至中立位吸气，
反复 7~8 遍

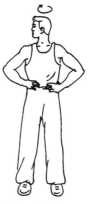

图 16-8　苍龙摇头（右摇）

头慢慢摇向右侧呼气，回至中位吸气，反复 7~
8 遍。与左摇交替进行

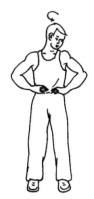

图 16-9　依栏观莲（左下）

头慢慢转向左下方呼气，回至中立位吸气，反复 7~8 遍

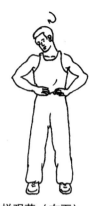

图 16-10　依栏观莲（右下）

头慢慢转向右下方呼气，回至中立吸气，反复 7~8 遍。与左下交替进行

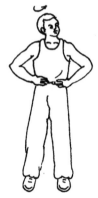

图 16-11　犀牛望月（左上）

头慢慢转向左上方呼气，回至中立位吸气，反复 7~8 遍

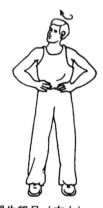

图 16-12　犀牛望月（右上）

头慢慢转向右上方呼气，回至中位吸气，反复 7~8 遍，与左上交替进行

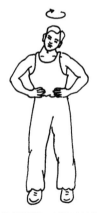

图 16-13　旋天搅海（顺时针）

头歪向左侧，顺时针方向旋转 4 周，前呼后吸，每周呼吸 1 次，各反复 7~8 次

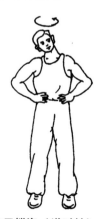

图 16-14　旋天搅海（逆时针）

头歪向右侧，逆时针方向旋转 4 周，前呼后吸，每周呼吸 1 次。各反复 7~8 次。与顺时针交替进行

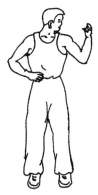

图 16-15　左观天书

将左手掌经胸前抬至左肩前上方，两眼注视手掌纹呼气，回至中立位吸气，各反复7~8 遍

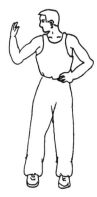

图 16-16　右观天书

右手掌经胸前抬至右肩前上方，两眼注视手掌纹呼气，回至中立位吸气，各反复7~8 遍。与左观交替进行

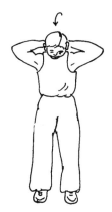

图 16-17　抱头屈颈

双手十指交叉抱于脑后，慢慢向前用力低头屈颈呼气，回至中立位吸气，各反复7~8 遍

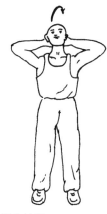

图 16-18　仰头抗阻

双手抱头向后伸仰配合吸气，回至中立位呼气，各反复7~8 遍。与抱头屈颈交替进行

第二节　肩周炎保健功法

肩关节周围炎，简称肩周炎，又称五十肩，其发病年龄多在 50 岁左右。这个年龄人体开始进入中老年，免疫功能下降，肌肉韧带退化，肩关节周围肌肉间渗出液诱发无菌性炎症，开始疼痛，继则粘连，久则肩关节发僵强直、活动受限。适当的治疗，配合功能锻炼多能取得较好的效果（图 16-19~图 16-36）。

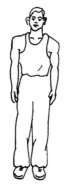

图 16-19　预备姿势

立定站直，挺胸收腹，头正颈直，目视前方，两臂自然下垂，精神集中，调匀自然呼吸

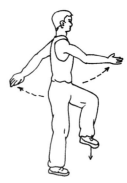

图 16-20　起势

原地踏步，开始活动幅度小，逐步加大活动幅度，至双臂抬至 90 度以上，逐步缩小至慢慢停止（二八呼或四八呼）

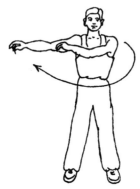

图 16-21　摆臂甩手

左足向左跨出半步，双臂左右摆动，至虎口触及对侧肩头，并拍打对侧肩头，各反复 7~8 遍

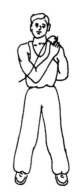

图 16-22　抡臂摸肩

将双臂用力抡起，右臂向前触及左肩头，左臂向后触及后背，左向前、右向后，各反复 7~8 遍

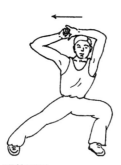

图 16-23　强拉硬弓

左足向左跨出半步，呈左弓箭步，右手握住左手食中环三指，向右牵拉 4 次，换右弓箭步，左手握住右手向左牵拉 4 次。各反复 7~8 遍

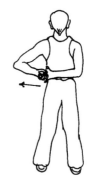

图 16-24　倒背纤板

双足叉开半步，与肩同宽，双手伸向后背，左手握住右手食中环三指，向左牵拉 4 次，右手握住左手食中环三指，向右牵拉 4 次，各反复 7~8 遍

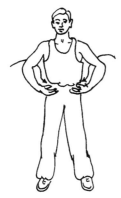

图 16-25　双开扉门（绕拳）

双手半握拳，提经胸前，向两侧展开，经外
后方绕过腋下，提至胸前，由拳变掌

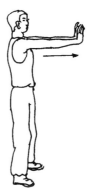

图 16-26　双开扉门（推掌）

向前方推出两臂平直，指尖朝上，如开窗推
门之势，各反复 7~8 遍

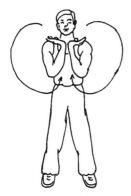

图 16-27　双手托天（绕掌）

双臂经胸前向两侧展开，绕至腹前，两中指
指尖相对，继续上提至胸前，转至手腕相对

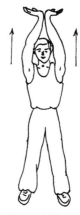

图 16-28　双手托天（托天）

继续向上托举过顶，掌心始终向上朝天托
举，至两臂伸直，各反复 7~8 遍

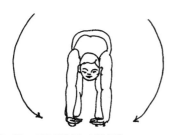

图 16-29　双手捞月（捞月）

向前弯腰，双手外展落于足前，如捞月之势

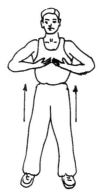

图 16-30　双手捞月（望月）

挺腰直立，两手随之提至胸前，与肩平齐，
两眼观望双掌如望月之势，各反复 7~8 遍

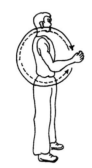

图 16-31　手摇纺车
左手叉腰，右臂屈肘半握拳，反复顺时针方向旋摇 4 次；逆时针方向旋摇 4 次，左右手各反复 7~8 遍

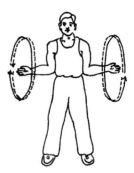

图 16-32　十字回环
双前臂屈肘外展，与身体呈十字形，双手半握拳，向前旋摇 4 次，向后旋摇 4 次，前后各反复 7~8 遍

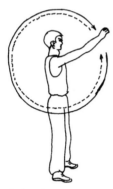

图 16-33　抡臂旋肩
左手叉腰，右臂伸直半握拳，由后上方向前下方反复抡摇 4 周，由前上方向后下方反复抡摇 4 周，换左手抡摇各 4 周，各反复 7~8 遍

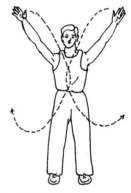

图 16-34　大鹏展翅
双臂同时由后上方向前下方反复旋摇 4 周，由前上方向后下方反复旋摇 4 周，各反复 7~8 遍

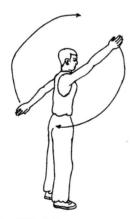

图 16-35　风轮自转
双臂交替，由后上方向前下方反复旋转摇动，此起彼伏，越转越快，约 1~2 分钟

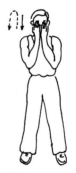

图 16-36　收势幞面
双手掌相对摩擦至热，熨敷面部上下摩擦，反复 7~8 遍。

第三节　腰痛保健功法

　　腰痛是中老年人的常见多发病，人体进入中老年后，肌肉韧带开始退化，遭受外力或风寒侵袭，易于发生腰肌扭伤、腰椎间盘突出等病症，引起腰腿疼痛；进入老年后腰椎的骨质增生、腰椎间盘病变，压迫刺激坐骨神经，也可引起腰腿疼痛；其他如肾炎、妇科炎症等也可引起腰痛。活动锻炼可使腰痛缓解，减轻症状，从而起到防治腰痛的保健作用（图16-37~图16-61）。

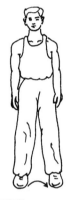

图16-37　预备姿势

身体立正站直，挺胸收腹，两臂自然下垂，左脚向左跨出半步，精神集中，注视前方

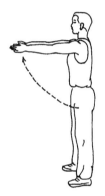

图16-38　双掌提气

两手掌心向前，两臂向前抬起与肩平齐，配合吸气；翻转掌心向下放下，配合呼气，反复7~8遍（二八呼或四八呼）

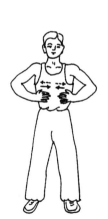

图16-39　双掌练气

两手掌相对，形似抱球，用力推至两手相距15cm，配合呼气，拉开至30cm，配合吸气，各反复7~8遍

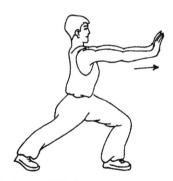

图16-40　力推华山

向左拧步转身，双掌向前方用力推出，配合呼气；收回双掌，配合吸气，转向后方，用力推出而呼吸，各反复7~8遍

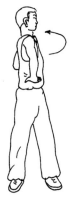

图 16-41　左旋右转（左旋）

立正站直，两手叉腰，上身旋转向左侧，配合呼气，转回时配合吸气

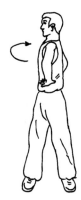

图 16-42　左旋右转（右转）

上身旋转向右侧，配合呼气，转回时配合吸气，各反复 7~8 遍，与左旋交替进行

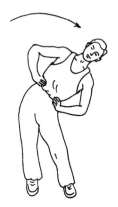

图 16-43　左右侧屈（左屈）

上身向左侧屈，配合呼气，返回时配合吸气，各反复 7~8 遍

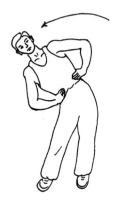

图 16-44　左右侧屈（右屈）

上身向右侧屈，配合呼气，返回时配合吸气，反复 7~8 遍，与左屈交替进行

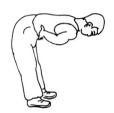

图 16-45　前屈后伸（前屈）

上身向前屈弯腰，配合呼气，返回时吸气，各反复 7~8 遍

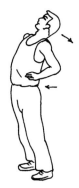

图 16-46　前屈后伸（后伸）

上身向后方伸，仰头挺腰，配合呼气，返回时吸气，各反复 7~8 遍，与前屈交替进行

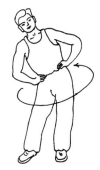

图 16-47　旋转腰胯（左旋）

将腰胯转向左前方，经左、后、右、前，反复旋转 4 周

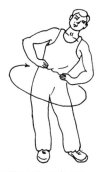

图 16-48　旋转腰胯（右旋）

将腰胯转向右前方，经右、后、左、前，反复旋转 4 周，自然呼吸，各反复 7~8 遍，与左旋交替进行

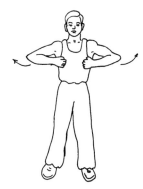

图 16-49　握固护胸（屈肘）

双手握拳屈肘放至胸前，右侧转身向两侧扩胸，同时配合吸气，收回时配合呼气

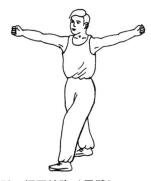

图 16-50　握固扩胸（展臂）

左侧转身，将两臂向两侧展开扩胸配合吸气，收回时配合呼气，各反复 7~8 遍，与屈肘交替进行

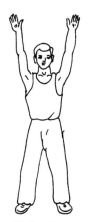

图 16-51　摩天触地（摩天）

双手向上直伸抬举摩天，配合吸气

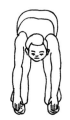

图 16-52　摩天触地（触地）

向前弯腰两手随之落下触地，配合呼气，各反复 7~8 遍，与摩天交替进行

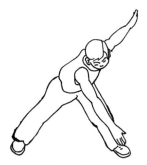

图 16-53　左右攀足（左攀）

两足叉开，两臂平展，弯腰转身，用右手摸左脚尖，配合呼气，收回吸气

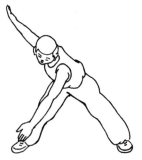

图 16-54　左右攀足（右攀）

弯腰转身，用左手摸右脚尖，配合呼气，收回吸气，各反复 7~8 遍，左右交替进行

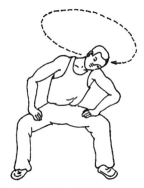

图 16-55　摇头摆尾（左摇）

两腿叉开，屈膝半蹲，两手按于大腿上，将头先摇向左下方，臀部摆向右上方，将头摇经前下、右上、后上、左下，摇头 4 周，同时臀部向反方向摆动 4 周

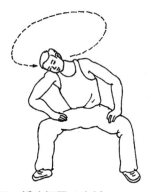

图 16-56　摇头摆尾（右摇）

将头摇向右下方，经前下、左上、后上、右下，摇头 4 周，臀部反方向摆动 4 周，自然呼吸，各反复 7~8 遍，左右交替进行

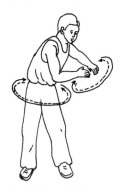

图 16-57　左右涮腰（左涮）

双手提至胸左前方，顺时针方向旋转 4 周，同时腰胯顺时针方向旋转 4 周，逆时针旋转 4 周

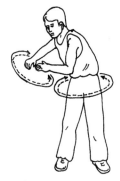

图 16-58　左右涮腰（右涮）

双手提至胸右前方，逆时针方向旋转 4 周，同时腰胯逆时针方向旋转 4 周，顺时针旋转 4 周，自然呼吸，各反复 7~8 遍，左右交替进行

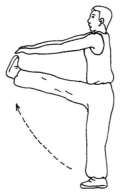

图 16-59　左右踢腿

立正站直，双臂经前上方向两侧展开，左足向前迈出半步，右足向前踢出，双手经上方向前伸出触摸右足，收回。左足向前踢出，双手向前摸左足，收回。各反复 7~8 遍

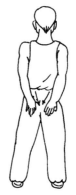

图 16-60　搓摩腰肾（手掌搓）

两手掌按于腰肾部，反复搓摩 1~2 分钟至局部发热

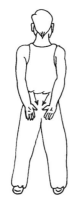

图 16-61　搓摩腰肾（手背摩）

两手背按于腰肾部，反复搓摩 1~2 分钟至局部发热。原地踏步 1~2 分钟，收势结束。

主要参考书目

1. 明·宗衡道人. 林拳术精义. 上海：上海大声图书局，1917.

2. 明·杨继洲. 针灸大成. 北京：人民卫生出版社，1963.

3. 唐·孙思邈. 千金要方. 北京：人民卫生出版社，1982.

4. 唐·王焘. 外台秘要. 北京：人民卫生出版社，1955.

5. 清·陈修园. 医学三字经. 上海：上海卫生出版社，1953.

6. 骆竞洪. 中华推拿医学志——手法源流. 重庆：科学技术文献出版社重庆分社，1987.

7. 李鸿江. 捏筋拍打疗法. 北京：北京科学技术出版社，1986.

8. 南京中医学院. 针灸学讲义. 上海：上海科学技术出版社，1964.

9. 王雅儒口述，王振国笔录，濮卿和整理. 脏腑图点穴法. 石家庄：河北人民出版社，1962.

10. 孙承楠. 齐鲁推拿医术. 济南：山东科学技术出版社，1987.

11. 李鸿江. 中医正骨手法. 北京：北京科学技术出版社，1987.

12. 清·熊应雄辑. 小儿推拿广意. 北京：人民卫生出版社，1956.

13. 清·张振鋆编辑. 厘正按摩要术. 北京：人民卫生出版社，1958.

14. 中国医科大学. 人体解剖图谱. 上海：上海科学技术出版社，1983.

15. 李鸿江. 推拿按摩治疗常见病. 北京：人民卫生出版社，2001.

16. 上海中医学院. 中医推拿学. 上海：上海人民出版社，1985.

17. 金义成. 小儿推拿. 上海：上海科学技术文献出版社，1981.

18. 俞大方. 推拿学. 上海：上海科学技术出版社，1985.

19. 邱茂良. 针灸学. 上海：上海科学技术出版社，1985.

20. 李鸿江. 中华手法医学（推拿按摩）大全. 北京：农村读物出版社，1997.

21. 李鸿江. 颈肩腰痛保健功法. 北京：人民卫生出版社，1994.

22. 李业甫. 自我保健穴位推拿. 合肥：安徽科学技术出版社，1983.

23. 王传贵. 中国自我经穴按摩. 北京：外文出版社，1999.

24. 李鸿江. 推拿按摩治疗常见病. 2版北京：人民卫生出版社，2007.